Körperorientiertes Skillstraining

Alice Sendera · Gerald Sendera

Körperorientiertes Skillstraining

Grundlagen und praktische Übungen für Körperskills

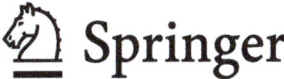 Springer

Alice Sendera
Trausdorf an der Wulka, Österreich

Gerald Sendera
Wien, Österreich

ISBN 978-3-662-66244-1   ISBN 978-3-662-66245-8   (eBook)
https://doi.org/10.1007/978-3-662-66245-8

Die Deutsche Nationalbibliothek verzeichnet diese Publikation in der Deutschen Nationalbibliografie; detaillierte bibliografische Daten sind im Internet über http://dnb.d-nb.de abrufbar.

Springer ist ein Imprint der eingetragenen Gesellschaft Springer-Verlag GmbH, DE und ist ein Teil von Springer Nature.
Die Anschrift der Gesellschaft ist: Heidelberger Platz 3, 14197 Berlin, Germany

Vorwort

Angeregt durch eigene Erfahrungen mit Achtsamkeitspraktiken, dem Sport und aufgrund jahrelanger intensiver Arbeit auf dem Gebiet des Skillstraining – sowohl in wissenschaftlicher Hinsicht als auch in der praktischen Vermittlung – sowie durch viele Gespräche in der Familie und im Austausch über Überschneidungen der körperorientierten Elemente im psychologischen, psychotherapeutischen und sportlichen Bereich, entwickelte sich das Bedürfnis, den Körper bewusster in das Skillstraining einzubeziehen.

Gemeinsam begannen wir ein Konzept zu entwickeln, das sich zunächst an den Strukturen des DBT-Skillstraining orientierte und mit der Zeit um wissenschaftlich fundierte Konzepte, wie das der Neuroplastizität, erweitert wurde.

So entwickelten wir allmählich bei der Gestaltung von Fortbildungsseminaren unser konzeptionelles Modell.

Aufgrund konstruktiver Rückmeldungen der Teilnehmenden und deren Wunsch nach praxisorientierten Unterlagen wurden wir ermutigt, die Grundlagen für körperorientiertes Arbeiten und Anleitungen für die in den Seminaren präsentierten Übungen in einem Buch zusammenzufassen.

Das Buch gliedert sich in drei Abschnitte: Im ersten Teil werden die theoretischen Grundlagen vorgestellt, im zweiten Teil die praktische Umsetzung beschrieben und im dritten Teil ein Übungsangebot vermittelt.

Unser Dank gilt allen Teilnehmenden unserer Seminare, die aufgrund ihrer Beharrlichkeit nun endlich Kursinhalte systematisiert und verschriftlicht zum Nachschlagen und als Lernvorlage erhalten.

Besonderer Dank geht auch an Frau Dr. Ulrike Uta Schaumann für ihre Inspirationen, den Springer Verlag, insbesondere Frau Mag. Renate Eichhorn, die uns immer mit konstruktiven Anregungen zur Seite stand, und an Frau Barbara Knüchel, die unsere Texte und Bilder in eine strukturierte Form brachte.

Inhaltsverzeichnis

II   Praxis

III   Übungen

Theorie

Inhaltsverzeichnis

Körperorientiertes Skillstraining

Inhaltsverzeichnis

© Der/die Autor(en), exklusiv lizenziert an Springer-Verlag GmbH, DE, ein Teil von Springer Nature 2023
A. Sendera, G. Sendera, *Körperorientiertes Skillstraining*, https://doi.org/10.1007/978-3-662-66245-8_1

1

Der körperorientierte Ansatz spielt in der psychologischen und psychotherapeutischen Praxis eine immer größer werdende Rolle. Integrative Körperarbeit, bewusst mit dem Körper in Beziehung zu treten, in den Dialog zu gehen, der Wechselwirkung Körper-Geist-Psyche Aufmerksamkeit zu schenken, steht daher im Zentrum des *Körperorientierten Skillstraining*. Erarbeitung, Vertiefung und Umsetzung körperorientierter Skills finden ihren Platz jedoch nicht nur im psychotherapeutischen Kontext, sondern auch in anderen klinischen und nicht-klinischen Settings. Basierend auf neurobiologischen Grundlagen, den Konzepten der Achtsamkeit, dem Kampfsport, Embodiment und Focusing eröffnen sich neue Wege durch konkrete Interventionen das Potential des Körpers zu nutzen. Die Inhalte und Informationen können kognitiv *top down* oder sensomotorisch und emotional *bottom up* erarbeitet und umgesetzt werden, oft ein unscharfer Grenzverlauf beim Zusammenspiel Körper-Psyche-Geist. Die experimentelle Psychologie zeigt, wie selbst unbewusste Bewegungen unsere Gefühle und Gedanken steuern, so kann allein das Hochziehen der Mundwinkel bei schlechter Laune helfen, diese zu beeinflussen.

Die Wirkung von Seele und Geist auf den Körper und die umgekehrte Wirkung des Körpers auf Seele und Geist ist die Grundlage für die Wirksamkeit aller therapeutischer Methoden, die am Körper ansetzen, seien es psychotherapeutische oder körperliche Trainingsmethoden. In diesem Sinne versucht das Körperorientierte Skillstraining durch die aktive Einflussnahme auf den Körper die Chance zu bieten von etablierten und automatisierten Reaktionsmustern und Verhaltensweisen abzuweichen, neue Wege für Erlebens- und Erfahrungswissen zu öffnen und die Neuroplastizität zu stärken.

Körperwissen und Körpererfahrung entwickeln sich im Kontext körperlicher Vorgänge wie Bewegung, Gestik, Mimik, Haltung, Atmung, Berührung, Berührt-Werden, Gefühlswahrnehmung und körperliche Befindlichkeit. Diese Vorgänge unterstützen die Selbsterkenntnis in der Auseinandersetzung mit dem eigenen Körper. Die sensible Körperwahrnehmung und Körperakzeptanz fördern die Entwicklung eines guten und intimen Kontaktes mit dem Körper, dem Ort sich seiner Gefühle bewusst zu werden und in weiterer Folge, einen adäquaten Umgang mit Gefühlen und Handlungskompetenz für stimmungsunabhängiges Handeln zu lernen. Das in den folgenden Kapiteln dargestellte Basiswissen praxisrelevanter Informationen und Theorien unterstützt die praktische Umsetzung und Vermittlung. Erlebnisorientierte und funktional-übungszentrierte Interventionen unterstützen dabei, Fähigkeiten zu entdecken, auszubauen, zielgerichtet neue Handlungskompetenzen zu entwickeln und für die Problem- und Alltagsbewältigung zu nutzen.

Durch das Erleben neuer Erfahrungen und Techniken zur Bewältigung belastender Faktoren werden Stärken, Ressourcen, das Selbstvertrauen erhöht und die Salutogenese gefördert. Strukturierte Übungsangebote dienen
- der Förderung der Wahrnehmung,
- dem Kennenlernen des eigenen Körpers,
- dem Finden neuer Ressourcen und
- ermöglichen das Ausprobieren neuer Bewegungs- und Verhaltensmuster.

Das Erreichen von Selbstwirksamkeit, damit die Überzeugung auch schwierige Situationen aus eigener Kraft erfolgreich bewältigen zu können, ist dabei ein zentrales Anliegen. Das Körperorientierte Skillstraining integriert eine mit Augenmaß vorgenommene Auswahl von Methoden und Modalitäten, um vor allem *bottom up* über den Körper eingefahrene Gewohnheiten zu durchbrechen und ein hohes Maß an Selbstwirksamkeit zu erreichen. Mit dem Ziel, einerseits Kompetenzen zu fördern und andererseits Defizite zu verringern, um Lebensqualität und Lebenszufriedenheit zu erhöhen, ist die Akzentuierung folgender Themenbereiche hilfreich:

- Körperwahrnehmung und Körperakzeptanz (Achtsamkeit),
- Körperwissen und Bewegungserfahrung (Embodiment, Focusing),
- Körpersprache und Körperausdruck im sozialen Kontext (Ausdruckskompetenz),
- Stimmungsunabhängige Kompetenzen (Emotionsregulation),
- Prävention im Sinne der Salutogenese.

Es hat sich als eigenständiges Konzept etabliert, eine Balance zwischen theoretischer Grundlage und praktischer Umsetzung gefunden und wird wie im Praxis-II-Teil beschrieben, umgesetzt und angewendet.

1.1 Didaktik

Die Inhalte und Übungen unterliegen keinem, starren Programm und sind austauschbar und kombinierbar, sie orientieren sich an den Zielen und Bedürfnissen der Teilnehmer. Im Fokus steht in allen Bereichen das aktive Tun, um neue Körper- und Bewegungserfahrungen zu machen. Die psychoedukativen Ansätze und Inhalte erfordern eine validierende Grundhaltung des Trainers und einen empathisch-unterstützenden Umgang mit den Übenden.

Zu den wichtigen Faktoren bei der Vermittlung zählen Flexibilität, Humor, Interesse und Eigenerfahrung. Nicht kognitiv-frontal, sondern auch durch aktive Demonstration und Einbindung eigener Erfahrungen werden Inhalte erfahrbarer. Auf Basis rein theoretischer Grundlagen, wie Erklärungen oder auch Beschreibungen in Text und Bild, stößt die Vermittlung von körperorientierten Übungen und Bewegungsabläufen oft an ihre Grenzen. Umso wichtiger ist für Anleitende daher das Entwickeln eigener Kompetenzen oder das Zurückgreifen auf eigenes Können, um die Auswahl von Übungen so zu gestalten, dass das Erleben für Teilnehmende durch Demonstration (Vorzeigen) und Anleitung (Korrekturen/Hilfestellung) aktiv erfahrbar wird.

- Interaktionen ermöglichen ein ausgewogenes Verhältnis von Veränderung und Akzeptanz in einem Nebeneinander von Unterstützung und Selbsterfahrung,
- **Metaphern, Parabeln, Geschichten und Analogien** unterstützen nicht nur die Vermittlung, sondern durchbrechen die Kopflastigkeit.

Eine Metapher sagt mehr als tausend Worte! In diesem Sinne wird der Begriff *Metapher* im Folgenden für jede sinnbildliche Darstellung verwendet.

» Metapher
Der Körper ist der Übersetzer der Seele ins Sichtbare! (Christian Morgenstern)

Grundlagen

Inhaltsverzeichnis

© Der/die Autor(en), exklusiv lizenziert an Springer-Verlag GmbH, DE, ein Teil von Springer Nature 2023
A. Sendera, G. Sendera, *Körperorientiertes Skillstraining*, https://doi.org/10.1007/978-3-662-66245-8_2

2

Die Bedeutung des Körpers gewinnt sowohl im Kontext salutogenetischer Konzepte als auch psychischer Störungen immer mehr Beachtung. In den letzten Jahren ist es gelungen, durch Hirnforschung, Forschungen der Entwicklungspsychologie, Psychophysiologie und Epigenetik bisher unbekannte neurobiologische Aspekte zu entdecken, die das Zusammenspiel von Gehirn-Körper-Geist erklären und das Verständnis für psychische und körperliche Interventionen maßgeblich erweitern. Vor allem das Wissen um die Neuroplastizität des Gehirns gibt Einblick in den Datenfluss und das Wechselspiel im Gehirn mit unzähligen synaptischen Verbindungen, deren Komplexität die Entwicklung neuer Funktionen beeinflussen, ein Grundpfeiler, auf dem die Form- und Veränderbarkeit des Gehirns ruht. Durch den Aufschwung der Neurowissenschaften werden psychologische Vorgänge mit dem Gehirn korreliert, Embodiment-Ansätze betonen die interaktionale Bedeutung körperlicher Prozesse. Verkörperung bedeutet in diesem Konzept, dass der Geist mitsamt seinem Organ, dem Gehirn, immer im Bezug zu seinem Körper steht, Geist/Gehirn und Körper sind wiederum in die restliche Umwelt eingebettet (Tschacher 2021, S. 15). In diesem Kontext zeigt sich, dass Erfahrungen und Lernprozesse schon ab der Kindheit Einfluss auf die strukturelle und funktionelle Reifung des Gehirns nehmen und zur Unter- oder Fehlentwicklung neuronaler Schaltkreise führen können. Jede bedeutende Einwirkung auf das Gehirn durch Umweltbedingungen hat Folgen für dieses und das individuelle Erleben der betreffenden Person (Juckel und Edel 2014, S. 1–12) (◘ Abb. 2.1).

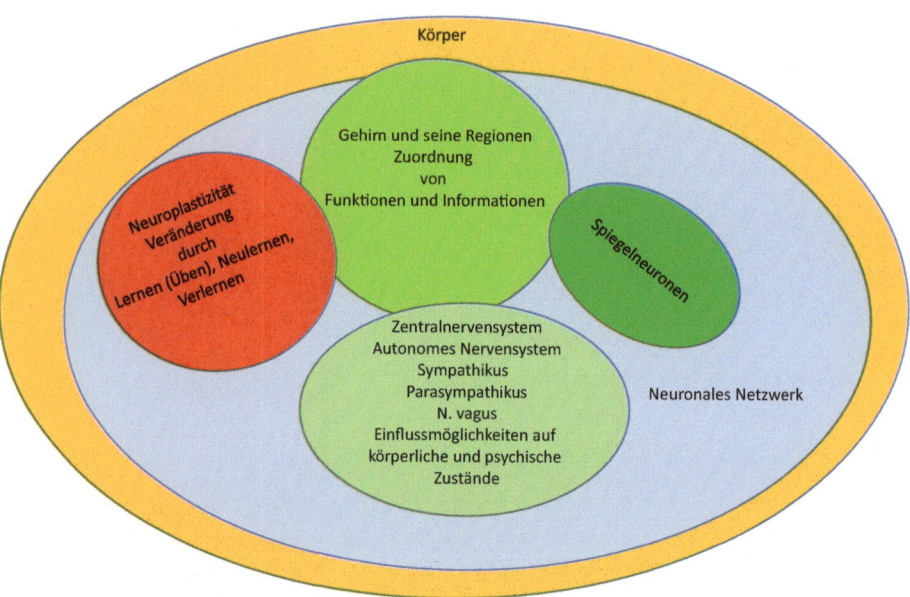

◘ **Abb. 2.1**   Wechselwirkung

2.1 Körper – Psyche – Geist

Körper-Psyche-Geist-Interaktionen sind eine Quelle positiver und negativer Wechselwirkungen, die gemeinsam ihr Potenzial entfalten. Der Körper und die Netzwerke des Gehirns, dessen Struktur, Funktion und die komplexen Muster neuronaler Aktivität bilden die Basis für die Prozesse des psychischen Systems. Es ist nicht möglich, körperliche Reaktionen und Psyche zu trennen, zum Beispiel wird man vor Schreck blass, bei Ärger rötet sich die Haut und der Muskeltonus verstärkt sich. Die Schmerzwahrnehmung wird erheblich durch psychische Faktoren beeinflusst, Körperbeschwerden können durch einen Teufelskreis aus Angst, Anspannung, Fokussierung und negativer Bewertung nicht nur aufrechterhalten, sondern auch verstärkt werden. Auch bei psychischen Erkrankungen wie z. B. Depressionen, Angststörungen oder Somatoformen Störung treten unspezifische körperliche Symptome auf, für die keine organischen Ursachen gefunden werden. In der Psychosomatik werden neurobiologische Aspekte zur Erklärung des Zusammenhangs zwischen Körper und Psyche entwickelt und nachgewiesen. Stressreaktionen können Menschen emotional aus dem Gleichgewicht bringen und psychische Konflikte können sich im Körper manifestieren. *„Den Körper nicht spüren können"*, liegt oft daran, dass der Organismus zu vielen belastenden Dis-Stress-Erfahrungen ausgesetzt war. Psychisches Erleben zeigt sich sowohl in äußerlich sichtbaren als in äußerlich nicht wahrnehmbaren Bereichen. Dabei macht es keinen Unterschied, ob es durch ein äußeres oder ein inneres Ereignis hervorgerufen, oder ob es als bewusster oder unbewusster Vorgang verarbeitet wird. Das psychische Erleben ruft ein Körpergeschehen hervor und zeigt sich in körperlichen Reaktionsmustern, so werden bestimmten Emotionen wie Trauer, Freude oder Angst typischen Mustern nonverbaler Signale zugeordnet. Schauspieler, erreichen das Publikum dann, wenn sie das Gefühl, das sie darstellen auch empfinden und die Wechselwirkung zeigt sich, auch wenn seelische Probleme oder geistige Überanstrengung sich in Muskelverspannungen, Nacken- und Kreuzschmerzen zeigen.

Der Volksmund kennt diese wechselseitigen Beziehungen zwischen Körper-Seele-Geist, in Redewendungen signalisiert der Körper mentale Eigenschaften:

- Haltung bewahren,
- aufrichtig Sein,
- sich nicht aus dem Gleichgewicht bringen lassen,
- einen festen Stand haben.

Oder es werden körperliche Vorgänge beschrieben, gemeint sind aber meist geistige oder seelische:

- Berührt, bewegt oder im Gleichgewicht sein (seelische Zustände),
- einen Standpunkt vertreten (eine intellektuelle Meinung),
- den Kopf zerbrechen (intensiv nachdenken),
- keinen Durchblick haben (meist kein Zusammenhang mit dem Sehvermögen),
- eine Meinung vertreten?

Fazit ist, dass psychische und physische Prozesse, Emotionen und Entscheidungsfindungen miteinander verbunden und in ständiger Interaktion sind. Das Huhn-Ei-Dilemma *„Wer lernt von wem?"* weist auf die Untrennbarkeit und permanente

2

Wechselwirkung der Beziehungen zwischen Psyche und Körper hin: einen sich ständig verändernden Prozess, der unbewusst und bewusst beeinflussbar ist (Scaer 2012, S. 23).

Wenn Menschen denken, fühlen und handeln, ist der Körper immer mit dabei. Wie bereits erwähnt gilt es als unumstritten, dass nicht nur die Psyche auf den Körper, sondern auch der bewegte Körper auf die Psyche einzuwirken vermag.

» Metapher
Wie wenn ihr euch betrachtet
Im Spiegel:
Die Gestalt und das Spiegelbild sehen einander an.
Ihr seid nicht das Spiegelbild,
aber das Spiegelbild ist nichts ohne euch.
Hokyo Zan Mai:
„Das Samadi (d. H. die Sammlung, Konzentration) Des Spiegels des Schatzes" Meister Tozan (Marc de Smedt 1993, S. 13)

Auf den Punkt gebracht
- Körper-Psyche-Geist-Interaktionen sind eine Quelle positiver und negativer Wechselwirkungen
  - Psychisches Erleben zeigt sich in körperlichen Reaktionsmustern
  - Denken, Fühlen, Handeln – der Körper ist immer dabei!
- Körperorientierter Ansatz
  - Körperwahrnehmung und Körperakzeptanz (Achtsamkeit)
  - Körperwissen und Bewegungserfahrung (Embodiment, Focusing)
  - Körpersprache und Körperausdruck im sozialen Kontext (Ausdruckskompetenz)
  - Stimmungsunabhängige Kompetenzen (Emotionsregulation)
  - Prävention im Sinne der Salutogenese
- Integrativer Ansatz unterschiedlicher Themenbereiche und Ansätze
  - Achtsamkeit
  - Embodiment, Focusing
  - Ausdruckskompetenz
  - Emotionsregulation
  - Prävention im Sinne der Salutogenese
  - Erleben neuer Erfahrungen

Literatur

Juckel G, Edel MA (2014) Neurobiologie und Psychotherapie. Integration und praktische Anwendung bei psychischen Störungen. Mit einem Geleitwort von Gerhard Roth. Schattauer. Stuttgart

Marc de Smedt (1993) Notizen der Weisheit des ZEN. Übertragen von Franz Derdak St. Gabriel. Mödling

Scaer R (2012) Acht Schlüssel zur Gehirn-Körper Balance. Neurophysiologische Grundlagen einer somatisch orientierten Traumatherapie. Probst. Lichtenau/Westfalen

Tschacher W (2021) In: Storch M, Cantieni B, Tschacher W (Hrsg) Embodiment. Die Wechselwirkung von Körper und Psyche verstehen und nutzen, 3. unveränderte Aufl. Hogrefe, Bern

Physiologie

Inhaltsverzeichnis

3

Die Gehirnforschung kann immer genauer bestimmen, welche Bereiche des Gehirns für welche Aufgaben zuständig sind. Wenn im Gehirn etwas passiert, hat es Auswirkungen auf den ganzen Körper. Die Gehirnnutzung und das Zusammenspiel der Gehirnareale durch Wahrnehmen, Denken, Erleben, Fühlen, Handeln und Bewegen führen zu Wachstum und Erweiterung der Funktionen, „das Gehirn verändert sich ständig" (Spitzer und Herschkowitz 2020).

Das kommende Kapitel gibt einen kurzen Einblick, welche Hirnareale für bestimmte Funktionen und Aufgaben zuständig sind, welche Zusammenhänge bestehen und in weiter Folge durch körperorientierte Skills beeinflusst werden können.

3.1   Das menschliche Gehirn

3.1.1   Der Aufbau

Das menschliche Gehirn ist etwas so Gewaltiges, dass man es als komplexestes Organ des Körpers bezeichnen kann. Es wiegt etwa 1,5 kg und die Anzahl der Zellen zur Informationsverarbeitung, der Neuronen, beträgt ca. 100 Milliarden. Die Neuronen bestehen aus dem Zellkörper und einem Fortsatz zur Signalweiterleitung, dem Axon, sowie einem oder mehreren kürzeren Fortsätzen, den sog. Dendriten, die zum Signalempfang dienen.

Das Gehirn ist nicht nur eine biologische Größe, sondern ein dynamisches System, das sich in permanentem Austausch mit allen Teilen des menschlichen Körpers und mit der Umwelt befindet und die Entwicklung und Ausprägung der Persönlichkeit beeinflusst. Informationen gelangen mit Hilfe von Hormonen über das Blut, oder als elektrische Impulse der Sinneszellen über Nervenbahnen in das Gehirn. Umgekehrt werden Signale vom Gehirn an den Körper ausgesandt. So wird jede willkürliche Bewegung im Gehirn geplant, organisiert und in den jeweiligen Körperregionen umgesetzt. Das Gehirn ist die Steuerzentrale des Körpers, aber es ist mehr als das, es ist der Sitz der Persönlichkeit und *„Es ist verantwortlich dafür, dass wir wissen, dass wir sind!"*

Grundstruktur und Organisation des Gehirns haben sich im Laufe der Evolution laufend weiterentwickelt. Die Entwicklung des menschlichen Gehirns durchläuft von der Empfängnis bis zur Geburt Erweiterungen und Veränderungen. Frühe Stadien werden von späteren überbaut und gehemmt, bei funktionaler Schädigung bestimmter Regionen treten daher mitunter die „Älteren" wieder in den Vordergrund. Obwohl sich die grundlegenden Eigenschaften der Nervenzellen im Laufe der Evolution kaum verändert haben, hat sich das Gehirn durch Zunahme und steigende Komplexität neuronaler Verknüpfungen bis zur Schlüsselfunktion des Bewusstseins und sensorischen Fähigkeiten für Sprache und Denken weiterentwickelt (Thompson 2001, S. 1–27). Das Gehirn funktioniert wie ein Muskel, der durch Training wächst und bei Inaktivität verkümmert – ein Prozess, der nie abgeschlossen ist, sondern das ganze Leben weitergeht. Das Gehirn ist zeitlebens zur adaptiven Modifikation und Reorganisation seiner einmal angelegten Verschaltungen befähigt (Hüther 2016, S. 17).

» Metapher
Alle sagen (Modifikation)
Alle sagten das geht nicht!
Dann kam ein Mensch, der wusste das nicht, und
er hat es einfach gemacht!

3.1.2 Aufgaben und Zusammenspiel

Bestimmte Aufgaben und Fähigkeiten des Gehirns sind jeweils speziellen Hirnregionen zugeordnet. Diese Regionen entsprechen anatomisch bestimmten Gebieten
des Gehirns. Der Bau und die Funktion des Gehirns sind zwar für bestimmte Aufgaben optimiert, aber über die biologische Determiniertheit hinausgehend ist die
psychische Verarbeitung von sozialen Erfahrungen und der Herausbildung synaptischer und neuronaler Verbindung abhängig (Hüther 2016, S. 18–19).

Das Zusammenspiel zeigt sich auch bei der Zusammenarbeit von linker und rechter Gehirnhälfte. Beide haben unterschiedliche Funktionen und können sowohl
unterschiedliche Aktionen ausüben als auch gemeinsam und interaktiv handeln. Die
rechte Hirnhälfte kontrolliert Empfindungen der linken Körperseite, verarbeitet eher
emotionale und kreative Prozesse, während die linke Gehirnhälfte vorwiegend die
rechte Körperseite kontrolliert und für Denk- und Logikprozesse verarbeitet und
analytisch vorgeht. Sie sind auch zuständig für die Bewegungskontrolle, für die jeweilige Ausführung sind dann Hirnstamm und Rückenmark, wo sich die Motoneuronen
befinden, beteiligt (Spitzer und Herschkowitz 2020).

3.1.3 Die wichtigsten Teile des Gehirns

Anatomisch kann man das **Großhirn** in vier unterschiedliche Lappen einteilen: Fron-
tal-/Parietal-/Temporal- und Okzipitallappen. Der jüngste und größte Teil der Hirn-
rinde des Großhirns wird **Neocortex** genannt, als Kommunikationszentrale verbindet er Organe, Organsysteme und Gewebe miteinander und stimmt sie aufeinander ab.

Der **Frontallappen** unterstützt motorische Aufgaben und im vordersten Bereich,
dem **präfrontalen Cortex** steht er im Zusammenhang mit Aufmerksamkeit, Nachdenken, Entscheidung und Planung.

Der **präfrontale Cortex** liegt im vordersten Rindenteil des Frontallappens. Er gilt
nicht nur als oberstes Kontrollzentrum des Gehirns, sondern auch als Sitz der Persönlichkeit. Hier sind Fähigkeiten wie Empathie, Urteilsvermögen und abstraktes Denken
beheimatet, die Fähigkeiten des sog. „Geistes" (Scaer 2012). Im präfrontalen Cortex
wird das Wissen abgespeichert, das wir im Laufe des Lebens erwerben. Er ist daher von
besonderer Bedeutung für das Überleben und entscheidet, welche Informationen ins
Gedächtnis oder Bewusstsein gerufen werden, welche abgespeichert und welche Muster aktiviert werden. Weitere Funktionen ermöglichen auch das sog. „Hineindenken"
in andere Menschen, die emotionale Bewertung von Situationen und das Steuern
situationsadäquater Handlungen. Aber auch vorrausschauendes Denken, Kreativität,

3

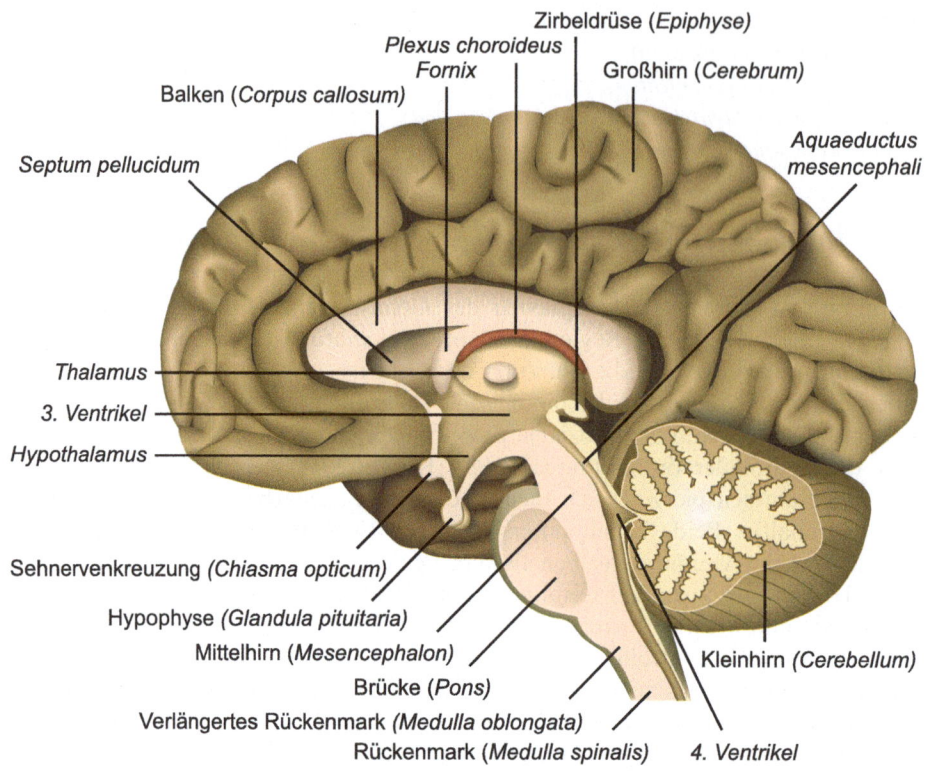

Zirbeldrüse *(Epiphyse)*
Plexus choroideus
Fornix   Großhirn *(Cerebrum)*
Balken *(Corpus callosum)*
                                                Aquaeductus
                                                mesencephali
Septum pellucidum

Thalamus
3. Ventrikel
Hypothalamus

Sehnervenkreuzung *(Chiasma opticum)*
Hypophyse *(Glandula pituitaria)*
Mittelhirn *(Mesencephalon)*
                                        Kleinhirn *(Cerebellum)*
Brücke *(Pons)*
Verlängertes Rückenmark *(Medulla oblongata)*
Rückenmark *(Medulla spinalis)*   4. Ventrikel

◼ **Abb. 3.1**   Das menschliche Gehirn

Selbstwachstum, die Fähigkeit sich selbst zu steuern und auf diese Weise wichtige Lebensziele zu erreichen gehören zu seinen Aufgaben. Der präfrontale Cortex, als Schaltstelle der Fähigkeit zur Selbststeuerung, ist von großer Bedeutung für die Erhaltung und Wiederherstellung der Gesundheit (Bauer 2015, S. 125).

Eine weitere Aufgabe ist seine hemmende Wirkung auf die Amygdala (Teil des limbischen Systems, Sitz der Emotionen, s. d.), um impulsive Ausbrüche zu steuern. Voraussetzung dafür sind die sensiblen Verbindungen und die Feinabstimmung zwischen limbischen und präfrontalen Strukturen.

Der Motorcortex (primärer, prä- und supplementär motorischer Cortex)

Er ist an der Organisation, Kontrolle, Koordination und Auslösung von willkürlichen Bewegungsabläufen beteiligt. Im prämotorischen Cortex werden aus einfachen erlernten Bewegungen neue komplexe Bewegungsabläufe kreiert. Im gesamten Bereich des motorischen Systems sind sehr komplexe Kontrollmechanismen zur exakten Bewegungsausführung und Haltungsstabilität eingebaut, die einander gegenseitig beeinflussen!

Der **Hirnstamm** besteht aus Mesencephalon (Mittelhirn), Pons (Brücke) und Medulla oblongata (verlängertes Mark). Alle auf- und absteigenden Bahnen des Zentralnervensystems (ZNS) ziehen durch ihn hindurch. Er ist der entwicklungsgeschichtlich älteste Gehirnanteil und das Zentrum der sensorischen Informationen der Sinne, wie z. B. Hörsinn, Gleichgewichtssinn, Geschmackssinn, Hautempfindungen, der motorischen Zentren zur Steuerung der Muskelgruppen von Kopf und Hals, wie

z. B. Gesicht, Zunge und Augenmuskel und der primären sensorischen und motorischen Informationen zur Steuerung der inneren Organe (Scaer 2012, S. 25).

Die **Medulla oblongata** erhält Informationen aus dem Atmungstrakt, dem Herz-Kreislauf-System, den Blutgefäßen, dem Verdauungstrakt und von den Geschmacksrezeptoren. Sie enthält außerdem Reflexzentren für Niesen, Husten, Schlucken, für die Atmung und die Blutdruckregulation.

Das **Mittelhirn** steuert optische und akustische Reflexe, ist an der Stütz- und Halte- sowie der Zielmotorik beteiligt. Die **Brücke** dient als Übergang und Schaltstelle der motorischen Bahnen vom Cortex zum Kleinhirn. Neben einigen Hirnnervenkernen enthält sie auch das aufsteigende retikuläre System, das Wecksystem, das für die Aktivierung des gesamten Organismus zuständig ist.

Das **Kleinhirn** hat Einfluss auf die Aufrechterhaltung des Gleichgewichts, die Kontrolle der Körperhaltung, die Koordination von Willkürmotorik und Augenbewegungen und die Artikulation der Sprache. Haltung und Bewegungen werden optimiert, der Blick stabilisiert, der Muskeltonus kontrolliert. Eine weitere Funktion gilt dem Lernen, auch dem Erlernen automatischer Handlungsabläufe, der klassischen Konditionierung, dem Gedächtnis, sowie der Fähigkeit zu geistigen Leistungen. Das **Vorderhirn** und die **Basalganglien** sind Strukturen, die für die Kontrolle von Bewegungen verantwortlich sind. Im **Zwischenhirn** befinden sich die Teile des **Thalamus**. Die Projektion vom Thalamus zur Amygdala ist vor allem bei der Emotion Furcht wichtig, da auf diesem Weg eine wesentlich raschere Informationsvermittlung erfolgt. Der **Gyrus Cinguli** (Gürtelwindung) gilt als Sitz des Selbstgefühls, des Mitgefühls und als Ort der Lebens-Grundstimmung (Bauer 2018, S. 53).

Das **limbische System** besteht aus einer eng vernetzten Gruppe von Gehirnarealen, es wird auch als emotionales Gehirn bezeichnet und spielt eine wichtige Rolle bei der Emotionsverarbeitung sowie den Funktionen des impliziten und expliziten Gedächtnisses. Es unterstützt die Erinnerung an Erlebnisse, Fakten und Gefühle. Es beeinflusst unsere Beziehungsgestaltung und ermöglicht das Lernen. Die **Amygdala** (Mandelkern) wird dem limbischen System zugeordnet, gilt als Sitz der Emotionen und steht eng mit dem olfaktorischen System in Verbindung. Die allgemeine Funktion besteht in der schnellen Erfassung zugeleiteter Informationen und emotionaler Gegebenheiten. Sie registriert Gefahr und entscheidet, was für das Überleben wichtig ist. Dies funktioniert nach dem Prinzip Lust und Unlust. In Hochstress oder Grenzsituationen nimmt die Erregungsleitung nicht den Weg über den präfrontalen Cortex und den Hippocampus, sondern nimmt eine direkte Verbindung vom Thalamus zur Amygdala, um das Überleben zu sichern. Somit fällt die kognitive Kontrolle aus, es wird nicht überprüft, ob die Gefahr real oder nicht real ist (Sendera und Sendera 2016). Bevor das Großhirn die Gefahr als real einschätzt, erfolgen körperliche Reaktionen von Flucht, Kampf oder Erstarren (Dissoziation). Damit umfasst das limbische System Strukturen und Areale der Basalganglien sowie Groß- und Zwischenhirnanteile. Es ist somit über seine funktionalen Verbindungen definiert. Sie ist an der Konditionierung von Furcht wie auch an der furchtverstärkenden Schreckreaktion beteiligt (Thompson 2001). Der **Hippocampus** unterstützt den Cortex bei der Speicherung und dem Abrufen von Gedächtnisinhalten und ist somit zuständig für schnelles Lernen, während er eine persistierende Funktion auf den Neocortex ausübt. Er ist auch verantwortlich für das Gedächtnis und die räumliche Orientierung.

Der **Nucleus basalis** stellt die Verbindung zum **präfrontalen Cortex** dar, es werden Output und Input der Amygdala an den präfrontalen Cortex rückgemeldet und er-

3

möglicht so bewusstes emotionales Erleben. Im **Hippocampus** und **Mandelkern** befindet sich nicht nur das Zentrum der Gefühle, sondern auch das emotionale Gedächtnis. Die allgemeine Funktion des limbischen Systems besteht in der Bewertung dessen, was das Gehirn tut (Sendera und Sendera 2016). Der **Nucleus centralis** gehört zur Kerngruppe der Amygdala. Er hat Verbindungen zu Thalamus, Hypothalamus und Kernen des Hirnstamms und ist verantwortlich für die Regulation des Wachheitsgrades und den begleitenden Symptomen, wie zum Beispiel der Veränderung des Herzschlages.

Den einzelnen Arealen sind zwar einerseits bestimmte Funktionen zugeordnet, andererseits leisten sie hervorragende Teamarbeit und sind bestrebt, sowohl ökonomisch als auch energiesparend zu arbeiten. Das folgende Beispiel gibt Einblick in die Vernetzung der Motorik mit anderen Gehirnregionen. Diese Regionen kommunizieren miteinander über zahlreiche teilweise reziproke Verbindungen. Es zeigt das Zusammenspiel eines äußerst komplexen Systems von Planung, Ausführung, ständiger Korrektur, Anpassung und Verarbeitung, an dem zahlreiche Regionen des gesamten Gehirns und des Rückenmarks beteiligt sind.

> ▶ **Beispiel (Das Zusammenspiel des Gehirns vereinfacht dargestellt)**

Der Weg zum Arbeitsplatz

Ein Blick auf die Uhr zeigt, dass wir spät dran sind, unmittelbar gehen wir schneller.

Die möglichen Optionen, entweder schneller zu gehen oder zu laufen, wurden bereits von den Basalganglien gefiltert und zurück zum Cortex geleitet, wo die Entscheidung gefallen ist: Schnell gehen reicht aus. Unser Cortex hat die aktuelle Situation mit früheren Ereignissen verglichen und befunden, dass wir mit schnellem Gehen rechtzeitig zum Ziel kommen werden. Motorcortex und Kleinhirn geben den Befehl an Hirnstamm und Rückenmark weiter. Die so aktivierten Neurone führen dann die Bewegung aus. Die Bewegungen des schnellen Gehens müssen koordiniert erfolgen, sonst stolpern wir über unsere eigenen Füße, Sensoren in den Muskeln und in den Gelenken geben Rückmeldung über Stellung und Haltung, die Feinsteuerung der Bewegungen erfolgt dann u. a. durch das Kleinhirn, das auch die schnellen gegenläufigen Bewegungen der Beine und Arme (Strecken und Beugen) bewerkstelligt.

Gleichzeitig müssen sich unsere Augen an die wechselnden Kopfbewegungen und die Umgebung anpassen können, die Augenmuskulatur ist ständig aktiv, genauso wie unser Gleichgewichtssinn und unser Gehör. Ein Stein am Weg oder das Motorengeräusch eines nahenden Autos würden unsere Bewegungen vermutlich verlangsamen oder zum Stillstand bringen. Was wir dabei fühlen, wird durch unsere Körpersprache sichtbar ausgedrückt, vermittelt durch die Verbindung der Basalganglien mit dem limbischen System (siehe dort).

Die oberste Ebene der Motorik, Neocortex und Basalganglien, erhält durch die Gesamtheit der sensorischen Informationen ein Bild vom Körper und seinem Verhältnis zur Umgebung. Dieses Körperbild wird im Gedächtnis gespeichert. ◀

3.2 Das Nervensystem des Menschen

Das Nervensystem besteht aus Nervenzellen, die miteinander verbunden sind und direkt und indirekt Informationen austauschen. Funktionell besteht das Nervensystem aus dem willkürlichen (somatischen) und dem autonomen (vegetativen) Teil. Wie bei den Gehirnhälften gibt es auch hier keine eindeutige Trennung, da sowohl körperliche Bewegung als auch vitale Funktionen wie z. B. die Atmung oder Achtsamkeitsübungen das autonome Nervensystem beeinflussen können.

3.2.1 Aufbau

Das menschliche Nervensystem kann man nach topografischen oder funktionellen Kriterien einteilen:
- Topografisch unterscheidet man das Zentralnervensystem vom Peripheren Nervensystem, wobei das zentrale Nervensystem (ZNS) Gehirn und Rückenmark umfasst, das periphere Nervensystem (PNS) dagegen alle Nerven außerhalb des ZNS, das sind die Spinalnerven und zehn der zwölf Hirnnerven. Das periphere Nervensystem liefert dem Gehirn Informationen und führt die Aufträge des Gehirns aus.
  Nach funktionellen Kriterien unterscheidet man das somatische Nervensystem, das alle Reize verarbeitet, die auf den Körper einwirken (von innen oder von außen) vom autonomen Nervensystem (ANS, auch vegetatives oder viszerales Nervensystem genannt). Autonom bedeutet, dass es ohne unsere bewusste Steuerung den Organismus an wechselnde Lebenslagen anpasst.
  Zum ANS gehören das sympathische Nervensystem, das aktivierungsfördernd wirkt, und das parasympathische Nervensystem, das aktivierungshemmende Wirkung zeigt.
- Im Darm gibt es das enterische Nervensystem, das zwar vom ZNS unabhängig, aber von Sympathikus und Parasympathikus beeinflussbar ist.

3.2.2 Das Zentralnervensystem (ZNS)

Gehirn und Rückenmark bilden zusammen das Zentralnervensystem. Es dient der Regulation und Anpassung des Organismus an Informationen aus der Wahrnehmung ständig wechselnder Bedingungen außerhalb und innerhalb des Körpers. Es ermöglicht somit Bewusstsein, Sprache, Denken, die Koordination von Körperhaltung und Bewegung. Auch Regulationsfunktionen wie z. B. der inneren Organe, Hormonhaushalt, Muskeln, Atmung, Sinnesorgane und anderer lebensnotwendiger Systeme werden über das ZNS gesteuert. Die Schaltstellen zur Erregungsübertragung zwischen den Nervenzellen nennt man Synapsen. Im Zentralnervensystem befinden sich graue und weiße Substanzen. Die graue Substanz besteht vorwiegend aus den Zellkörpern der Neuronen (Nervenzellen), die weiße Substanz überwiegend aus deren Fortsätzen, die – gebündelt – der Informationsweiterleitung dienen.

Die Einflussmöglichkeiten körperlicher Veränderungen auf das Zentralnervensystem zeigt sich in der Erkenntnis, dass als Botenstoffe freigesetzte Hormone sowohl im Gehirn als auch im Darm und anderen inneren Organen produziert werden. Sie gelangen über den Blutkreislauf zum Gehirn, aktivieren dort die spezifischen neuronalen Netzwerke und beeinflussen psychische Zustände. Umgekehrt bewirken Stimmungen, Absichten und Emotionen körperliche Veränderungen (Hüther 2021, S. 78–79).

3

3.2.3   Das autonome (vegetative) Nervensystem

Es besteht aus Sympathikus und Parasympathikus und funktioniert meist unwillkürlich. Es ist das Steuerungs- und Regulationssystem für die Steuerung der inneren Organe. Der **Sympathikus** wirkt als Erregungsmechanismus auf den ganzen Körper, bei Wahrnehmung von Gefahr kann die Aktivierung diesen schnell auf Kampf oder Flucht vorbereiten. Er tritt bei Anspannung, körperlicher Aktivität und Stress in Aktion. Der **Parasympathikus** mit einem Wirkmechanismus, der dem Sympathikus entgegengesetzt ist, fördert Entspannungs- Ruhe und Erholungsphasen. Unmerklich beschleunigt sich z. B. beim Einatmen der Puls (Sympathikus) und verlangsamt sich beim Ausatmen (Parasympathikus, N. vagus). Das Zusammenspiel beider garantiert eine ausgewogene Organfunktion, aber auch, falls erforderlich, die Alarmbereitschaft (◘ Abb. 3.2a, b).

Das autonome Nervensystem informiert bestimmte Hirnfunktionen über den Zustand des Organsystems und es können mit den Nervensträngen von Sympathikus und Parasympathikus Signale von den Organen ins zentrale Nervensystem gelangen. So passt zum Beispiel der Hirnstamm Puls und Blutdruck den jeweils wechselnden

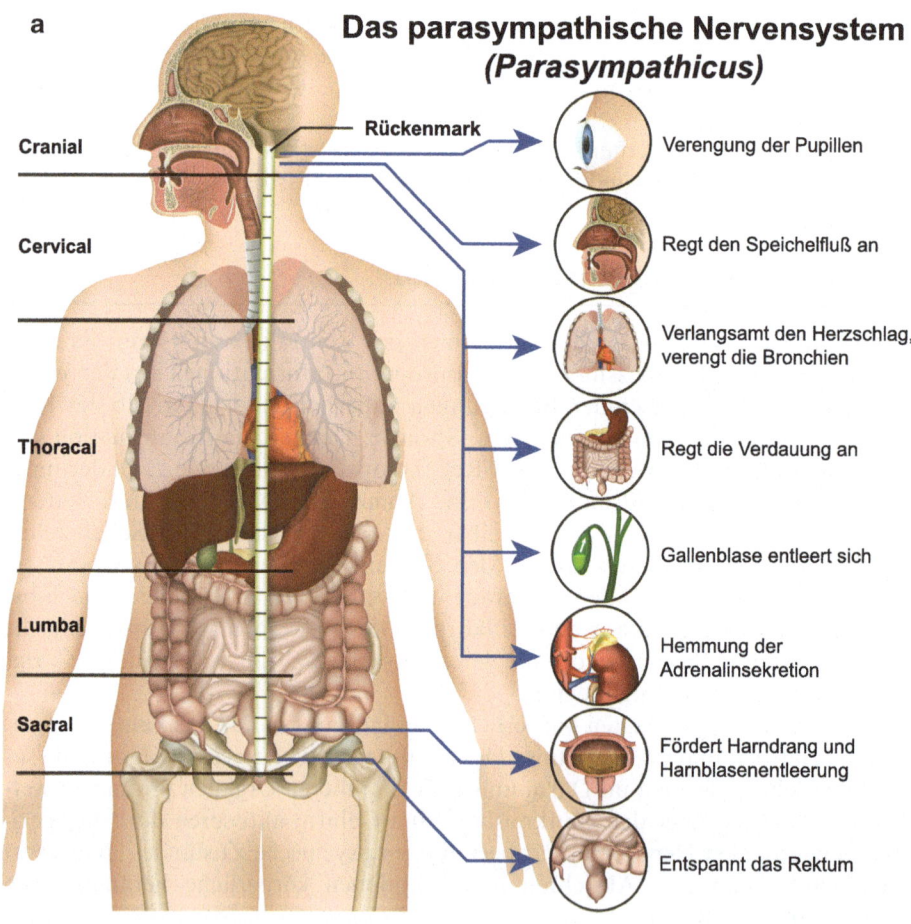

a   **Das parasympathische Nervensystem** *(Parasympathicus)*

Cranial — Rückenmark — Verengung der Pupillen

Cervical — Regt den Speichelfluß an

Verlangsamt den Herzschlag, verengt die Bronchien

Thoracal — Regt die Verdauung an

Gallenblase entleert sich

Lumbal — Hemmung der Adrenalinsekretion

Sacral — Fördert Harndrang und Harnblasenentleerung

Entspannt das Rektum

◘ **Abb. 3.2**   **(a)** Parasympathikus und **(b)** Sympathikus

b

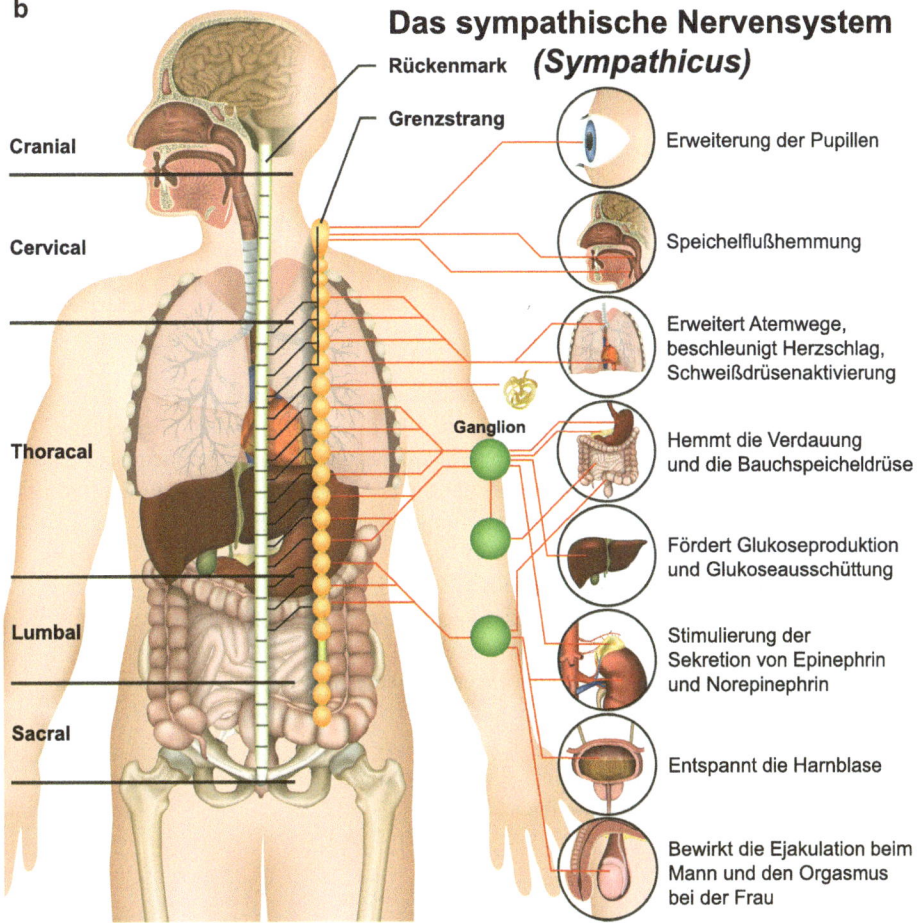

Das sympathische Nervensystem (Sympathicus)

Rückenmark

Grenzstrang

Cranial

Cervical

Ganglion

Thoracal

Lumbal

Sacral

Erweiterung der Pupillen

Speichelflußhemmung

Erweitert Atemwege, beschleunigt Herzschlag, Schweißdrüsenaktivierung

Hemmt die Verdauung und die Bauchspeicheldrüse

Fördert Glukoseproduktion und Glukoseausschüttung

Stimulierung der Sekretion von Epinephrin und Norepinephrin

Entspannt die Harnblase

Bewirkt die Ejakulation beim Mann und den Orgasmus bei der Frau

◘ **Abb. 3.2**   (Fortsetzung)

Bedürfnissen des Organismus an, Amygdala und Hypothalamus aktivieren emotionale Reaktionsmuster. Heftige Emotionen und mentaler Stress beeinflussen durch die damit gekoppelten Organreaktionen nicht nur Gesundheit und Psyche, sondern können diese auch nachhaltig gefährden. Umgekehrt kann durch die Veränderung von Einstellungen und durch körperliche Bewegung die Gesundheit positiv beeinflusst werden (Rüegg 2011, S. 72).

3.2.4   Der Nervus vagus

Der N. Vagus („Vagus-Nerv") ist der größte Nerv des Parasympathikus, an der Regulation fast aller Organe beteiligt und hat eine Anti-Stress-Funktion („Vagus-Bremse"). Er wirkt bremsend und beruhigend gegen die Extremmobilisation der Kampf oder Fluchtreaktion des Sympathikus oder der Immobilisation („freezing") des Parasympathikus, die Vagus-Bremse ermöglicht es Impulse zu zügeln. Die Funk-

3

tion zeigt sich in der Herzratenvariabilität, wenn bei selbstinduzierter Entspannung die Aktivierung der HPA-Stressachse sinkt und die atemabhängigen Schwankungen der Herzfrequenz zunehmen (beim Einatmen schneller, beim Ausatmen langsamer) (Roediger 2016, S. 106). Die dämpfende Funktion kann funktionell (Körperübungen) trainiert werden. Der Nervus vagus interagiert im Hirnstamm mit Strukturen, die für die Gesichtsmuskulatur (Mimik), Kehl- und Rachenmuskulatur (Stimme) und Mittelohrmuskulatur (Hören) zuständig sind. Er ist somit auch durch die Aktivierung und Wahrnehmung von Blickkontakt, Mimik und Sprachmelodie an sozialen Interaktionen und Bindungen beteiligt (Lackner 2021, S. 25–26).

Physiologie – auf den Punkt gebracht

- Das menschliche Gehirn: Aufbau, Aufgaben und Zusammenspiel
  - Aufgaben und Fähigkeiten des Gehirns sind jeweils speziellen Hirnregionen zugeordnet. Die psychische Verarbeitung ist von sozialen Erfahrungen, der Herausbildung synaptischer und neuronaler Verbindung abhängig und von Strukturen, in denen verschiedene Funktionen lokalisiert sind.
- Das Nervensystem
  - Das Zentralnervensystem (ZNS)
    - Es dient der Regulation und Anpassung des Organismus.
  - Das autonome (vegetative) Nervensystem
    - Der Sympathikus wirkt als Erregungsmechanismus, der Parasympathikus fördert die Entspannungsphasen.
  - Der N. vagus
    - Der „Vagus-Nerv" ermöglicht, beide Impulse zu bremsen und ist an sozialen Interaktionen beteiligt.

Literatur

Bauer J (2015) Freiheit durch Selbststeuerung, 3. Aufl. Karl Blessing Verlag, München

Bauer J (2018) Das Gedächtnis des Körpers. Wie Beziehungen und Lebensstile unsere Gene steuern. Aktualisierte und erweiterte Ausgabe. Piper, Frankfurt am Main

Hüther G (2016) Bedienungsanleitung für ein menschliches Gehirn, 12. unveränderte Aufl. Vandenhoeck & Ruprecht, Göttingen

Hüther G (2021) In: Storch M, Cantieni B, Tschacher W (Hrsg) Embodiment. Die Wechselwirkung von Körper und Psyche verstehen und nutzen, 3. unveränderte Aufl. Hogrefe, Bern

Juckel G, Edel MA (2014) Neurobiologie und Psychotherapie. Integration und praktische Anwendung bei psychischen Störungen. Mit einem Geleitwort von Gerhard Roth. Schattauer, Stuttgart

Lackner R (2021) Stabilisierung in der Traumabehandlung. Ein ganzheitliches methodenübergreifendes Praxisbuch. Springer, Heidelberg

Roediger E (2016) Schematherapie. Grundlagen, Modell und Praxis, 3. Aufl. Schattauer, Stuttgart

Rüegg JC (2011) Gehirn, Psyche und Körper. Neurobiologie, von Psychosomatik und Psychotherapie, 5. aktualisierte und erweiterte Aufl. Schattauer, Stuttgart

Scaer R (2012) Acht Schlüssel zur Gehirn-Körper Balance. Neurophysiologische Grundlagen einer somatisch orientierten Traumatherapie. Probst, Lichtenau/Westfalen

Sendera A, Sendera M (2016) Skills-Training bei Borderline- und Posttraumatischer Belastungsstörung, 4. Aufl. Springer, Heidelberg

de Smedt M (1993) Notizen der Weisheit des ZEN. Übertragen von Franz Derdak. St. Gabriel, Mödling

Spitzer M, Herschkowitz N (2020) Wie wir denken und lernen. Ein faszinierender Einblick in das Gehirn von Erwachsenen. mvg-Verlag, München

Storch M, Cantieni B, Tschacher W (2021) Embodiment. Die Wechselwirkung von Körper und Psyche verstehen und nutzen, 3. unveränderte Aufl. Hogrefe, Bern

Thompson R (2001) Das Gehirn, Von der Nervenzelle zur Verhaltenssteuerung, 3. Aufl. Springer, Heidelberg

Tschacher W (2021) In: Storch M, Cantieni B, Tschacher W (Hrsg) Embodiment. Die Wechselwirkung von Körper und Psyche verstehen und nutzen, 3. unveränderte Aufl. Hogrefe, Bern

Neurophysiologie

Inhaltsverzeichnis

© Der/die Autor(en), exklusiv lizenziert an Springer-Verlag GmbH, DE, ein Teil von Springer Nature 2023
A. Sendera, G. Sendera, *Körperorientiertes Skillstraining*, https://doi.org/10.1007/978-3-662-66245-8_4

4.1 Neuronale Netzwerke

Wie bereits beschrieben besteht das Gehirn aus Milliarden von Nervenzellen. Diese kommunizieren untereinander über chemische Substanzen, die Neurotransmitter. Dies sind Botenstoffe, die die Gehirnzellen erregen oder hemmen und immer wieder neue Verbindungen bilden. Alle mentalen Geschehnisse im Gehirn werden durch diese Verbindungen zwischen Neuronen ermöglicht, den sog. Synapsen, die sich bei gemeinsamer Aktivierung zu Nervenzellverbänden und in weiterer Folge zu Nervenzellnetzwerken zusammenschließen. Seelische Phänomene (z. B. Fühlen, Denken, planerisches Handeln) haben selbst keine materiellen Strukturen, sind aber in den Strukturen des neuronalen Systems verankert, können aber niemals auf die neuronalen Strukturen allein reduziert werden (Egger 2020, S. 17, S. 18)

Die Wahrnehmungs-, Denk- und Verhaltensmuster werden in jeweiligen neuronalen Netzwerken gespeichert und die gespeicherten Erlebnisse und Erfahrungen beeinflussen die Bewertung und Bewältigung künftiger Situationen (Bauer 2018, S. 52 – S. 59).5

» Metapher
  Wahrnehmungs-, Denk- und Verhaltensmuster sind vernetzt.
  Sie sind wie ein wunderbares Gewebe aus tausend Fäden.

4.2 Neuroplastizität

Das Gehirn ist nicht unveränderlich und kein statisches System, es passt sich ständig und optimal an seine Umwelt an, indem neue synaptische Verbindungen geknüpft und/oder alte gelöst werden. Angenehme und unangenehme Reize sowie wichtige Erfahrungen führen zur Stabilisierung neuronaler Verschaltungen. Ihre Anzahl erscheint unbegrenzt und sie formieren und verändern sich über die gesamte Lebensspanne. Häufig benutzte Synapsen verstärken ihre Struktur, nicht benutzte werden aufgelöst *(Use it or lose it!)*. Ein zeitlebens lernfähiges Gehirn ist auch zeitlebens veränderbar (Hüther 2016).

Das menschliche Bewusstsein hat die Fähigkeit zur Selbststeuerung und Selbstkontrolle und geht mit einer ständigen Plastizität (Veränderbarkeit) einher. Auf der Basis von neuen Erfahrungen können sich Hirnstrukturen und -biologie sowohl weiterentwickeln als auch verändern, es kann von dem, was es erlebt, lernen und *„das Lernen selbst"* auch ausüben (Herschkowitz 2020).

Etwas Neues zu lernen, bedeutet, dass Gehirnzellen gleichzeitig aktiv werden und untereinander eine Verbindung herstellen. Diese Langzeitpotenzierung, also die Verstärkung der synaptischen Übertragung, stärkt die Verbindungen. Beim Verlernen werden die Verbindungen geschwächt, während Neuromodulatoren eine dauerhafte Veränderung bewirken. Eine weitere Fähigkeit der Gehirnzellen besteht darin, dass sie sich mit zunehmender Übung immer zielgerichteter verschalten und eintreffende Informationen schneller verarbeitet werden, wobei für langfristige Veränderungen Aufmerksamkeit und Konzentration eine bedeutende Rolle spielen (Doidge 2017).

Mental gesteuerte Neuroplastizität ist ohne Aufmerksamkeit nicht möglich, nur gemeinsam mit der gekoppelten sensorischen Erfahrung bewirken sie neuroplastische Veränderung (Rüegg 2011, S. 159). Nach der Hebb'schen Lernregel haben Lernprozesse neuroplastische Veränderungen zur Folge. Training sowohl einfacher als auch komplexer motorischer und sensorischer Bewegungsmuster führt funktionell, physisch, aber auch psychisch zu Veränderungen in den Arealen des Gehirns. Durch die Wiederholung neuer Informationen, wie beispielsweise beim Üben von Bewegungen, entstehen neue neuronale Verbindungen: *„Neuronen, die gemeinsam feuern, verbinden sich miteinander!"* (Scaer 2012)

Um erfolgreich präventiv wirksam zu werden, soll deswegen auf die Bedeutung des Übens von Bewegungsmustern schon an dieser Stelle hingewiesen werden.

Körperbezogene Techniken unterstützen diesen neuen Weg des Lernens, Verlernens und Neulernens, *„Alles Lernen ist motorisch"* (Piaget 1992). Die Verknüpfung zwischen dem Körpererleben und den äußeren Situationen der Welt ist psychosomatisch bedeutsam, denn gespeicherte Assoziationen zwischen äußeren Situationen und inneren körperlichen Empfindungen können Veränderungen des Körpererlebens bewirken.

Skills als körperorientierte Techniken, wie sie im II. und III. Teil des Buches beschrieben werden, bewirken auf psychologischer Ebene Entlastung im Sinne einer veränderten Wahrnehmung und einem veränderten Umgang mit Stressoren. Sie ermöglichen, durch das Erlernen und Üben von ungewohnten oder unbekannten Bewegungsmustern sowie durch regelmäßiges Training, neue neuronale Bahnen einzuschleifen. Die behutsame Aktivierung und Wahrnehmung spezifischer körperlicher Reaktionen aktiviert das korrespondierende emotionale Netzwerk (Neuroplastizität) und ermöglicht

- affektive Stabilisierung,
- erweiterte Handlungskompetenzen,
- Körperakzeptanz,
- neue Erfahrungen,
- Selbstwerterhöhung,
- Verbesserung des Bezugs zum Körper.

Die Wechselwirkungen zwischen Gehirn und Körper lassen neue Bewegungen und Skills entstehen, die der Körper nutzt, die sich verändern können, wodurch wiederum komplexere körperliche Skills und neue neuronale Verbindungen entstehen (Scaer 2012). Die Mechanismen der Plastizität des Gehirns und der damit verbundenen lebenslangen Lernfähigkeit sind weiter an neue Erfahrungen gebunden, die körperlich verankert werden müssen.

Die Aktivierung spezifischer körperlicher Reaktionen und Fähigkeiten durch Übungen bzw. Training

- aktiviert *„automatisch"* auch andere Bereiche des korrespondierenden neuronalen Netzwerks,
- ohne dass diese anderen Bereiche bewusst angesteuert werden.

4

» Metapher
Das scheinbar Selbstverständliche hat viele Details. Die Aktivität jedes Muskels, jedes Organs, jeder Aktion ist wie ein Tropfen, der ins Wasser fällt, kleine Kräuselungen erzeugt, die neue Muster entstehen lassen.

4.3 Spiegelneuronen

Ein weiteres Phänomen ist ein unbewusstes Simulationsprogramm, basierend auf den neurobiologischen Mechanismen der Spiegelneuronen. Sie liegen im Frontallappen des menschlichen Gehirns und haben die Aufgaben, willkürliche Bewegungen zu planen und auch durchzuführen. Durch die Spiegelneuronen können Gefühle, Handlungsabsichten und Empfindungen intuitiv wahrgenommen und verstanden werden, sie sind Teil der menschlichen genetischen Grundausstattung und ermöglichen durch das Aussenden und Zurückspiegeln von Signalen wie Mimik, Körpersprache und Stimme die ersten zwischenmenschlichen Beziehungserfahrungen. Gesamteindrücke von anderen Menschen hinterlassen nicht nur eine Art „inneres Bild", sondern auch zwischenmenschliche Erfahrungen. Unter dem Aspekt der Simulation und Imitation können von Gefühlen begleitete Gesten, die körperliche Ausdruckshaltung und/oder der bestimmte Gesichtsausdruck die jeweils dazugehörenden Emotionszentren aktivieren. Die Spiegelresonanz ist die Basis für spontanes, intuitives Verstehen (Theory of Mind) und kann unter bestimmten Voraussetzungen auch in der Beobachtersituation den biologischen Körperzustand verändern (Bauer, S. 15, 2006, 2018).

In diesen komplexen Spiegelnetzwerken werden frühe Beziehungen neuronal verankert, spätere Interaktionen geprägt und eine Verbindung von der Selbstwahrnehmung zur Fremdwahrnehmung hergestellt. So wird auf kortikaler Ebene ein empathisches Mitagieren ermöglicht. Das „Selbst" wird bei der Konstruktion einer sozialen Welt unterstützt, in dem es innere Aktivierungen (z. B. des Körpererlebens) und Verkörperung des Umwelterlebens (z. B. Gesichtsausdrücke oder nonverbale Signale) in einen komplexen Vorgang integriert (Roediger 2016, S. 42).

Es wird
- Verhalten intuitiv nachgeahmt,
- Emotionen automatisch nachempfunden (emotionale Empathie),
- die Körpersprache koordiniert, z. B. ähnliche Körperhaltung.

Spiegelneuronen haben dasselbe Aktivitätsmuster, wenn man eine Handlung beobachtet oder die Handlung selbst durchführt. Sie haben daher große Bedeutung für das Lernen durch Nachahmung und somit bei der Vermittlung körperbezogener Übungen, die dadurch bis ins hohe Erwachsenenalter wirksam sein können (■ Abb. 4.1).

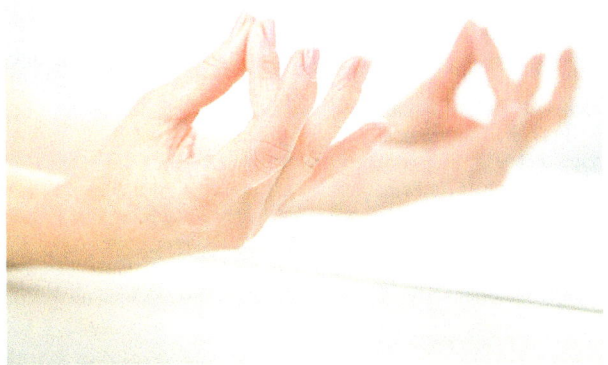

■ **Abb. 4.1** Spiegelbewegungen
(Adobe)

Neurophysiologie – auf den Punkt gebracht

— Neuronale Netzwerke
 – Alle mentalen Prozesse werden im Gehirn durch Synapsen ermöglicht. Die Wahrnehmungs-, Denk- und Verhaltensmuster werden in jeweiligen neuronalen Netzwerken gespeichert. Die gespeicherten Erlebnisse und Erfahrungen beeinflussen die Bewertung und Bewältigung künftiger Situationen.
— Neuroplastizität
 – Das Gehirn bleibt zeitlebens fähig zur Veränderung und Anpassung. Das Training motorischer und sensorischer Bewegungsmuster führt funktionell, physisch, aber auch psychisch zu Veränderungen in den Arealen des Gehirns. Durch die Wiederholung neuer Informationen entstehen neue neuronale Verbindungen.
— Spiegelneuronen
 – Gefühle, Handlungsabsichten und Empfindungen können intuitiv wahrgenommen und verstanden werden. Die Spiegelresonanz ist die Basis für spontanes, intuitives Verstehen (Theorie of Mind).

Literatur

Bauer J (2006, 2008) Warum ich fühle, was du fühlst. Intuitive Kommunikation und das Geheimnis der Spiegelneurone, 10. Aufl. Heyne Verlag. München
Bauer J (2015) Freiheit durch Selbststeuerung, 3. Aufl. Karl Blessing Verlag, München
Bauer J (2018) Das Gedächtnis des Körpers. Wie Beziehungen und Lebensstile unsere Gene steuern. Aktualisierte und erweiterte Ausgabe. Piper, Frankfurt am Main
Doidge N (2017) Neustart im Kopf. Wie sich unser Gehirn selbst repariert. Campus, Frankfurt
Egger JW (2020) Die Einheit von Körper und Seele. Die bio-psycho-soziale Perspektive auf Krankheit und Gesundheit. DMV-Schriften zur Psychiatrie, Psychosomatik und Psychotherapie, Bd 3. DMV, Baden-Baden

4

Herschkowitz N (2020) In: Spitzer M, Herschkowitz N (Hrsg) Wie wir denken und lernen. Ein faszinierender Einblick in das Gehirn von Erwachsenen. mvg-Verlag, München

Hüther G (2016) Bedienungsanleitung für ein menschliches Gehirn, 12.unveränderte Aufl. Vandenhoeck &Ruprecht, Göttingen

Juckel G, Edel MA (2014) Neurobiologie und Psychotherapie. Integration und praktische Anwendung
bei psychischen Störungen. Mit einem Geleitwort von Gerhard Roth. Schattauer, Stuttgart

Lackner R (2021) Stabilisierung in der Traumabehandlung. Ein ganzheitliches methodenübergreifendes
Praxisbuch. Springer, Heidelberg

Piaget J (1992) Das Erwachen der Intelligenz beim Kind. Klett-Cotta, Stuttgart

Roediger E (2016) Schematherapie. Grundlagen, Modell und Praxis, 3. Aufl. Schattauer. Stuttgart

Rüegg JC (2011) Gehirn, Psyche und Körper. Neurobiologie, von Psychosomatik und Psychotherapie,
5. aktualisierte und erweiterte Aufl. Schattauer, Stuttgart

Scaer R (2012) Acht Schlüssel zur Gehirn-Körper Balance. Neurophysiologische Grundlagen einer somatisch orientierten Traumatherapie. Probst, Lichtenau/Westfalen

Psychophysiologie

Inhaltsverzeichnis

5

5.1 Körper und Psyche

Nach dem erweiterten biopsychosozialen Modell (Körper-Seele-Einheits-Theorie) bewirkt die Wechselwirkung von physiologischen und psychologischen Interventionen Veränderungen im Organismus (Egger 2020, S. 11). Gehirn und Körper stehen in einer untrennbaren Beziehung, diese bestätigt die Gleichzeitigkeit von psychologischen und physiologischen Prozessen. Sie überwindet den herkömmlichen Ansatz psychische Veränderung nur über die Psyche herbeiführen zu können. Um ein Gefühl wie Angst zu verstehen, ist es nicht nur wichtig zu wissen, wie und wo Emotion im Gehirn repräsentiert ist, sondern auch, wie andere subkortikale und autonom- vegetative Strukturen und endokrine Aktivitäten gesteuert werden und welche peripheren Auswirkungen diese haben.

Die hochentwickelten Steuerungsmechanismen dieses Nervennetzwerkes bedingen die Besonderheit des menschlichen Gehirnes. Emotionen, Denken und Entscheiden werden von sensorischen und physischen Erfahrungen beeinflusst. Änderung ist möglich, wenn es gelingt alte Signalmuster zu erkennen und zu beeinflussen. Dadurch verändern sich automatisch auch die Gefühle, das Denken und die Wahrnehmungsfähigkeit für das Neue (Hüther 2021, S. 95).

» Metapher
Der Mensch lebt durch den Kopf. Sein Kopf reicht ihm nicht aus. Versuch es nur, von deinem Kopf Lebt höchstens eine Laus. Denn für dieses Leben Ist der Mensch nicht schlau genug. Niemals merkt er eben Diesen Lug und Trug.
(Berthold Brecht: Dreigroschenoper: Lied von der Unzulänglichkeit menschlichen Strebens)

5.2 Bewusstsein und Gedächtnis

Bewusstseins- und Gedächtnisvorgänge werden durch physische und psychische Prozesse beeinflusst und gesteuert. Die aufgenommenen Informationen sind in miteinander verschalteten Hirnregionen (den neuronalen Netzwerken) gespeichert und können bewusst oder unbewusst aktiviert werden. Es gibt dazu allerdings keine konkrete Lokalisation. Prozesse laufen in verschiedenen Gehirnarealen ab, deren Zusammenhänge veränderbar sind.

Gedächtnis wird als Summe von Leistungen wie Wahrnehmung, Kognition, Emotion, Motivation und Lernprozessen verstanden und ist nicht nur Grundlage des Lernens, sondern auch für das Identitätsgefühl verantwortlich. Lernen und Gedächtnis sind untrennbar miteinander verbunden. Das Nervensystem entnimmt einem Impuls nur bestimmte Informationen und interpretiert die ausgewählten Informationen im Zusammenhang mit früheren Erfahrungen und kann somit zukünftiges Verhalten beeinflussen.

Es gibt nicht „das einheitliche Gedächtnis", es wird in mehrere Kategorien geteilt, die der Informationsverarbeitung dienen. Die jeweils gespeicherten Informationen und Erfahrungen zu Eindrücken und Erlebnissen aus der Vergangenheit steuern aktuelle Reaktionen und das Verhalten.

— Das explizite Gedächtnis (Wissensgedächtnis) speichert bewusste sprachlich abrufbare Inhalte, autobiografisches Wissen und Faktenwissen. Schlüsselfunktionen finden sich im Hippocampus und präfrontalen Cortex. Inhalte werden vor allem im präfrontalen Cortex gespeichert, können wieder erinnert werden und das Erinnerte hat Realitätsbezug. Hier erfolgt auch die bewusst kontrollierte Aufnahme von Informationen (Lernen).

Das implizite Gedächtnis (Erfahrungsgedächtnis, emotionales Gedächtnis) speichert die dem Bewusstsein nicht direkt und sprachlich nicht abrufbaren Inhalte. Schlüsselfunktionen haben Kleinhirn, Striatum und Amygdala, im limbischen System ist emotionales Erleben untrennbar mit endokrinen und autonomen Aktivitäten verbunden und beeinflusst das Erleben und Verhalten. Hier werden auch die in der individuellen Lebensgeschichte gesammelten Bedrohungserfahrungen als emotional kodierte Gedächtnisspuren zusammengefasst (Nissen und Sturm 2018, S. 24). Auch automatisierte Fertigkeiten (z. B. Radfahren) und Priming, die Wahrnehmung unterschwelliger Reize, werden hier abgespeichert.

— Der Priming-Effekt, die Vorbereitung auf ein Reiz-Reaktions-Schema, ist zwar nicht dem Bewusstsein zugänglich, hat aber Auswirkung auf die Aktivierung von Assoziationen und somit auf spätere Reaktionsmuster. Die Reizwirkung eines Wortes, Bildes oder Melodie aktiviert bestimmte neuronale Bahnen und ruft Assoziationen hervor, die Gedanken, Gefühle und Verhalten beeinflussen (◘ Tab. 5.1).

◘ **Tab. 5.1** Gedächtnis

Explizites/deklaratives Gedächtnis	Implizites/nicht deklaratives Gedächtnis
Bewusst	Unbewusst
Kognitive Informationen emotionale Informationen	Emotionale Informationen
Verbal, semantisch	Sensorisch, sprachlos
Beschreibend	Automatisiert
Lokalisation: Hippocampus	Lokalisation: Amygdala
Ab dem 3.LJ	Von Geburt an
Während Traumatisierung: unterdrückt	Während Traumatisierung: aktiviert

▶ **Beispiel**

Bei Werbebotschaften werden Emotionen mit bestimmten Reizen wie Melodien oder Slogans verbunden. Diese lösen beim Anblick der Ware Assoziationen aus, Botschaften werden aktiviert, und beeinflussen das (Kauf-)Verhalten.

Oder es erfolgen Verknüpfungen durch Wortassoziationen:

—   Zitrone
—   Was trinkt die Kuh?
—   Meeresstrand
—   Schule ◀

Explizites und implizites Gedächtnis beeinflussen einander wechselseitig. So kann ein erst kürzlich unbewusst gebliebenes negatives Erlebnis das Speichern und Abrufen expliziter Informationen ebenfalls negativ beeinflussen (Juckel und Edel 2014, S. 7).

Bewusstseins- und Gedächtnisvorgänge werden durch selektive Aufmerksamkeit, Emotionen, Stress oder durch Aktivierungsprozesse miteinander verschalteter neuronaler Netzwerke beeinflusst und gesteuert. Auch das Selbstbewusstsein (Selbstkonzept) wird durch physische und psychische Prozesse sowie durch Repräsentationen individueller und sozialer Erfahrungen beeinflusst und geprägt (Remmel et al. 2006, S. 179).

5.3   Körpergedächtnis und Körperschema

Die neurophysiologische Wahrnehmung der Körpergrenzen und -teile ist die Basis für die subjektive Wahrnehmung des Körpers (Körperbild). Das Körpergedächtnis, die durch Wahrnehmungen, Beziehungen und Umweltbedingungen erlebten Erfahrungen des Körpers, ist untrennbar mit Emotionen verknüpft. Vergangenes Erleben und körperliche Erfahrungen beeinflussen Körperschema, Körperbild, Selbstbild, Körpererleben Gedanken, Gefühle, Körperempfindungen und Handlungen der Gegenwart, werden im Körpergedächtnis abgespeichert und sind wie alle Erlebnisse an Emotionen gekoppelt. Dem Bewusstsein zugänglich ist in der Regel zunächst nur die körperliche Aktivierung. Das aktuelle körperliche Erleben kann jedoch abgespeicherte Erfahrungen im impliziten Gedächtnis auslösen (triggern) und netzwerkartige Strukturen im Gehirn aktivieren, die mit dem auslösenden Reiz in Verbindung stehen. Bekannt ist dieser Prozess auch unter Priming-Effekt, ein ursprünglich gespeicherter Reiz (Prime), beeinflusst bei danach folgender Aktivierung Interpretation und Reaktionsmuster. Die im Netzwerk verankerten Gedanken, Emotionen und Handlungen beziehen sich dann auf bereits meist unbewusstes Erleben. So können z. B. als Stress erlebte Emotionen zu einer spezifischen Reaktionsbereitschaft führen, die verbunden mit einer inneren Haltung eine chronische Verformung (Fehlhaltung) des Körpers bewirkt. Diese wird letzten Endes auch außerhalb der Stresssituation beibehalten (Revensdorf 2000, S. 200).

Der Körper und seine Rolle als Mitgestalter psychischer Prozesse, die Verkörperung des Gefühls (Embodiment), wird auch als Ausdruck von Erfahrungen gesehen. So kann eine bestimmte Körperhaltung, eine Gestik oder ein mimischer Gesichtsausdruck durch eine Rückkoppelung mit dem neuronalen Netzwerk Einstellungen, Emotionen, Motivationen und Verhalten beeinflussen (Langlotz-Weis

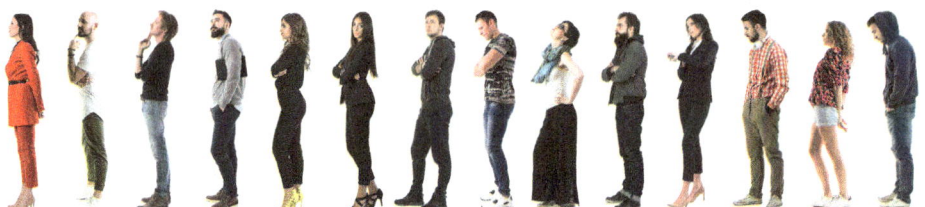

2020, S. 18). Die Vorstellung vom eigenen Körper sowie das Bewusstsein der Körperlichkeit stehen in einem ständigen Wechselspiel von innen und außen. Bewegung,
Gestik, Mimik, Atmung, Sexualität, Empfinden, Berühren und Berührt-Werden
u. a. m. unterstützen diesen Prozess. So kann z. B. eine Berührung durch die Koppe-
lungen im neuronalen Netzwerk alte negative Erfahrungen oder erlebte Traumata
aktivieren, Körperempfindung, Körperreaktionen stören und die Emotionsaus-
lösung beeinflussen. Das Erleben von Körperempfindungen bildet die Basis für Stimmungen, Eindrücke und das Selbstbewusstsein. Wahrnehmungen, die an vergangene
Ereignisse mit den Empfindungen, Gedanken und Gefühlen verknüpft sind, führen
immer wieder zu den gleichen Reaktionsmustern. Welcher Auslöser auch immer mit
einer ursprünglichen Erfahrung gekoppelt ist, die Reaktionsmuster wiederholen sich
und sind resistent.

Gespeicherte Verbindungen und die Wechselwirkung zwischen inneren Körperzuständen und äußeren Situationen bilden ein Körperschema. Dieses bildet sich aus
Wahrnehmung und Vorstellung des Körpers und das Körperwissen reicht in Bereiche
des Gedächtnisses, die dem Bewusstsein oft schwer zugänglich sind. So wird der Körper
im Gehirn durch ein selbst erzeugtes inneres Bild repräsentiert (Bauer 2018, S, 54–55).

Das Körperschema hilft bei der Orientierung im Raum, grenzt den Körper von
der Umwelt ab und wird durch Haut-, Bewegungs- und Gleichgewichtsinformationen,
sowie einer ständigen Anpassung an die Umweltbedingungen verstärkt. Es bildet die
Basis für räumliche Wahrnehmung und Raumorientierung. Das Körperschema
außerdem der Ankerpunkt für die Entwicklung der subjektiven Individualität und
der Ausgangspunkt für das Selbstwertgefühl (■ Abb. 5.1).

Psychophysiologie – auf den Punkt gebracht
- Körper und Psyche
  - Emotionen, Denken und Entscheiden werden von sensorischen und physi-
    schen Erfahrungen beeinflusst.
- Bewusstsein und Gedächtnis
  - Das explizite Gedächtnis (Wissensgedächtnis) speichert bewusste sprachlich
    abrufbare Inhalte, autobiografisches Wissen und Faktenwissen.
  - Das implizite Gedächtnis (Erfahrungsgedächtnis, emotionales Gedächtnis)
    speichert die dem Bewusstsein nicht direkt und sprachlich nicht abrufbaren
    Inhalte. Informationen und Erfahrungen aus der Vergangenheit steuern aktu-
    elle Reaktionen und Verhalten.

- Körpergedächtnis und Körperschema
  - Körpergedächtnis (KG) ist untrennbar mit Emotionen verknüpft. Das Erleben von Körperempfindungen bildet die Basis für Stimmungen, Empfindungen und das Selbstbewusstsein.
  - Körperschema Verbindungen zwischen inneren Körperzuständen und äußeren Situationen, bilden ein Körperschema.

5

Literatur

Bauer J (2018) Das Gedächtnis des Körpers- Wie Beziehungen und Lebensstile unsere Gene steuern, Aktualisierte und erweiterte 8. Aufl. Piper, Frankfurt am Main

Egger JW (2020) Die Einheit von Körper und Seele. Die bio-psycho-soziale Perspektive auf Krankheit und Gesundheit. DMV-Schriften zur Psychiatrie, Psychosomatik und Psychotherapie, Bd 3. DMV, Baden-Baden

Hüther G (2021) In: Storch M, Cantieni B, Tschacher W (Hrsg) Embodiment. Die Wechselwirkung von Körper und Psyche verstehen und nutzen, 3.unveränderte Aufl. Hogrefe, Bern

Juckel G, Edel MA (2014) Neurobiologie und Psychotherapie. Integration und praktische Anwendung bei psychischen Störungen. Mit einem Geleitwort von Gerhard Roth. Schattauer, Stuttgart

Langlotz-Weis M (2020) Körperorientierte Verhaltenstherapie, 2. Aufl. Reinhardt Verlag, München

Nissen L, Sturm M (2018) Emotionsvermeidung überwinden. Eine integrative Methode zur Regulierung des inneren Alarmsystems. Junfermann, Paderborn

Remmel A, Kernberg O, Vollmoeller W, Strauß B (2006) Handbuch Körper und Persönlichkeit. Entwicklungspsychologie, Neurobiologe und Therapie von Persönlichkeitsstörungen. Schattauer, Stuttgart

Revensdorf D (2000) Nutzung des Affekts in der Psychotherapie. In: Sulz SKD, Lenz G (Hrsg) Von der Kognition zur Emotion. CIP-Medien, München

Emotionspsychologie

Inhaltsverzeichnis

Emotionen sind körperliche und seelische Reaktionen auf Umweltereignisse, die wahrgenommen, bewertet und verarbeitet werden (Hülshoff 1999, S. 14). Sie dienen der Anpassung an die Umwelt, und ihr evolutionärer Ursprung ist durch Abwehr- und Schutzmechanismen erklärbar. Emotionen bzw. Gefühle (die Begriffe Gefühl und Emotion werden im Folgenden synonym verwendet) und Affekte sind untrennbar mit dem Körper verbunden und psychisches Erleben zeigt sich sowohl im sichtbaren als auch im inneren (d. h. dem von außen nicht wahrnehmbaren) Körpergeschehen. Stimmungen haben eine emotionale Komponente, dauern jedoch längere Zeit an, haben oft keinen unmittelbaren Bezug zu einem Ereignis, beeinflussen aber ebenso die physiologischen und kognitiven Funktionen, die Wahrnehmung, die Erinnerung und die Aufmerksamkeit.

Emotionen bestehen aus einem Netzwerk neuronaler Verknüpfungen mit dazugehörigen Impulsen und körperlichen Reaktionen. Cortikale und subcortikale Systeme, die die emotionale Erregung beeinflussen, sind eng miteinander und mit den Strukturen, die die vegetative Regulation lenken, verbunden und vernetzt (Kullik und Petermann 2012, S. 84). Im System der physiologischen Homöostase – dem Bestreben des Organismus, verschiedene Funktionen bestmöglich zu steuern und abzustimmen – haben Emotionen die Funktion eines Signals und einer Handlungstendenz. Sie geben Informationen über das Befinden, warnen vor Gefahr, helfen bei der Orientierung sind mit biologisch vorhandenen Handlungstendenzen ausgestattet und sichern somit das Überleben. Sie reflektieren aber auch Ereignisse und Situationen vor dem Hintergrund der jeweiligen Bedürfnisse und informieren darüber, ob eine Situation, ein Ereignis, ein Gedanke oder eine Erinnerung geeignet ist, ein Bedürfnis zu stillen oder Gefahr einer Bedürfnisfrustration besteht (Eismann und Lammers 2017, S. 13). Dazu gehören sowohl physische Bedürfnisse wie Nahrung, Schlaf und Wärme als auch andere wie Liebe, Sicherheit, Anerkennung, Vertrauen, Verständnis, Orientierung, Führung, Förderung, Freude, Frieden oder Sinn. Um die physiologischen Vorgänge und funktionellen Zusammenhänge von Emotionen zu verdeutlichen, helfen Modelle die vielschichtigen (neuronalen) Netzwerkverbindungen zu verdeutlichen (◘ Abb. 6.1).

Das emotionale Netz

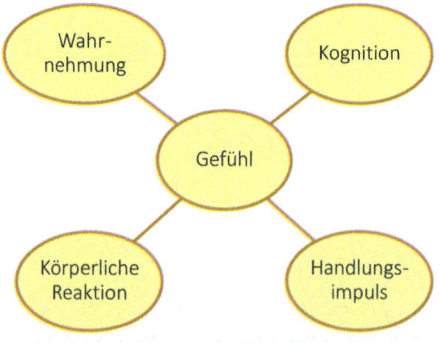

◘ **Abb. 6.1**   Emotionales Netz

Das emotionale Netzwerk besteht demnach aus mehreren Komponenten:
- Bewusster Emotionswahrnehmung
- Informationsverarbeitung (Kognitiven Prozessen)
- Handlungsimpuls (Handlungstendenz)
- Körperreaktionen
- Emotionsausdruck: z. B. Mimik, Gestik, Stimme, Körperhaltung
- Körperlichen (somatischen) und vegetativen Reaktionen: z. B. Muskelanspannung, Schwitzen, Erröten, Veränderung der Atemfrequenz, Veränderung der Herzfrequenz, Blutdrucksteigerung

6.1 Emotionswahrnehmung

Das Erkennen von Emotionen setzt die bewusste Wahrnehmung von Dingen, die Bedeutung (Bewertung), die wir ihnen zuschreiben, sowie das Verstehen von Zusammenhängen voraus. Ein hochgestreckter Daumen bekommt löst erst durch das Verstehen des Zusammenhanges und der Bedeutung eine Reaktion und Emotion aus.

Durch bewusste Selbstbeobachtung des Gefühlserleben und durch Verbalisierung (in Worte fassen) des Körpererlebens wird die Emotionswahrnehmung und in weiterer Folge emotional-körpernahes Erleben unterstützt. Dazu gehört auch die Fähigkeit der Wahrnehmung des Emotionsausdruckes sowohl der eigenen Emotionen als auch der von anderen,

6.2 Informationsverarbeitung (kognitive Prozesse)

Aus sozio-psychologischer Sicht sind Emotionen komplexe Reaktionsmuster auf externe und interne Stimuli, um schnelle Handlungsentwürfe zu ermöglichen. Emotionale Reaktionen auf einen Auslöser können entweder automatisiert und schneller als die kognitive Verarbeitung erfolgen oder die emotionsrelevanten Reize werden durch Bewertungsprozesse gesteuert. *„Nicht die Dinge selbst beunruhigen die Menschen, sondern ihre Vorstellungen von den Dingen" (Epiktet)* Emotionale Störungen können demnach auch durch die jeweilige Sicht der Dinge verursacht werden.

So kann die Wahrnehmung eines kleinen Kätzchens durch bewertende Worte wie lieb und niedlich Gefühle von Zuneigung, Freude oder Mitgefühl auslösen, hingegen Bewertungen wie gefährlich, schmutzig, bissig oder heimtückisch Gefühle von Angst, Ekel oder Misstrauen (☐ Abb. 6.2).

6

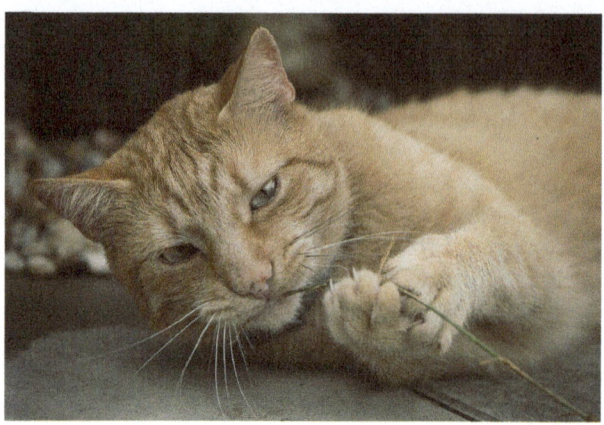

◻ **Abb. 6.2**   Katze

Diese Informationen werden im Gedächtnis abgespeichert und können bewusst oder unbewusst aktiviert werden, dieser Mechanismus beeinflusst Entscheidungen. Situationen, die von Bedeutung sind und denen besondere Aufmerksamkeit geschenkt wird (Informationsselektion). Sie rufen Veränderungen auf neuronaler, auf physiologischer und auf der Verhaltens- Ebene hervor, wobei es bei der Informationsverarbeitung einen engen Zusammenhang zwischen zwei Systemen gibt:

— Emotionales System (implizite Einstellungen, schnelle unbewusste Einstellungen, nicht-sprachlich repräsentiert)
— Kognitiv-rationales System (explizite Einstellungen, bewusste, verbalisierbare Bewertungen und die Möglichkeit der kognitiven Korrektur) (Lammers 2015, S. 18)

6.2.1   Emotionale Schemata

Schemata sind komplexe Erlebnismuster, die meist in der frühen Kindheit und im Jugendalter entstehen und sich durch das ganze Leben ziehen. Schemamodelle beschreiben, in welcher Weise Denken, Fühlen und Handeln im Gedächtnis abgespeichert, welche Informationen ausgefiltert und welche selektiv verarbeitet werden. Psychische Prozesse, die unter bestimmten Reizen aktiviert werden, werden kognitiven und affektiven Schemata zugeordnet. Kognitive Schemata sind absolut wichtige Glaubenssätze und bedingungslose Überzeugungen und leiten die Gefühls-, Wahrnehmungs-, Interpretations- und Handlungsebene. Diese orientieren sich an gegenwärtigen Wahrnehmungen und Reizen, sind bestimmten Aufbaugesetzen und Anpassungstendenzen unterworfen und aktivieren ein bestimmtes Muster im neuronalen Netzwerk. Das führt dazu, dass auch bei ähnlichen Reizen, die Interpretation von Ereignissen immer schemakonform erfolgt. Wiederholen sich Situationen gleicher Bedeutung oder wichtige lebensgeschichtliche Erfahrungen, so entwickeln sich entsprechende neuronale Reaktionsmusters (emotionale Schemata). Diese sind konditioniert und beeinflussen nicht nur die situativen Wahrnehmungs- und Bewertungsprozesse, sondern diese werden mit bereits Erlebten verbunden und stehen in engem Zusammenhang mit assoziativen Phänomenen. Bei Aktivierung, meist durch Situationen, die an die Kindheit erinnern, in denen das betreffende Schema entstanden ist, kann es zu einer emotionalen Überflutung kommen. So können einzelne Stimuli wie Geruchserinnerungen, Kognitionen, körperliche Empfindungen, die lediglich einen Bestandteil eines Schemas bilden, dieses bereits komplett aktivieren. Emotionale Schemata können bei ihrer Aktivierung auch in die Irre führen und in aktuellen Situationen nicht immer zuverlässige Informationen über gegenwärtige Bedürfnisse vermitteln. Sie spiegeln vielmehr Bedürfnisse oder Bedürfnisfrustrationen aus bedeutenden Situationen der Lerngeschichte wider. So sind frühe Lernerfahrungen nur in emotionalen Schemata gespeichert und können erst bei Aktivierung in der Gegenwart kognitiv verarbeitet werden (Greenberg 2006). Je heftiger Emotionen erlebt werden, desto drängender wird der Impuls der Handlung zu folgen, ohne zu überprüfen, ob die Handlungstendenz noch situationsadäquat ist. Die durch starke Erregung aktivierten Neurone vernetzen sich intensiver miteinander und bilden eine spezifische Reaktionsbereitschaft, ein Schema. Erinnerungen auf der Gefühlsebene, auch die vorsprachlich gebundenen werden auf der emotionalen und körperlichen Ebene gespeichert. Erinnerungen können durch bestimmte Schlüsselreize (Trigger) aus den tieferen Hirnstrukturen unbewusste „bottom up" aktiviert werden (Roediger 2009, S. 29).

Die Funktionen und Fähigkeiten des Gehirns und des Nervensystems sind untereinander verknüpft, daher kann bereits eine bestimmte Körperhaltung einen Gefühlszustand aktivieren oder ein negatives emotionales Schema, das eine emotionale Empfindung herbeiführt, Strategien zur Vermeidung dieses Zustandes entwickeln (Emotionsvermeidung) oder zu inadäquaten Handlungen führen. Eine Angst auslösende Wahrnehmung kann zukünftig zur Vermeidung bestimmter Situationen führen oder je nach (vermeintlicher) Situationsanforderung zu Flucht, Unterwerfung oder Dissoziation.

Die Schemaaktivierung kann durch Wahrnehmung, und Handlung ausgelöst und beeinflusst werden. Emotionale Schemata können an negative oder an positive Erfahrungen gekoppelt sein, so kann z. B. ein bestimmter Duft entweder negative oder positive Emotionen und Erinnerungen der Kindheit aktivieren.

Auch das Körpererleben und das nonverbale körperliche Ausdrucksverhalten geben Hinweise auf aktivierte Schemata und Zustände (Modi), z. B. durch eine bestimmte Körperhaltung, die unbewusste Gedächtnisinhalte oder emotionale Reaktionen aktiviert, ein gesenkter Kopf und eingezogene Schultern werden mit negativer Stimmung assoziiert, hingegen ein erhobener Kopf und das Schwingen der Arme deutet gute Laune an (◻ Abb. 6.3).

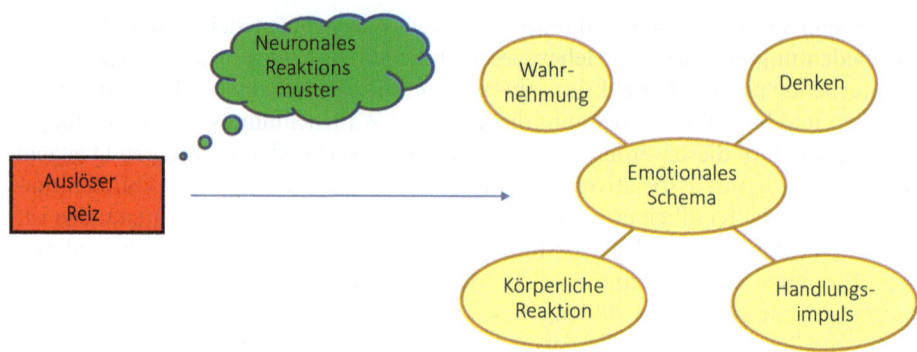

☐ **Abb. 6.3**   Emotionales Schema

■ **Modusmodell**

Ein Schemamodus beschreibt einen *aktuell* aktivierten Erlebenszustand einschließlich der Verhaltenstendenz und Bewältigungsreaktionen. Im Zustand eines Modus werden bestimmte Schemata oder Bewältigungsreaktionen sowie die dazugehörigen Affekte gleichzeitig aktiviert. In der Schematherapie (Young 2005) werden die Modi in vier Kategorien zusammengefasst und sind als beschreibbare Modelle zu verstehen, die das persönliche Erleben und die Funktion eines Modus erfassen sollen (Roediger 2009)

Übersicht von Schema-Modi (Valente und Roedige 2020)
— Dysfunktionale Bewältigungsmodi (folgsamer Erdulder, distanzierter Beschützer, distanzierter Selbstberuhiger, Selbsterhöher, Einschüchterer)
Die Körpersignale signalisieren z. B.:
Erdulden: sich klein machen, vermeiden von Blickkontakt
Vermeiden: verschränkte Arme, sich wegdrehen, Distanziertheit
Überkompensation: drohende, aggressive Körperhaltung
— Dysfunktionale Elternmodi (strafende, fordernde Eltern)
Die Körpersignale zeigen z. B. Anspannung, Drohgebärden, scharfe Stimmlage
— Funktionaler Modus des gesunden Erwachsenen
Der Körper zeigt sich z. B. aufrecht, locker und gelöst, der Blickkontakt ist offen
— Kind Modi (verletzt, ärgerlich, impulsives, undiszipliniertes, glückliches Kind)
Die Körpersignale sind je nach der emotionalen Empfindung z. B. geduckt, klein, voller Angst, zögerlich, leise Stimme oder angespannt, aggressiv, schreiend oder unstet und unruhig

Insbesondere der Wechsel zwischen den Modi lässt sich gut auf körperlicher Ebene nachvollziehen und verändern. Die Körperarbeit ermöglicht die Neubegegnung von Körperwahrnehmungen im Hier und Jetzt, sich von Automatismen zu lösen und in ein unmittelbar fühlendes Wahrnehmen der basalen Emotionen zu kommen. Die unvoreingenommene Wahrnehmung aktueller Körpergefühle hilft sich von alten Fixierungen und schemageprägten Interpretationen zu lösen und neue Erfahrungen zu machen, um anhaltende neue neuronale Verknüpfungen aufzubauen (Roediger 2016).

■ **Dialektischer Konstruktivismus**

Der dialektische Prozess von körperlichem implizitem Erleben und expliziter kognitiver Einordnung bewirkt Selbst-Erleben und persönliche Identität. Aus der Synthese
verschiedener emotionaler Schemata entwickelt sich die implizite Selbstorganisation.
Bewusstes Erleben und persönliche Bedeutung entstammt der Wahrnehmung,
sprachlichen Symbolisierung und kognitiver Einordnung der körperlich basierten
Selbstorganisation (Brakemeier und Jacobi 2017, S. 714). Ausgehend vom Erlebens-
raum sind Handlungs- und Ausdrucksdimensionen, der Bezug auf Sinnesmodali-
täten, Emotionen und Körperaspekte von Bedeutung. Auf Grund dieser konditio-
nierten Erfahrungen können durch entsprechende Stimuli (Körperwahrnehmungen)
in der Gegenwart automatisiert ablaufende Prozesse (emotionaler Schemata) ausgelöst werden und die kognitive Bewertungsprozesse beeinflussen.

6.3 Verhaltensteuerung

Jede Emotion hat ein eigenes charakteristisches Merkmal und sobald sie aktiviert
sind, werden sie zu mächtigen Motivatoren des Verhaltens. Sie sind eine wichtige
Informationsquelle (Auslöser) für eine bewusste bedürfnisadaptive Verhaltenssteuerung.
Die dazugehörenden Handlungsimpulse (◘ Tab. 6.1) dienen entweder der Erfüllung
der Bedürfnisse oder dem Schutz vor Gefahr oder Frustration.
- Negative Emotionen (Angst, Wut, Trauer, Scham. Ekel, Verachtung, Neid,
  Schuld, Einsamkeit...) signalisieren ein bedürfnisrelevantes Problem (Lammers
  2015, S. 16)
- Positive Emotionen (Freude, Stolz, Interesse, Dankbarkeit, Hoffnung, Zufrieden-
  heit, Liebe, Gelassenheit...) führen zu bedürfnisbefriedigendem Erleben
- Problememotionen sind im aktuellen situativen Kontext qualitativ oder quantita-
  tiv unangemessen, es fehlen die entsprechenden Kompetenzen zur angemessenen
  Regulation (Eismann und Lammers 2017, S. 13).

◘ **Tab. 6.1** Handlungimpuls

Angst	fliehen
Ärger	zerstören
Ekel	zurückweisen, „ausspeien"
Scham	verstecken
Schuld	Sühnen, wieder gut machen
Trauer	zurückziehen
Überraschung	orientieren

6.4   Körperliche Reaktionsmuster – Emotionaler Ausdruck

Körperliche Reaktionen und Prozesse tragen zum emotionalen Erleben bei und sind mit dem subjektiven intrapsychischen Erleben verknüpft. Die emotionale Befindlichkeit kann über Gesten, Veränderung des Spannungszustandes der Muskulatur, der Atmung, des Stimmausdruckes und der Körperhaltung beeinflusst werden (Rüegg 2011, S. 160 – S. 161). Hintergrundemotionen wie Unruhe, Anspannung und Unbehagen manifestieren sich oft in den Veränderungen des Stütz- und Bewegungsapparates.

Körper (physische Parameter) und Emotionen gehören zusammen und beeinflussen einander wechselseitig. Körperlich wahrnehmbare Empfindungen hängen von der ausgelösten Emotion ab und können gleichzeitig oder nacheinander wahrgenommen werden. Manchmal ist es auch schwer körperliche Empfindungen und Reaktionen einem Gefühl *richtig* zuzuordnen oder sie manifestiert sich in körperlichen Symptomen. Die Beschreibung von physiologischen Erregungen bietet eine Möglichkeit diese zu erkennen: *Vor Angst zittern, vor Wut beben, vor Schreck erstarren, weglaufen, aus Scham rot werden, sich verstecken oder aus Schuld etwas wieder gut machen wollen.* Wird eine Emotion ausgelöst, reagieren bestimmte körperliche Regionen, die Empfindung hängt von der Intensität des Gefühls ab und kann von Menschen unterschiedlich wahrgenommen und interpretiert werden. Empfindungen wie Herzrasen, Brechreiz, Druck im Magen oder Schmerzen im Bewegungsapparat können jedoch nicht immer nur Gefühlen zugeordnet werden, sondern haben auch andere Ursachen und Auslöser, z. B. körperliche Erkrankungen, die eine medizinische Abklärung erfordern.

Emotionen beeinflussen nicht nur die Schmerzwahrnehmung und das Schmerzempfinden, sondern, sondern Schmerz kann auch durch Verletzungen sozialer Bindungen oder durch soziale Zurückweisung hervorgerufen werden. Es ist neurobiologisch nachweisbar, dass Schmerz als psycho-somatisches Phänomen bei der Schmerzverarbeitung dieselben subcortikalen Gehirnanteile aktiviert wie bei der Emotionsverarbeitung. Eine Studie konnte nachweisen, dass *social pain* (Zurückweisung) die gleichen zerebralen Strukturen wie der sogenannte Hammerschlag auf den Daumen, nämlich den Gyrus cinguli und präfrontalen Kortex aktivieren (Eisenberger et al. 2007). Schmerz ist daher untrennbar als *somato-psychische und psychosomatische* Erlebnisverarbeitung aufzufassen. Bei bewusst unterdrückten Emotionen findet trotzdem die Reaktion des autonomen Nervensystems statt (z. B. Veränderung von Puls, Blutdruck, Muskelanspannung usw.) und kann dadurch langfristig zu psychosomatischen Erkrankungen führen.

Körperliche Rückmeldungen, *Body-feedback*, wirken sich verstärkend oder abschwächend auf das gesamte Körpergeschehen aus. Über 40 Gesichtsmuskeln charakterisieren Emotionen wie Wut, Traurigkeit, Furcht, Überraschung. Ekel, Verachtung, Glück und Schmerz. Die Jochbeinmuskeln können im Gegensatz zu den Ringmuskeln der Augen willkürlich und unwillkürlich aktiviert werden. Sobald ein bestimmter Gesichtsausdruck aktiviert wird, können auch die damit verbundenen Gefühle zum Ausdruck gebracht werden. So kann z. B. durch den Gesichts-feedback-Mechanismus sogar beim aufgesetzten Lächeln ein leichtes Glücksempfinden entstehen und Spiegelneuronen bewirken, dass sich möglicherweise nicht nur die eigene Stimmung verändert, sondern das Lächeln „*ansteckend*" auf andere Menschen wirkt.

6.5 Emotionsausdruck – Emotionen im sozialen Kontext

Ausdruck, Gestik, Mimik, Stimme sowie Motorik und Körperhaltung sind Manifestationen des psychischen Erlebens und Verstehens. In der körperbezogenen Auseinandersetzung mit der sozialen Umwelt werden Informationen und Erfahrungen über den eigenen Körper und Verständnis des Ausdrucks von Anderen gewonnen. Zusammenhänge zeigen sich im direkten zwischenmenschlichen Kontakt, sind ein wichtiger Teil der Kommunikation, um andere über eigene Bedürfnisse zu informieren und die Bedürfnisse anderer wahrzunehmen. Die Gemeinsamkeiten von körperbezogenen Handlungsvorstellungen sind Voraussetzung Handlungen, Ziele und Empfindungen gegenseitig intuitiv zu verstehen (Bauer 2006/2008, S. 94). Der emotionale Ausdruck wird nicht nur von Artgenossen erkannt, sondern hat auch eine ansteckende Wirkung, das den Zusammenhalt einer Gruppe fördert und ein *„Wir-Gefühl"* schafft (Eckert und Tarnowski 2017, S. 35). Die charakteristischen mimischen Ausdrucksformen von Angst, Freude, Wut, Schmerz können von Artgenossen wahrgenommen werden, unterstützen die Nähe- und Distanzregulierung und haben eine wichtige kommunikative Funktion. Neugeborene richten die Aufmerksamkeit nach Blick und Mimik von Bezugspersonen aus. Sowohl in der Bindungstheorie als auch in der psychoanalytischen Theorie geht man davon aus, dass durch die Erfahrung in diesen frühen Beziehungen bestimmte wichtige Verhaltensweisen, die Zuwendung und Fürsorge auslösen oder Protestverhalten in bedrohlichen Situationen, erworben und entwickelt werden.

6.5.1 Nähe und Distanz

Körpersprache, Regulation von Nähe und Distanz, die Ausrichtung des Körpers unterstützen die Einhaltung von zwischenmenschliche Distanzzonen. Der Zusammenhang zwischen Körperhaltung und Emotionen wird im sozialen Kontext nicht nur durch die Rückmeldemechanismen aus dem eigenen Körpergeschehen (Selbstwahrnehmung), sondern auch durch Interpretationen, und Verhalten beeinflusst. Der situativ wahrgenommene soziale Kontext löst Körperreaktionen, Emotionen und Kognitionen aus, die entweder als angenehm oder bei Über- oder Unterschreiten als unangenehm empfunden wird.

Die Wirkung der nonverbalen Signale im sozialen Kontext zeigt sich sowohl in der Kontaktaufnahme als auch im Nähe(Bindung)- und Distanzverhalten (Abgrenzung, Autonomie) und können zur Erreichung dieser Bedürfnisse zielgerichtet eingesetzt werden. Körper und Emotionen wirkten als Kontrollparameter auf die Kognitionen ein und beeinflussen das Verhalten. Auf Grund problematischer Lern- und Beziehungserfahrungen können jedoch emotional-kognitive Schemata aktiviert und nicht passende Bewältigungsstrategien eingesetzt werden. Gestörte *theory of mind* (Mentale Fähigkeiten, die für Sozialverhalten notwendig sind), d. h. sowohl eigenes als auch fremdes Verhalten kann nicht erkannt, verstanden und interpretiert werden. Die fehlende Interpretationsfähigkeit von Verhalten und Emotionen wird auch als *mindblindness* bezeichnet. Daraus ergibt sich die mangelnde Fähigkeit zur Empathie und ein unangemessenes Kontakt(Nähe – Distanz)-Verhalten. Es können z. B. bei subjektiv empfundener Grenzüberschreitung die Stresssymptomatik des vegetativen Nervensystems und das Kampf- und Fluchtsystem aktiviert werden. Diese befinden sich in einer ständigen Wechselwirkung, werden wahrgenommen und interpretiert.

6.6   Emotionsregulation

Kinder erlernen die Regulationsfähigkeiten und das Wahrnehmen ihrer Gefühle durch die impliziten und expliziten Bewertungen ihrer emotionalen Reaktionen durch Bezugspersonen und das soziale Umfeld. Sie lernen durch die validierende Unterstützung der Bezugspersonen diese zu akzeptieren und zu regulieren. So kann die Bezugsperson das Kind z. B. in einer angstbesetzten Situation durch Zuwendung und Verhalten (Trost spenden, Schutz geben) das Kind unterstützen, das Gefühl wahrzunehmen und situationsadäquat zu regulieren. In weiterer Folge ist durch das validierende Verhalten der Bezugspersonen das Erlernen eines sozial angemessenen Umgangs mit Emotionen ein wichtiger Faktor beim Erwerb der Regulationsfähigkeit. Folgende Möglichkeiten der Unterstützung bieten sich im Umgang mit angstauslösende oder stresserzeugenden Situationen an:

— Einsatz der Stimme (z. B. summen, singen, sprechen)
— Kinästhetische und taktile Strategien (z. B. berühren, umarmen, in den Arm nehmen, halten)
— Lernen, die Situation einzuschätzen und zu verändern (kognitive Bewertung)
— Neufokussierung der Aufmerksamkeit (z. B. Ablenkung)
— Problemlösung (Lösungen suchen und anbieten)
— Regulationsfähigkeit der Bezugsperson (Vorbildwirkung)

Neben diesen Faktoren existieren weitere Einflüsse wie
— Biologische Faktoren (z. B. neurobiologische oder genetische F.)
— Umweltfaktoren (z. B. kulturelle F.)
— Kognitive Faktoren (z. B. Bewertungen)

Im weiteren Sinne bedeutet Emotionsregulation Handlungen zu setzen um, Emotionen abzuschwächen oder zu stärken, bezeichnet aber auch die Fähigkeit, aufsteigende Bilder, Erinnerungen, entstehende Bewertungen und daraus resultierende Handlungsimpulse wahrzunehmen und situationsadäquat zu steuern oder mit Hilfe von Strategien (Skills) deren Intensität und Dauer einschließlich der damit einhergehenden physiologischen Prozesse zu verändern, um dadurch den Ausdruck von Gefühlen wie Mimik, Gestik, Körpersprache oder damit verbundene Handlungen zu beeinflussen. Das emotionale Netz ermöglicht eine schnelle, intensive und relativ schematische Bewertungsreaktion, um Handlungen zu setzen, welche unangenehme Emotionen abschwächen und angenehme stärken sollen (Emotionsregulation).

Emotionsregulations-, Emotionsbewältigungs- Strategien und Aktivierung positiver Emotionen richten den Schwerpunkt auf die Veränderung einzelner Komponenten des aktivierten emotionalen Netzes:
— Veränderung der Wahrnehmung (Aufmerksamkeit)
— Veränderung der Bewertung (Kognitionen)
— Veränderung der körperlichen Reaktionen
— Veränderung der Handlungen (Verhaltensebene)

Die Bewertung hat einen wesentlichen Einfluss auf die oben angeführten Komponenten des emotionalen Netzes. Dieses wird durch regulatorische Prozesse moduliert und beeinflusst so letztendlich die sichtbare emotionale Antwort nach außen (Handlung). Die emotionalen Rückmeldungen mit ihren Körpersignalen und den dazugehörigen Handlungsimpulsen helfen die erforderlichen Handlungen auszuführen. Diese Regulation kann bewusst oder unbewusst stattfinden, ob sie überhaupt möglich ist, zeigt die Dauer, Intensität der Gefühle und die darauffolgenden Handlungskonsequenzen (Gross 2007).

- Gefühle initiieren einen charakteristischen körperlichen Zustand, der angenehm oder unangenehm sein kann
- Gefühle steuern das Handeln
- Umstände, Ereignisse und Beziehungen haben für die Auslösung von Gefühlen Bedeutung
- In Verbindung mit dem auslösenden Kontext erfolgt
  - metakognitive Zuordnung,
  - Handlungskonsequenz.

Die Fähigkeit, Emotionen zu regulieren, sich selbst zu beruhigen baut auf der Selbst-Wahrnehmung auf. In den akzeptanzorientierten Modellen erfolgt Emotionsregulation indirekt durch das Erlernen von Strategien zur emotionalen Akzeptanz, das bedeutet

- Emotionen wahrzunehmen,
- aus einer inneren Distanz zu beschreiben,
- zu akzeptieren, ohne dagegen anzukämpfen.

» Metapher
   Emotionen sind wie Wellen am Strand, sie kommen und gehen. Wie immer auch ihre Größe ist, sie kommen und vergehen ...

6.6.1 Körperorientierte Emotionsregulation

Informationen über Körperzustände, Empfindungen, Gefühle und kognitive Abläufe werden im Gehirn abgeglichen und gespeichert. Diese Informationen können kognitiv *top down* oder sensomotorisch und emotional *bottom up* verarbeitet werden, das bedeutet, dass unsere Emotionen und Empfindungen bewusst erlebt und beobachtet werden können, um dann zu entscheiden, wie Informationen verarbeitet werden: *Top down* durch kognitive Überlegungen, *bottom up* durch Verändern der Bewegungs- und Haltungsmuster.

Die emotionale Regulation durch Körperprozesse erfordert emotionale Kompetenzen. Zu der willensgesteuerten Regulation, zählt nicht nur der bewusste Umgang mit unangenehmen und belastenden Emotionen, sondern auch die Bewältigung emotionsphobischer Vermeidungs- und Unterdrückungsstrategien, sowie die Aktivierung und Förderung positiver Emotionen. Interventionen provozieren verschiedene Emotionen Durch emotionale Aktivierung auf der körperlichen Ebene werden

- die direkt begleitenden körperlichen Reaktionen in den Fokus genommen
- die Wahrnehmungs- und Ausdrucksfähigkeiten verbessert
- die Internalisierung von Veränderungen erleichtert

Emotionale Kompetenzen, die einen Veränderungsprozess in Gang setzen, sind erlernbar und trainierbar. Körperliche Grundfertigkeiten zur Emotionsregulation und emotionalen Aktivierung, achtsamkeitsbasierte Ansätze und weitere Strategien, sowie die Wechselwirkung von Embodiment werden im Praxisteil ausführlich thematisiert.

» Metapher
Physiognomisches
Lalacrimas, es war ein Wesen,dem Weinen immer nahe stand;indessen Lagrimaß, davon genesen,durch Mienenspiele sich entband.Ich lernte sie als Schwestern kennen,und sie ergänzten sich so baß,daß ich so frei war, sie bei mir zu nennen:Lalacrimas und Lagrimaß.
(Christian Morgenstern, IN: Alle Galgenlieder, Deutsche Buchgemeinschaft)

6

Emotionspsychologie – auf den Punkt gebracht
E. sind körperliche und seelische Reaktionen (Netzwerk neuronaler Verknüpfungen) auf Umweltereignisse, die wahrgenommen, bewertet und verarbeitet werden.
— Emotionswahrnehmung
— Informationsverarbeitung
  – Emotionale Reaktionen werden durch Bewertungsprozesse gesteuert.
  – Emotionale Schemata
    – Komplexe Erlebnismuster, die unterbestimmten Reizen aktiviert werden, konditioniert und beeinflussen die situativen Wahrnehmungs- und Bewertungsprozesse (schemakonform)
    – Ein Schemamodus entspricht einem aktuell aktivierten Erlebenszustand einschließlich bestimmter Verhaltens- und Bewältigungsreaktionen.
— Verhaltenssteuerung
  – Handlungsimpuls

E. sind Motivatoren des Verhaltens (Handlungstendenzen)
— Körperliche Reaktionsmuster
  – Körper (physische Parameter) und Emotionen beeinflussen einander wechselseitig
— Emotionsausdruck
  – Ausdruck, Gestik, Mimik, Stimme sowie Motorik und Körperhaltung sind Manifestationen des psychischen Erlebens und Verstehens. Zusammenhänge zeigen sich im direkten zwischenmenschlichen Kontakt und sind ein wichtiger Teil der Kommunikation.
— Nähe und Distanz
  – Die Wirkung nonverbaler Signale im sozialen Kontext zeigt sich sowohl in der Kontaktaufnahme als auch im Nähe(Bindung)- und Distanzverhalten (Abgrenzung, Autonomie).

Emotionsregulation
- Körperorientierte Emotionsregulation
  - Das emotionale Netz ermöglicht eine schnelle, intensive und relativ schematische Bewertungsreaktion, um Handlungen zu setzen, welche unangenehme Emotionen abschwächen und angenehme stärken sollen

Literatur

Bauer J (2006, 2008) Warum ich fühle, was du fühlst. Intuitive Kommunikation und das Geheimnis der Spiegelneurone, 10. Aufl. Heyne Verlag, München

Bohus M, Wolf-Arehult M (2013) Interaktives Skillstraining für Borderline-Patienten. Therapeutenmanual, 2. Aufl. Stuttgart, Schattauer

Brakemeier E-L, Jacobi F (Hrsg) (2017) Verhaltenstherapie in der Praxis. Beltz, Weinheim

Eckert M, Tarnowski T (2017) Stress- und Emotionsregulation. Trainingsmanual zum Programm Stark im Stress. Beltz, Weinheim

Eisenberger NI, Way BM, Taylor SE, Welch WT, Lieberman MD (2007) Understanding genetic risk for aggression: Clues from the brain's response to social exclusion. Biological Psychiatry 61:1100–1108

Eismann G, Lammers C-H (2017) Therapie-Tools Emotionsregulation. Beltz, Weinheim

Frazzetto G (2013) Der Gefühlscode. Die Entschlüsselung unserer Emotionen. Hanser Verlag, München

Greenberg LS (2006) Emotionsfokussierte Therapie. DGVT, Tübingen

Gross JJ (2007) Handbook of emotion regulation. The Guilford Press, New York

Henn-Mertens G, Zimmek G (2021) Körperorientierte Techniken in der Schematherapie. Beltz, Weinheim

Hülshoff T (1999) Emotionen. Eine Einführung für beratende, therapeutische, pädagogische und soziale Berufe. Ernst Reinhardt Verlag, München

Kullik A, Petermann F (2012) Emotionsregulation im Kindesalter. Klinische Kinderpsychologie, Bd 14. Hogrefe, Göttingen

Lammers C-H (2015) Emotionsfokussierte Methoden. Techniken der Verhaltenstherapie. Beltz, Weinheim

Mayer JD, Salovey P, Caruso D (2000) Models of emotional intelligence. In: Sternberg RJ (Hrsg) Handbook of intelligence. Cambridge University Press, Cambridge, S 396–420

Nissen L, Sturm M (2018) Emotionsvermeidung überwinden. Eine integrative Methode zur Regulierung des inneren Alarmsystems. Junfermann, Paderborn

Roediger E (2009) Was ist Schematherapie. Eine Einführung in Grundlagen, Modell und Anwendung. Mit einem Vorwort von Jeffrey E. Young. Junfermann, Paderborn

Roediger E (2016) Schematherapie. Grundlagen, Modell und Praxis, 3. Aufl. Schattauer, Stuttgart

Rüegg JC (2011) Gehirn, Psyche und Körper. Neurobiologie, von Psychosomatik und Psychotherapie, 5. aktualisierte und erweiterte Aufl. Schattauer, Stuttgart

Valente M, Roediger E (2020) Schematherapie. Psychotherapie kompakt. Kohlhammer

Psychophysische Reaktionen

Inhaltsverzeichnis

7.1 Stress

Stress ist eine psychophysische Reaktion auf Reize, Herausforderungen oder Belastungen, die mit Gefühlserregungen einhergehen und starke vegetative Reaktionen hervorrufen. Positiver Stress *(Eustress)* fördert Aufmerksamkeit und Lernfähigkeit, negativer Stress jedoch (*Disstress*) ist gesundheitsschädigend und aktiviert das Alarmsystem des Körpers, – Kampf oder Flucht (*fight or flight*). Stress kann wohltuend und hilfreich oder zerstörerisch und schädlich sein.

Die Stresshormone Adrenalin, Noradrenalin, Dopamin und Cortisol werden ausgeschüttet, erhöhen u. a. die Herzfrequenz verengen die Blutgefäße, erweitern die Bronchien und erhöhen das Atemvolumen, der Sympathikus arbeitet auf Hochtouren. Je größer und komplexer die Problemstellung bzw. Herausforderung ist, desto mehr arbeitet das System. Problematisch wird es, wenn der Zustand lange andauert oder chronisch wird. Kritische Lebensereignisse, verursacht durch Mobbing, Krankheit, Armut oder chronische Überforderung wie auch Traumata, zählen hier zu den Risikofaktoren.

Die Entstehung vieler Symptome und Symptombilder beruht oft auf chronischen Belastungen, wie inneren Konflikten, Kränkungen, Verlusten und Misserfolg. Stress, Angst und Depression beeinflussen das Immunsystem durch Botenstoffe des Nervensystems nachhaltig, negativer Stress bewirkt die Unterdrückung der Immunabwehr. Diese Beeinträchtigung des Immunsystems (in erster Linie durch Cortisol) begünstigt nicht nur Infektionen, sondern beeinflusst auch den Verlauf chronischer Erkrankungen, bei denen entzündliche Prozesse beteiligt sind. Stress vermindert die Fähigkeit des Körpers, sich mit einer Erkrankung auseinanderzusetzen (Bauer 2018, S 28 – 34) und vermindert die Neuroplastizität des Gehirns (Haller 2015, S. 61–62).

Die physiologische Aktivierung des Körpergedächtnisses kann als Konsequenz psychischen Stresses verstanden werden. Aufgrund der geistigen und konzentrativen Anspannung sowie durch Bewegungsmangel und fehlende Entspannungsfähigkeit wird die aufgebaute Energie nicht abgebaut. Im Körpergedächtnis werden alle Wahrnehmungen, Erfahrungen des Körpers und die über Sinnesorgane aufgenommenen Eindrücke in Kombination mit Emotionen und Bewegungsmustern als implizite Gedächtnisinhalte abgespeichert. Negativerfahrungen erhöhen nicht nur den Stresslevel, sondern beeinflussen auch die neurobiologischen Systeme. Sie können epigenetische Veränderungen auslösen (Henn-Mertens und Zimmek 2021, S. 50). Ein negativer Kreislauf wird in Gang gesetzt, Erschöpfung und unzureichende Bewältigungsversuche führen zu weiteren scheinbar unkontrollierbaren Belastungen und zur Destabilisierung der im Gehirn angelegten neuronalen Verschaltungen. Das psychobiologische Konzept für die Entstehung stressbedingter Erkrankungen basiert auf den durch Stress aktivierten physiologischen und behavioralen Mechanismen, die einerseits für die Anpassung des Organismus wichtig sind, aber andererseits die Entstehung von Krankheiten begünstigen. Zwischen Psyche und Immunsystem besteht, eine psycho-somatische und somato-psychische Beziehung, die einander wechselseitig beeinflussen können. Das Stresserleben und der individuelle Umgang mit Belastungen haben Einfluss bei der Entstehung von Krankheiten.

7.2 Schmerzgedächtnis

Belastungen führen oft zu unangenehmen körperlichen Reaktionen, u. a. können Schmerzen und andere psychosomatische Symptome entstehen. Psychische Einflüsse können ursächlich, auslösend oder Symptom-aufrechterhaltend sowie -verstärkend sein. Die Beschwerden führen meist zu Reaktionsmustern, die die Symptome und das Krankheitsrisiko verschlimmern können. Als Folgereaktionen von Schmerz kommt es zu motorischen Reflexen im Rückenmark (z. B. Muskelverspannung), zur Reaktion des vegetativen Nervensystems mit Blutdruckanstieg, Pulserhöhung, Schweißausbruch und beschleunigter Atmung. Die individuelle emotionale Bewertung des Schmerzes erfolgt im Limbischen System, beeinflusst von früheren Schmerzerfahrungen und dem Bewusstwerden in der Großhirnrinde.

Die Einengung der Aufmerksamkeit auf den Körper und die damit verbundenen Interpretationen führen zu einem Teufelskreis aus stärker werdender Einengung, ängstlicher Erwartung, Kontrollverhalten, Rückzugsverhalten und Zunahme der körperlichen Beschwerden. Die damit in Zusammenhang stehenden Symptome beeinträchtigen die Fähigkeit, neue Erfahrungen zu machen, denn die Realität kann oft nicht mehr situationsadäquat wahrgenommen werden. Traumatische Schmerzerfahrungen behindern die Entwicklung eines gesunden Selbstwertes und der Körperwahrnehmung, dadurch verändern sich das Körperbild und die Repräsentation im sensiblen Cortex.

Durch Gedächtnisprozesse werden sich häufig wiederholende „Stress-Reaktions-Ketten" gespeichert und, wie alle Schemata, durch verschiedene Stimuli ausgelöst. So fördern traumatische Erfahrungen, aber auch Schmerz als psychosomatisches Phänomen und unangenehmes Sinnes- und Gefühlserlebnis die Entwicklung von dysfunktionalen Schemata und die Anfälligkeit für körperliche Schädigung und Krankheit. Sobald ein Schema aktiviert ist, dominiert es in hohem Maße die Informationsverarbeitung. Im Laufe der Zeit entstehen Muster, die ein rasches Einschätzen der Situation und eine bestimmte Reaktion gewährleisten.

Sowohl akute als auch chronische Schmerzen sind untrennbar an Emotionen gekoppelt:

Angst, Wut, Verzweiflung, Hilflosigkeit und Resignation. Automatisch eingesetzte, scheinbar hilfreiche Strategien, führen in weiterer Folge zu Problemen. Sobald sie aktiviert werden, sind sie mit extremen Emotionen verbunden. Es kommt durch Fehlinterpretationen zu schemakonformen Missverständnissen und zu einer verzerrten Wahrnehmung. Der erlebte emotionale Druck aktiviert nicht nur eine Kampf- und Fluchtreaktion mit den damit verbundenen körperlichen Reaktionen, sondern führt auch zu Handlungen, die der Bewältigung der oft rasch hintereinander auftretenden Emotionen dienen (Nissen und Sturm 2018 S. 29 – S. 35). Die negativen Erfahrungen sind nicht nur in den kognitiven und emotionalen Schemata verankert, sondern auch in den prozessualen und strukturellen Anpassungen verkörpert und können über diesen beeinflusst werden (Henn-Mertens und Zimmek 2021, S. 51).

Der Prozess wird oft begleitet von erfolglosen Bewältigungsversuchen wie
1. **Abwehr**
   Schmerzen werden bagatellisiert und ignoriert.
2. **Ablenkung durch Emotionsfokussierung**
   Ärger und Wut dominieren und verändern die körperlichen Reaktionen
   Muskelverspannung, Blutdruckanstieg, Pulserhöhung, Atemfrequenz
3. **Resignation**
   Angst und depressive Verstimmung überwiegen, begleitet von Schonhaltung und
   Passivität

Schutzfaktoren und Ansatzmöglichkeiten zur Stress- und Schmerzbewältigung finden sich sowohl im sozialen psychologischen Bereich, aber auch körperliche Faktoren spielen eine bedeutsame Rolle. So wird durch körperliche Fitness sowohl die physiologische Reaktion auf körperliche Belastung und die Erholungszeit nach einer Belastung als auch die physiologische Reaktion auf akute psychosoziale Belastungen reduziert (Heinrichs et al. 2015, S. 34 – S. 35). Stressbewältigung und Stärkung psychophysiologischer Ressourcen wird auch durch die Körperorientierte Skillsarbeit beeinflusst und gefördert. Die flexible Verwendung der Skills bietet bei Einhaltung der Grundstruktur zahlreiche Anwendungs- und Anpassungsmöglichkeiten für die individuelle Problemlösung. Dabei ist es wichtig, die Bedingungszusammenhänge zu erkennen und die Wechselwirkungen zu berücksichtigen

» Metapher
  Die beiden Käfige
  Im Garten meines Vaters stehen zwei Käfige. In dem einen ist ein Löwe, den meines Vaters Sklaven aus der Wüste Ninive brachten, in dem anderen ist ein Sperling, der nicht singt.
  Bei Tagesanbruch ruft der Sperling jedesmal zu dem Löwen hinüber: "Guten Morgen, Bruder Gefangener!" (Khalil Gibran: Der Narr. Lebensweisheit in Parabeln)

7.3 Dissoziation

Dissoziation ist ein psychischer Schutzmechanismus, hervorgerufen durch eine extreme Belastungssituation, und ähnelt dem Totstellreflex. Dieser Bewältigungsmechanismus hilft, eine Situation von tiefgreifender existenzieller Angst, Kontrollverlust, Ohnmachtsgefühlen und völliger Hilflosigkeit aushaltbar zu machen, sozusagen „zu überleben". Durch Dissoziation werden die unerträglichen Gefühle, Körperempfinden, Erinnerungen, Wahrnehmungsinhalte abgespalten bzw. entstehen Einschränkung der willentlichen Kontrolle. Gleichzeitig bewirkt Dissoziation, dass sich die unerträgliche Angst oder die unerträglichen Körperempfindungen reduzieren oder auflösen, eine Reaktion die sofortige Erleichterung bringt. Dieses Phänomen kann sich aufgrund der Kopplung simultan aktivierter Netzwerke und der nutzungsabhängigen Bahnung neuronaler Verschaltungsmuster durch zukünftig als Belastung erlebte Erfahrungen sensibilisieren und verselbstständigen. Zunehmend verändert sich das neuronale Netzwerk und das Gehirn stellt Verknüpfungen her zwischen als Belastung erlebtem Stress und stressbedingter Dissoziation als Reaktion, um einen „*shut down*" des vegetativen Systems einzuleiten (Brokuslaus et al. 2021, S. 97). Der ursprünglich situativ sinnvolle Mechanismus wird scheinbar unkontrollierbar und pathologisch. Im Stadium der Dissoziation ist sowohl Lernen als auch eigenständiges Handeln unmöglich. Ziel ist es daher, diese Automatismen zu durchbrechen, aufzulösen und neue Lernerfahrungen zu machen, um wieder die bewusste Kontrolle zurückzuerlangen.

7.4 Trauma

Schwere psychische Traumata sind die Folge von lebensbedrohlichen, unkontrollierbaren Situationen verbunden mit intensiver Angst, Entsetzen, Hilflosigkeit und Ohnmacht. Diese auslösenden Ereignisse sind charakterisiert durch die direkte Bedrohung der körperlichen Unversehrtheit des Betroffenen selbst oder einer anderen Person. Teile des Traumas können im Wachzustand oder Schlaf wieder erlebt werden, verbunden mit massiver körperlicher Missempfindung. Dieses intrusive Wiedererleben zeigt sich in Bildern, sensorischen Wahrnehmungen oder Körperempfindungen. Im Extremfall kommt es zu dissoziativen Zuständen (siehe: Dissoziation) und sozialem Rückzug.

Wenn durch Schlüsselreize (Trigger) das entsprechende Netzwerk aktiviert wird, z. B. durch das Auftauchen eines Traumas induzierten Wahrnehmung, Körperhaltung, Gefühl oder eine erneute Bestätigung der damals erlebten Ohnmacht, wird das Trauma Erleben reaktiviert (Flashback).

Die Zusammenhänge zwischen traumatischen Erfahrungen und aktuellen belastenden Gefühlen, Körperempfindungen und Verhaltensimpulsen sind in den somatischen Erinnerungen des impliziten Gedächtnisses gespeichert (Lackner, 2021, S. 43). Der Körper reagiert auch dann mit, wenn die Betroffenen den Zusammenhang gar nicht erkennen. Die Erregungsschwelle des autonomen Nervensystems ist niedriger als bei nicht Traumatisierten, das heißt, die Erregung entsteht bereits bei geringeren Belastungen, rascher, heftiger und nachhaltiger.

Die Bedeutung der Kopplung und Bahnung typischer Reaktionsmuster bei traumatisierten Menschen ist wichtig bei der Planung und Erarbeitung körperorientierter Skills, mit dem Ziel, dass Körper und Psyche wieder als Einheit wahrgenommen werden, dazu gehören die
- basale Wahrnehmung von Gefühlen und Körperempfindungen,
- Fokussierung auf Halt und Grenzen,
- Körperwahrnehmung und Erdung (Grounding),
- Umsetzung in Bewegung,
- Verbalisierung der Bewegung.

» Metapher
Über etwas urteilen, das heißt,
Licht werfen auf das, was man sieht.
Sprechen, das ist ausdrücken,
was man im Herzen hat.
Wer wirklich etwas zu sagen hat,
der wird auch gehört.
Ein Sprichwort lautet:

„Was hilft das Streiten,
viel besser ist es zuzuhören:"
Wang Fu In: Notizen der Weisheit TAO (Marc de Smedt 1997, S. 45)

7

Psychophysische Reaktionen – auf den Punkt gebracht
- Stressreaktion
    - Negativer Stress (Disstress) ist gesundheitsschädigend und aktiviert das Alarmsystem des Körpers, – Kampf oder Flucht (fight or flight). Belastungen führen oft zu unangenehmen körperlichen Reaktionen, u. a. können Schmerzen und andere psychosomatische Symptome entstehen. Durch Gedächtnisprozesse werden sich häufig wiederholende Stress-Reaktions-Ketten gespeichert und können wie alle Schemata durch verschiedene Stimuli ausgelöst werden.
- Schmerzgedächtnis
    - Belastungen führen oft zu unangenehmen körperlichen Reaktionen, u. a. können Schmerzen und andere psychosomatische Symptome entstehen.
- Dissoziative Phänomene
    - Dissoziation ist ein psychischer Schutzmechanismus, hervorgerufen durch eine extreme Belastungssituation und kann sich aufgrund der Kopplung simultan aktivierter Netzwerke sensibilisieren und verselbstständigen, um einen „shut down" des vegetativen Systems einzuleiten.
- Körpererleben und Trauma
    - Die Zusammenhänge zwischen traumatischen Erfahrungen und aktuellen belastenden Gefühlen, Körperempfindungen und Verhaltensimpulsen sind in den somatischen Erinnerungen des impliziten Gedächtnisses gespeichert. Durch die intensive Kopplung und Bahnung der aktivierten Verschaltungsmuster kommt es zu typischen Reaktionsmustern, wenn eines dieser Netzwerke durch Schlüsselreize (Trigger) aktiviert wird. Besonders präkognitive emotionale Aktivierungen beeinflussen Denkprozesse, sodass diese zu dem aktuellen emotionalen Erleben passen.

Literatur

Bauer J (2018) Das Gedächtnis des Körpers- Wie Beziehungen und Lebensstile unsere Gene steuern. Aktualisierte und erweiterte 8. Aufl. Piper, Frankfurt am Main
Brokuslaus I, Welke T, Edel A (2021) Bewegen statt Erstarren! Das Praxisbuch für DBT-Körperskills. Mit einem Geleitwort von Martin Bohus. Schattauer, Stuttgart
Gibran K (1996) Der Narr. Lebensweisheit in Parabeln, 15. Aufl. Walter, Zürich/Düsseldorf
Haller R (2015) Die Macht der Kränkung. Ecowin Verlag bei Benvenuto Publishing, Wals bei Salzburg
Heinrichs M, Stächele T, Domes G (2015) Stress und Stressbewältigung. Fortschritte der Psychotherapie, Bd 58. Hogrefe, Göttingen
Henn-Mertens G, Zimmek G (2021) Körperorientierte Techniken in der Schematherapie. Beltz, Weinheim

Kullik A, Petermann F (2012) Emotionsregulation im Kindesalter. Klinische Kinderpsychologie, Bd 14. Hogrefe, Göttingen

Lackner R (2021) Stabilisierung in der Traumabehandlung. Ein ganzheitliches methodenübergreifendes Praxisbuch. Springer, Heidelberg

Nissen L, Sturm M (2018) Emotionsvermeidung überwinden. Eine integrative Methode zur Regulierung des inneren Alarmsystems. Junfermann, Paderborn

Sendera A, Sendera M (2016) Borderline – Die andere Art zu fühlen. Beziehungen verstehen und leben, 2. Aufl. Springer. Heidelberg

de Smedt M (1997) Notizen der Weisheit TAO. Übertragen von Franz Derdak St. Gabriel, Mödling

Didaktische Ansätze und Modalitäten

Inhaltsverzeichnis

Die in der Folge näher dargestellten multimodalen Konzepte dienen der Erklärung des Einsatzes und der Wirksamkeit der Übungen im praktischen Teil. Die Auswahl orientiert sich an den im zweiten Teil dieses Buches beschriebenen Inhalten (Übungen), um Fähigkeiten und Skills (Fertigkeiten) neu zu lernen, wieder zu entdecken, auszubauen und zu trainieren.

8.1 Dialektik

Die dialektische Betrachtungsweise ermöglicht die Bedeutung von dynamischen Systemen einzeln und wechselseitig zu betrachten, ohne den Blick auf das Ganze zu verlieren. So lenkt die Dialektik die Aufmerksamkeit sowohl auf die einzelnen Teile des Systems als auch auf die Wechselbeziehungen (Verwobenheit) des Teiles mit anderen Teilen und auf die Ganzheit. Das bedeutet, die Analyse einzelner Teile ist nur dann von Nutzen, wenn sie sich auch auf das Ganze bezieht (Linehan 2016, S. 20). In weiterer Folge bedeutet es auch, dass das unterschiedliche Zusammenwirken der Systeme unterschiedliche Reaktionsmuster und Bewältigungsstrategien hervorruft, ohne die Ganzheitlichkeit zu verlieren.

Körperorientierte Ansätze können unter dem Begriff „Dialektik" zum Ausdruck gebracht und betrachtet werden. Bewegt sich ein Mensch, so bewegt sich nicht nur der Körper, sondern es werden geistige, emotionale und soziale Prozesse in Bewegung gesetzt, die in einer dialektischen Betrachtungsweise wahrgenommen werden. Schritt für Schritt wird im Rahmen des dialektischen Ansatzes – Akzeptanz versus Veränderung – nach Möglichkeiten zur Veränderung, neuen Strategien, gesucht (◘ Abb. 8.1).

Um die oben angeführten Prozesse zu beeinflussen und eine neue Erfahrungspalette zu entwickeln, ist der Einsatz von psychischen – *verbalen* – und physischen – *nonverbalen* – Techniken hilfreich, wobei der Körper nicht isoliert, sondern ganzheitlich in seinen Zusammenhängen betrachtet wird.

Dialektik gewährleistet Veränderung im Rahmen von Akzeptanz der aktuellen Realität und fördert die Akzeptanz der Dinge, die man im Moment nicht verändern kann. Es gibt kein „*richtig*" oder „*falsch*", sondern verschiedene Positionen, die im Hinblick auf die Erreichung bestimmter Ziele beleuchtet werden. Diese dialektische Herangehensweise schafft eine Atmosphäre der Flexibilität und ermöglicht die Reflexion verschiedener Annahmen, um entgegen gewohnten Mechanismen beweglich zu reagieren. So entstehen eine neue (körperliche und psychologische) Flexibilität und Handlungskompetenz.

◘ **Abb. 8.1**   Dialektik 1

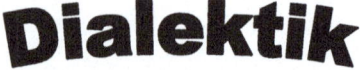

Die dialektische Haltung fördert
- flexibel, anstatt unbeweglich zu reagieren,
- Neues zu verinnerlichen.

8.1.1 Validierung

Validieren bedeutet, dass subjektive Reaktionsmuster, Emotionen und Gedanken auf das aktuelle Ereignis bezogen, verständlich und nachvollziehbar, sprich: valide sind.

Validieren bedeutet aber auch, Reaktionsmuster nicht zu bewerten, sondern sie zum ursprünglichen Zeitpunkt als subjektiv sinnvoll zu betrachten. Sie zeigen jedoch auf, dass diese zum jetzigen Zeitpunkt nicht die einzig möglichen oder sinnvollsten Reaktionsmuster darstellen. So kann zum Beispiel der ursprünglich situativ sinnvolle Mechanismus der Dissoziation, der scheinbar unkontrollierbar und pathologisch erscheint, durch gezielte Interventionen und Training beeinflusst (verändert) werden.

Validieren hilft, die Bereitschaft, den Weg, zur Veränderung zu öffnen (◘ Abb. 8.2):

„Die Balance zwischen: *Was muss ich akzeptieren und was kann ich verändern?* zu suchen."

Die sensible Balance von Akzeptanz/Sinngebung (validierender Grundhaltung) und Verdeutlichung von Möglichkeiten kombiniert mit körperorientierten Methoden, mit dem Ziel
- erlebnisorientierte und körperliche Fähigkeiten zu entdecken, auszubauen und für die Problem- und Alltagsbewältigung zu nutzen,
- Kompetenzen zu fördern, Defizite zu verringern,
- Techniken kennen und können.

Das ermöglicht Veränderung im Rahmen der aktuellen Realität!

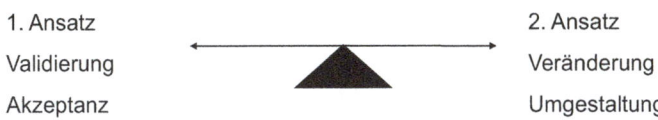

1. Ansatz		2. Ansatz
Validierung		Veränderung
Akzeptanz		Umgestaltung

Veränderung im Rahmen von Akzeptanz der aktuellen Realität

◘ **Abb. 8.2** Dialektik 2

> ▶ **Beispiel**
>
> Dissoziation wird als scheinbar unkontrollierbarer und pathologischer „IST-Zustand" er-kannt. In der Folge geht es darum, diesen als ursprünglich psychischen Schutzmechanis-mus zu validieren, das bedeutet: „Dieser Automatismus ist nachvollziehbar, aber nicht mehr adäquat."
>
> Durch die Selbstreflexion kann die Diskrepanz erkannt und durch Antidissoziative Strategien durchbrochen werden („SOLL_ZUSTAND").
>
> Die bewusste Gegensteuerung kann dann gelernt und trainiert werden (KÖNNEN): *Vom Kennen zum Können!* ◀

» **Metapher**
Aller Anfang ist schwer (Motivation)
In einem Glashaus lebte einst eine unscheinbare, energielose Blumenzwiebel. Nie-mand hätte sie dort beachtet, wäre nicht eines Tages ein Gärtner gekommen, um sie einzupflanzen und zu gießen. Und siehe da, heute ist sie eine wunderschöne Blume!

8.1.2 Die Macht der Entscheidung

Die Reflexion der Wahrnehmungs- und Bewusstseinsinhalte ermöglicht Selbstver-antwortung und Kontrolle für das eigene Leben zu übernehmen. Das bedeutet eine Entscheidung zu treffen, die Verantwortung für das eigene Handeln zu übernehmen. Um zu einer ausgewogenen Sicht der Entscheidungsgründe für den „Weg zur Ver-änderung" zu kommen, ist es hilfreich, sich die Entscheidungsfreiheit zu verdeut-lichen. Selbst entscheiden zu können, aktiviert Motivation und Veränderungsbereit-schaft und mobilisiert bereits vorhandene Ressourcen. Die Fähigkeit, Entscheidungen treffen zu können, unterstützt
- das Setzen persönlicher Prioritäten,
- den Einsatz und die Anstrengung bei der Bewältigung von Aufgaben,
- die Wahl erreichbarer Ziele:
  - Was soll erreicht werden?
  - Was ist von Bedeutung?

Basis der Entscheidung ist:
Welcher Skill führt bei welchem Problem, zu welchem Zeitpunkt zum Ziel?
Wichtig ist die SKILLSERFAHRUNG!Kognitives Controlling genügt nicht!

8.1.3 Haltung und Kernkompetenzen des Trainers

Die Anleitung und Durchführung von Übungen und Techniken im Körper-orientierten Skillstraining erfordert selbstverständlich ein Fundament an Grund-wissen sowohl der theoretischen als auch praktischen Inhalte.
Zu den Kernkompetenzen zählen
- Achtsamkeit als eigene Grundhaltung (Selbsterfahrung),
- die positive Haltung dem eigenen Körper gegenüber (Authentizität),
- Offenheit gegenüber körperlicher Reaktionsmuster (Verhaltensbeobachtung, Va-lidierung),

- die realistische Einschätzung und Auswahl der Ziele (fordern und fördern),
- den Behandlungsfokus auf Erfahrung legen (weniger kognitives Verständnis, sondern Erfahrungswissen erreichen),
- Formulierungen und Erklärungen durch Metaphern. Paradoxien, Parabeln, Geschichten und humoristische Pointen auflockern (Kopflastigkeit durchbrechen),
- Interaktionen ermöglichen ein ausgewogenes Verhältnis von Veränderung und Akzeptanz in einem Nebeneinander von Kontrolle und Freiheit (kein Belehren, Überzeugen oder Überreden).

» Metapher
   Bewegen statt reden!

8.2 Achtsamkeit

Das aus dem Zen-Buddhismus stammende Konzept der Achtsamkeit ist aus der modernen Psychotherapie nicht mehr wegzudenken, sie ist eine Basisvariable vieler körpertherapeutischer Ansätzen und Verfahren. Wissenschaftliche Untersuchungen und Forschungsergebnisse unterstützen die Wirksamkeit von Achtsamkeit sowohl bei der Krankheitsverhinderung als auch bei der Krankheitsbewältigung (Ott 2015) bzw. in Verknüpfung mit praktischen Übungsanleitungen (Sedlmeier 2016). Fokussierte bewusste Aufmerksamkeit gekoppelt mit sensorischen Erfahrungen beeinflussen die Aktivitätsmuster in den sensorischen Arealen des Gehirns und führen zu neuroplastischen Veränderungen (Rüegg 2011, S. 159). Untersuchungen zeigen, dass ein mehrwöchiges Achtsamkeitstraining zu einer Abnahme der Stressbelastung und der Neuronendichte in der rechten Amygdala führen (Juckel und Edel 2014, S. 13). Umgekehrt konnte nachgewiesen werden, dass Kampfsport Achtsamkeit fördert und die Stresskontrolle verbessern kann (Park et al. 2013).

Der zentrale Bestandteil der Achtsamkeit ist das subjektive Erleben auf Basis einer akzeptierenden Haltung, der Zustand der Zerstreutheit wird als Mangel an Achtsamkeit bezeichnet. Achtsamkeit dient dazu, Geist und Körper zu vereinen, um im gegenwärtigen Moment zu leben, während die Aufmerksamkeit auf ein bestimmtes Objekt gerichtet ist *(focused attention)* und die Eindrücke in einer distanzierten Haltung betrachtet werden.

Achtsamkeit ist kein bestimmtes Tun, sondern eine Lebenshaltung, bei der die Aufmerksamkeit, bewertungsfrei, auf den gegenwärtigen Augenblick gerichtet ist und Ruhe, Stille und Wachheit zugleich vermitteln kann. Es wird möglich, einen Schritt zurückzumachen und eine Situation von außen zu betrachten und somit Muster und Alternativen zu erkennen, Gedanken bewusst zu machen, zu beobachten und vorüberziehen zu lassen. Im Sinne: *„Wir haben Gedanken, aber wir identifizieren uns nicht mit unseren Gedanken. Wir haben Gefühle, aber wir sind nicht unsere Gefühle."*

Die Kontrolle über Gedanken, Gefühle und Impulse setzt voraus, dass sie bewusst erlebt und zugeordnet werden können und erfordert die Schulung der reinen (bewertungsfreien) Wahrnehmung und die Fokussierung auf den Augenblick. Viele kleine Schritte helfen, die Wahrnehmung zu schulen, die Objektivität zu vergrößern, Zusammenhänge zu verdeutlichen und in weiterer Folge die Dichotomie des Denkens von gut oder schlecht, richtig oder falsch steuern zu lernen. Durch die bewusste Wahrnehmung und die bewertungsfreie Verknüpfung mit Sprache können Sinnesreize und emotionale Reaktionen im Hier und Jetzt verankert und eigene Sinneswahrnehmungen bestätigt werden.

» Metapher: Zum Nachdenken – Bewertung

    Das Auge (Khalil Gibran, 1996)

    Das Auge sagte eines Tages: Ich sehe hinter diesen Tälern im Dunst einen Berg. Ist er nicht wunderschön?"

    Das Ohr lauschte und sagte nach einer Weile: „Wo ist ein Berg, ich höre keinen."

    Darauf sagte die Hand: „Ich versuche vergeblich ihn zu greifen. Ich finde keinen Berg."

    Die Nase sagte: „Ich rieche nichts. Da ist kein Berg."

    Da wandte sich das Auge in eine andere Richtung.

    Die anderen diskutierten weiter über diese merkwürdige Täuschung und kamen zu dem Schluss: „Mit dem Auge stimmt etwas nicht."

Körperwahrnehmungen sind eine Brücke zur Wahrnehmung basaler Emotionen und ermöglichen neue Erfahrungen. Achtsamkeit in der Bewegung und aktueller Körperempfindungen unterstützt den Körper, sich gut in der Gegenwart zu verankern, die konzentrierte Aufmerksamkeit ist im Hier und Jetzt. Das Ziel ist das Erreichen vermehrter Kontrolle und Stabilität. Die sog. *„techniklose Technik"* ist ein möglicher Weg, um die oft nicht übereinstimmenden Anteile von Verstand und Gefühl ins Gleichgewicht zu bringen und so zu steuern, dass der Zustand von intuitivem Verstehen und Wissen erreicht wird. Das Handeln resultiert nicht allein aus rein kognitiven Entscheidungen, sondern weist starke emotionale Komponenten auf, die die Wertigkeit und Bedeutung beeinflussen und verändern können.

    Achtsamkeit
- bedeutet Aufmerksamkeitslenkung,
- ist Bewusstseinsarbeit,
- ist eine Grundhaltung.

Achtsamkeit wird auch in Form der bewussten Aufmerksamkeitslenkung in therapeutischen Konzepten eingesetzt. Die Schulung der „reinen" (bewertungsfreien) Wahrnehmung und der Fokussierung auf den Augenblick erfolgt nach den Prinzipien
- beschreibende Metaebene,
- Konzentration,
- Wertungsfreiheit.

Die Fähigkeit, Abstand zu nehmen und bewertungsfrei zu beobachten, ermöglicht Veränderung. Das Ziel ist zu üben, die aktuellen Bewusstseinsinhalte als gegeben anzunehmen, wahrzunehmen, distanziert zu beobachten, wie sie entstehen, bestehen und vergehen, das bedeutet:
- Besinnen auf den Augenblick,
- Trennen von Gefühl und Verstand,
- Benennen des Gedankens in diesem Augenblick,
- Benennen des Gefühls in diesem Augenblick,
- beides nur zur Kenntnis nehmen (wahrzunehmen, ohne zu bewerten),

- Distanzierung (einen Schritt zurückgehen),
- Neubegegnung im Hier und Jetzt (neue Erfahrung).

Achtsamkeit, die Präsenz im Hier und Jetzt, die bewusste Wahrnehmung externer und interner Informationen und Empfindungen, ist die Basis der körperbezogenen Skillsarbeit, sowohl in der Erarbeitung als auch Anwendung.

» Metapher
   Meister Unmon sagt:
   „Ich frage euch nichts über die vergangenen zwei Wochen. Aber soll man über die kommenden zwei Wochen sagen? Sagt mir etwas darüber."
   Als keiner der Mönche antwortet, sagt er:
   „Jeder Tag ist ein guter Tag."
   (In: Notizen der Weisheit des ZEN, S. 25)

8.2.1 Achtsamkeits-basierte Stressreduktion (MBSR)

Auch die Achtsamkeits-basierte Stressreduktion (MBSR/*Mindful- Based Stress* Reduction) ursprünglich speziell für depressive Patienten entwickelt, zeigt eine Wirkung auch bei anderen chronischen Erkrankungen und Belastungen und wird in der Behandlung von chronischen Schmerzerkrankungen, Borderline-Störung, Abhängigkeitserkrankungen sowie Aufmerksamkeitsstörungen und chronischer Erschöpfung eingesetzt. Darüber hinaus findet MBSR-Anwendung im pädagogischen Bereich und im Spitzensport.

MBSR wurde von Jon Kabat-Zinn entwickelt, der an der Universität von Massachusetts die Stress Reduction Clinic gründete und viele Jahre leitete. Paul Grossmann führte eine Metaanalyse zur Wirksamkeit von *Mindfulness* durch und bezeichnet diese als kostengünstige und zugleich effektive Therapie bei chronischen Störungen (Grossmann et al. 2006). Der Therapieerfolg hält nachweislich über einen längeren Zeitraum an, es kommt zu Veränderungen der Beschwerden, aber auch zu Veränderungen in der Selbstwahrnehmung und Einstellung zur Krankheit. Nach Kabat-Zinn ist das Ziel, dass ein Mensch zur Heilung sein eigenes Potenzial entdecken und nützen lernt. Als klinisches Verfahren kombiniert Kabat-Zinn (2011) körperliche Verfahren aus dem Hatha-Yoga mit Achtsamkeitsmedidation. Basis der Behandlung bildet ein intensives Training der Achtsamkeit, wie die Schärfung der Wahrnehmung für den eigenen Körper und bewusstes Atmen.

8.2.2 Akzeptanz- und Commitment-Therapie (ACT)

Die Akzeptanz- und Commitment-Therapie (ACT) ist eine Weiterentwicklung der kognitiven Verhaltenstherapie und lässt sich der dritten Welle der Verhaltenstherapie zuordnen. Die ACT vereint Psychologie, Neuropsychologie und fernöstliche Meditationstechniken. Basierend auf den Prozessen der Akzeptanz und der Achtsamkeit zielt die ACT darauf ab, eine größere psychologische Flexibilität durch das Lernen von achtsamer Akzeptanz zu entwickeln und einen Fokus auf engagiertes lebenszielorientiertes Handeln zu legen, Vermeidungsverhalten in Bezug auf unangenehme Erlebnisweisen abzubauen und engagiertes wertebezogenes Handeln aufzubauen. Neben der Möglichkeit zur Veränderung besteht auch die Möglichkeit der Akzeptanz im Umgang mit schwierigen Situationen.

8.2.3 Dialektisch-behaviorale Therapie (DBT)

Zu den multimodalen Behandlungsansätzen der dritten Welle der Verhaltenstherapie zählt auch die Dialektisch-behaviorale Therapie (DBT) und das zum Konzept gehörenden Skillstraining, das in der Achtsamkeit das zentrale Modul ist. Die Dialektisch-behaviorale Therapie (DBT) wurde von Marsha M. Linehan ursprünglich für die ambulante Behandlung chronisch suizidaler Borderline-Patienten*innen entwickelt, die sowohl neurobiologische, psychologische als auch soziale Faktoren für die Theorieentwicklung heranzieht. Neben einer breiten Palette verhaltenstherapeutischer Behandlungsinterventionen bilden Elemente unterschiedlicher Therapiemethoden, körperorientierte Therapieformen sowie Betrachtungsweisen und Übungen aus dem Zen-Buddhismus die Grundlagen der DBT. Mit der Dialektisch-behavioralen Therapie (DBT) liegt ein störungsspezifisches Behandlungskonzept vor, das durch seine dynamisch hierarchisierende Struktur die wechselnden psychischen und sozialen Bedingungen von Betroffenen berücksichtigt, ohne die Orientierung im therapeutischen Prozess zu verlieren.

Das Skillstraining im Konzept der Dialektisch-behavioralen Therapie ist ein wichtiger Baustein. Im Wesentlichen ist das Ziel des Skillstrainings der Erwerb von Fertigkeiten, um mit deren Hilfe jene Verhaltens-, Gefühls- und Denkmuster zu verändern, die zu Schwierigkeiten und seelischen Belastungen führen. Im Grundkonzept der DBT wird es immer parallel zur Einzeltherapie im Rahmen eines eigenständigen Behandlungsmoduls angeboten. Eigene DBT-Körpermodule für Borderline-Betroffene sind nach wie vor in das Gesamtkonzept der Dialektisch-behavioralen Therapie eingebettet und bilden eine Ergänzung und Erweiterung des interaktiven Skillstraining für Borderline-Patienten (Bohus und Wolf-Arehult 2018; Brokuslaus et al. 2021, S. VIII).

8.2.4 Skillstraining

… „Bemerkenswert, dass ein Leitgedanke des Skillstrainings die schon vor mehr als zweieinhalb Jahrtausenden verkündete zentrale Meditationsübung des frühen Buddhismus ist: „das Aufrechthalten der Achtsamkeit" Satipatthana. Sie wird bereits im Pali-Kanon als einziger Weg „… zur Überwindung von Kummer und Klage, zum Schwinden von Schmerz und Trübsal …" angeführt und führt in einfachen Worten in Techniken ein, die weder Bildung noch Fachkenntnisse voraussetzen und überaus erfolgreich eingesetzt werden können, um Gedanken und Gefühle zu kontrollieren". (Giselher Guttmann. Geleitwort S. IX. In: Sendera und Sendera 2005)

Unabhängig von den Konzepten der Dialektisch-behavioralen Therapie hat sich das Skillstraining weiterentwickelt, wird diagnoseunabhängig bei unterschiedlichen Indikationen und Interventionen im klinischen und nichtklinischen Setting (z. B. in Schulen, im Arbeitsumfeld, in der Forensik) zur Behandlung, Prävention und Ressourcenaktivierung eingesetzt. Auch hier erfolgt die Vermittlung in Modulen, wie

– bewusster Umgang mit Gefühlen,
– innere Achtsamkeit,
– körperorientierte Stabilisierungstechniken,
– Selbstwert,
– Stresstoleranz,
– zwischenmenschliche Skills.

Die Inhalte orientieren sich an den Bedürfnissen der Teilnehmer*innen, werden an die jeweilige Population angepasst und erfordern hohe Fachkompetenz und eine spezifische Didaktik.

8.2.5 Focusing

Focusing beschreibt einen themenbezogenen Veränderungsprozess, basierend auf den Techniken der Achtsamkeit, der bewertungsfreien (absichtslosen) Wahrnehmung des Körpers im Hier und Jetzt, um dadurch den bewussten Kontakt zur inneren Eigendynamik zu erleben. und ist so wie Achtsamkeit nicht nur eine Technik, sondern auch eine innere Haltung. Die Aufmerksamkeit richtet sich auf die körperliche Bedeutung (*felt sense*), die Rückkoppelung der mentalen Vorgänge an die körperliche Empfindung. Besonders das körperliche Empfinden in der Spannung zwischen Situationsbezug und emotional/kognitiven Wahrnehmung besteht, wird fokussiert, genau beleuchtet, um Klarheit zu erlangen. *Felt sense* als Ressource kann genutzt werden, um mit der *Weisheit des Körpers* Vertrauen in die eigene Kraft und Wege zur positiven Veränderung zu entdecken, die eine gelungene Veränderung ermöglicht (Bergermann 1995). Focusing lässt sich als Technik zur Emotionsaktivierung und Emotionsfokussierung einsetzen. Die Aufmerksamkeit wird auf situativ ausgelöste körperliche Empfindungen gelenkt, wahrgenommen und intensiviert, dieser Prozess führt vom undeutlichen Spüren hin zum deutlichen Erleben von Gefühlen und deren Bedeutung. Ziel ist die Wahrnehmung des Augenblicks der körperlich spürbaren Veränderung und der damit verbundenen Emotionen (*felt shift*). Lammers, S. 123–S 124)

8.3 Konzepte aus dem Kampfsport

Viele bekannte Kampfkünste und Kampfsportarten kommen, ähnlich den oben beschriebenen Konzepten der Achtsamkeit, aus dem ostasiatischen Raum, wobei der Begriff "Budo" oft als eine Art übergeordnete Kategorie für Kampfstile aus Japan verwendet wird. Dazu zählen beispielsweise Karate-Do, Judo, Aikido, Kendo (Schwertfechten), Iaido (Schwertkunst), Kyudo (Bogenschießen) oder Qigong, Taiji und Budo, um hier nur einige der bekanntesten zu nennen.

"Budo" wird dabei anstelle des älteren Begriffes "Bujutsu" auch in Japan inzwischen als Überbegriff von Kampfkunst- und Kampfsportschulen verwendet, die sich nicht mehr dem rein praktischen Aspekt eines "Kriegshandwerks", sondern der ganzheitlichen Persönlichkeitsentwicklung widmen.

Der "Do"-Aspekt beschreibt nach dieser Definition eine "Wegschule", die neben dem rein technischen Aspekt des Trainings auf die Auseinandersetzung mit den eigenen Unzulänglichkeiten und dadurch auf eine geistige und spirituelle Weiterentwicklung abzielt. Die Basis der Übungen bildet daher sowohl das (sichtbare) Trainieren von Kampftechniken als auch die (unsichtbare) innere Entwicklung. Die positiven Auswirkungen durch Kampfsport beziehen sich weniger auf die leistungsorientierte Ausübung, sondern auf die Bedeutung der Stressregulation durch Sport. Durch die oft langsam ausgeführten Bewegungen wird das vegetative Nervensystem stimuliert und stressbedingte Spannungen verringert, die Übungen haben eine positive Auswirkung auf den Selbstwert. Die Techniken umfassen

— Etikette und Verhaltensregeln,
— Hebel- und Wurftechniken,
— offensive, neutrale und defensive Strategien,
— Schlag- und Tritttechniken,
— Schritt- und Bewegungsmuster,
— Techniken zum Blocken,
— Techniken zum Greifen und Fixieren.

8

Viele Kampfkünste werden auch im engeren Sinne des Kampfsports ausgeübt, hier stehen der Wettkampfaspekt, die Selbstverteidigung oder generell die körperliche Ertüchtigung im Vordergrund. "Echte" Kämpfe werden aber bis zu einem gewissen Grad nicht durch rein technische und körperliche Überlegenheit entschieden, sondern durch geistige Überlegenheit.

Das Budo-Training kann gezielt als Methode zur Persönlichkeitsentwicklung eingesetzt werden. Neben der körperlichen Belastung kommt noch der Aspekt für die Wahrnehmung der eigenen Fähigkeiten dazu, die in weiterer Folge die Selbstwirksamkeit festigen kann.

Das beinhaltet

— Aggressionsbewältigung und Selbstkontrolle,
— Ausdauer zu trainieren,
— eigene Grenzen erfahren,
— Lehren aus dem bewegungstechnischen Bereich,
— Schulung der Wahrnehmungsfähigkeiten,
— Selbstkompetenz,
— sich auszupowern.

Die Achtsamkeitspraxis im Kampfsport inkludiert auch Achtsamkeitstraining, die positive Auswirkung der Achtsamkeit wird im Praxisteil genau definiert.

Ansätze und Konzepte – auf den Punkt gebracht
— Dialektik
  – Die dialektische Betrachtungsweise ermöglicht die Bedeutung von dynamischen Systemen einzeln und wechselseitig zu betrachten. Bewegt sich ein Mensch, so bewegt sich nicht nur der Körper, sondern es werden geistige, emotionale und soziale Prozesse in Bewegung gesetzt. Dialektik gewährleistet Veränderung im Rahmen von Akzeptanz der aktuellen Realität.

- Validierung
  - Validieren bedeutet, Reaktionsmuster nicht zu bewerten, sondern sie zum ursprünglichen Zeitpunkt als subjektiv sinnvoll zu betrachten. Die validierende Grundhaltung ermöglicht Veränderung im Rahmen der aktuellen Realität.
- Achtsamkeit
  - Achtsamkeit ist kein bestimmtes Tun, sondern eine Lebenshaltung, bei der die Aufmerksamkeit, bewertungsfrei, auf den gegenwärtigen Augenblick gerichtet ist. Achtsamkeit stoppt den Autopiloten! Die Schulung der bewertungsfreien Wahrnehmung und der Fokussierung auf den Augenblick erfolgt nach den Prinzipien: Konzentration, Wertungsfreiheit, Beschreibende Metaebene.
- Achtsamkeits-basierte Stressreduktion (MBSR)
  - Basis bildet intensives Training der Achtsamkeit, die die Schärfung der Wahrnehmung für den eigenen Körper und bewusstes Atmen.
- Akzeptanz- und Commitment-Therapie (ACT)
  - Neben der Möglichkeit zur Veränderung besteht auch die Möglichkeit der Akzeptanz im Umgang mit schwierigen Situationen.
- Dialektisch-behaviorale Therapie (DBT)
  - Dies ist ein störungsspezifisches Behandlungskonzept, das durch seine dynamisch hierarchisierende Struktur die wechselnden psychischen und sozialen Bedingungen von Betroffenen berücksichtigt. Die DBT-Körpermodule sind in das Gesamtkonzept eingebettet und bilden eine Ergänzung und Erweiterung des Interaktiven Skillstraining für Borderline-Patienten.
- Skillstraining
  - Strategien werden diagnoseunabhängig bei unterschiedlichen Indikationen und Interventionen im klinischen und nichtklinischen Setting Focusing eingesetzt.
  - Focusing beschreibt einen themenbezogenen Veränderungsprozess, basierend auf den Techniken der Achtsamkeit, der bewertungsfreien Wahrnehmung des Körpers im Hier und Jetzt und die körperliche Bedeutung, *felt sense*, die Rückkoppelung der mentalen Vorgänge an die körperliche Empfindung.
- Konzepte aus dem Kampfsport
  - Die Basis der Übungen bildet sowohl das (sichtbare) Trainieren bestimmter Bewegungsabläufe, Stressabbau, aber auch die (unsichtbare) innere Entwicklung und Selbstwirksamkeit.

Literatur

Bergermann W (1995) Focusing. Selbsthilfe durch Körpererfahrung. Humboldt, München

Bohus M, Wolf-Arehult M (2018) Interaktives Skillstraining für Borderline-Patienten. Therapeutenmanual, 2. Aufl. Schattauer, Stuttgart

Brokuslaus I, Welke T, Edel A (2021) Bewegen statt Erstarren! Das Praxisbuch für DBT-Körperskills. Mit einem Geleitwort von Martin Bohus. Schattauer, Stuttgart

Grossmann P, Niemann L, Schmidt S, Walach H (2006) Ergebnisse einer Metaanalyse zur Achtsamkeit als klinischer Intervention. In: Heidenreich T, Michalek J (Hrsg) Achtsamkeit und Akzeptanz in der Psychotherapie. dgvt, Tübingen, S 701–719

Guttmann G (2005) Geleitwort. In: Sendera A, Sendera M (Hrsg) Skills-Training bei Borderline- und Posttraumatischer Belastungsstörung. Springer, Wien

Hanh TN (2002) Das Wunder der Achtsamkeit. Theseus-Verlag

Juckel G, Edel MA (2014) Neurobiologie und Psychotherapie. Integration und praktische Anwendung bei psychischen Störungen. Mit einem Geleitwort von Gerhard Roth. Schattauer, Stuttgart

Kabat-Zinn J (2011) Gesund durch Meditation. Das vollständige Grundlagenwerk. O.W. Barth, München

Lammers C-H (2015) In: Neudeck P (Hrsg) Emotionsfokussierte Methoden. Techniken der Verhaltenstherapie. Beltz, Weinheim

Ledoux J (2001) Das Netz der Gefühle. Wie Emotionen entstehen. dtv, München

Linehan M (2016) DBT Skills Training Manual. Handbuch der Dialektisch Behavioralen Therapie, 2. Aufl. CIP-Medien, München

Ott U (2015) Meditation für Skeptiker. O.W. Barth, München

Ott U, Epe J (2018) Gesund durch Atmen. O.W. Barth, München

Park T, Reilly-Spong M, Gross CR (2013) Mindfulness: a systematic review of instruments to measure an emergent patient-reported outcome (PRO). Quality of Life Research 22(10):2639–2659

Remmel A, Kernberg O, Vollmoeller W, Strauß B (2006) Handbuch Körper und Persönlichkeit. Entwicklungspsychologie, Neurobiologe und Therapie von Persönlichkeitsstörungen. Schattauer, Stuttgart

Rüegg JC (2011) Gehirn, Psyche und Körper. Neurobiologie, von Psychosomatik und Psychotherapie, 5. aktualisierte und erweiterte Aufl. Schattauer, Stuttgart

Scholz W-U (2003) Tai-Chi (Taiji) und Quigong im multimodalen Stressmanagement. Entspannungsverfahren 20:62–96

Sedlmeier P (2016) Die Kraft der Meditation. Was die Wissenschaft darüber weiß. Rowohlt, Reinbek bei Hamburg

Sendera A, Sendera M (2005) Skills-Training bei Borderline- und Posttraumatischer Belastungsstörung. Springer, Wien

Sendera A, Sendera M (2010/2016) Borderline- Die andere Art zu fühlen, 2. Aufl. Springer, Wien

Tremmel M, Ott U (2017) Negative Wirkungen von Meditation. In: Hofmann L, Heise P (Hrsg) Spiritualität und spirituelle Krisen. Handbuch zu Theorie, Forschung und Praxis. Schattauer, Stuttgart, S 233–243

Körperorientierte Techniken

Inhaltsverzeichnis

Die Anwendung körperorientierter Techniken und Strategien ermöglicht zielgerichtet und transparent neue Handlungskompetenzen zu entwickeln. Durch körperorientierte Techniken werden nicht nur Ressourcen aktiviert, sondern auch neue Kompetenzen aufgebaut und Defizite ausgeglichen. Die Frage *„Welcher Skill führt bei welchem Problem zu welchem Zeitpunkt zum Ziel?"* hilft bei der Zielerreichung. Pathologisches Verhalten soll nicht normalisiert und normales Verhalten nicht pathologisiert werden, sondern Lebensqualität und -zufriedenheit erhöht werden. Eine durch äußere Einflüsse falsche Körperhaltung wird nicht normal, weil sie gewohnt ist, sondern gehört korrigiert. Die zum Gefühl passende Körperhaltung ist nicht pathologisch, nur weil der Umgang mit dem Gefühl problematisch ist, sondern hier steht die Emotionsregulation im Zentrum der Skillsarbeit.

Durch behutsame Aktivierung und Wahrnehmung spezifischer körperlicher Reaktionen unter dem Motto: *„Den Körper habe ich immer dabei",* werden u. a. Erkenntnisse der Sport und Bewegungslehre *(Trainingslehre),* der Module des Skillstraining, Embodiment und der Selbstwirksamkeit integriert. Viele Impulse kommen auch aus der Tanz- und Bewegungstherapie, aus dem Bereich der Entspannungsverfahren wie Funktionelle Entspannung, Progressive Muskelrelaxation oder aus den indischen, japanischen und chinesischen Traditionen, wie Yoga, Qi Gong, Tai-Chi und Shiatsu. Dem *„Werkstatt-Gedanken"* von Linehan folgend, neues Wissen in bestehende Methoden zu integrieren und weiterzuentwickeln, stehen sicher noch viele Methoden und Techniken offen.

Körperbezogene Techniken bewirken auf psychologischer Ebene einerseits Entlastung und einen veränderten Umgang mit Stressoren, andererseits wird durch aktive Einflussnahme auf den Körper und die Körperfunktionen die Selbstwahrnehmung verbessert und Autonomie und Selbstvertrauen gefördert.

Um mit körperlichem Training die Neuroplastizität zu fördern, sind neue Sinneserfahrungen nötig. Übungen aus dem Kampfsport fördern die mentale Präsenz und die Konzentration. Körperorientierte Techniken bieten aktive Unterstützung zur Problembewältigung an. Sie ermutigen, Neues auszuprobieren!

Skills als körperorientierte Techniken ermöglichen es, durch das Erlernen und Üben von ungewohnten oder unbekannten Bewegungsmustern sowie regelmäßigem Training neue neuronale Bahnen einzuschleifen. Die behutsame Aktivierung und Wahrnehmung spezifischer körperlicher Reaktionen aktiviert das korrespondierende emotionale Netzwerk (Neuroplastizität) und ermöglicht
— affektive Stabilisierung,
— erweiterte Handlungskompetenzen,
— Körperakzeptanz,
— neue Erfahrungen,
— Selbstwerterhöhung,
— Verbesserung des Bezugs zum Körper.

Skills zur Problembewältigung zeigen, dass in spezifischen Situationen der Einsatz spezifischer Skills sinnvoll ist. Dabei geht es wie im Zen-Buddhismus, dessen Weisheit darin besteht, dass Wahrnehmung, Verhalten, Denken und Handeln ständig zur wandelnden Umgebung passen – um „Skills passen" und nicht um „dieser Skill ist richtig". In weiterer Folge aktiviert die selbstreflektierte Auseinandersetzung mit externen und internen Stimuli und Wahrnehmungen im Hier und Jetzt das bewusste

Körpererleben, Selbsterleben und Selbstwirksamkeit. Wobei die Psyche auf den Körper und der bewegte Körper auf die Psyche Einfluss nimmt (Rüegg 2011, S. 161). Die aktive Einflussnahme auf den Körper und die Körperfunktionen verbessert die Selbstwahrnehmung und fördert Autonomie und Selbstvertrauen. Selbstvertrauen beginnt im Körper, es gilt ihn anzunehmen, zu vertrauen und zu erforschen, dabei die Aufmerksamkeit auf die gegenwärtige Wahrnehmung zu lenken, anstatt sich in Vergangenem oder Zukünftigem zu verlieren (Remmel et al. 2006).

» Metapher
   Selbstvertrauen
   Lernen von „Stress, Unruhe und Anspannung" auf „Gelassenheit, Aufnahmefähigkeit und Erholung" umzuschalten (vegetatives Nervensystem beeinflussen)
   Koppelung von Vorstellungen und Körperreaktionen
   ... Es war einmal ein kleiner Drache, der war sehr ängstlich und konnte kein Feuer spucken, daher wurde er von den anderen Drachen ausgelacht und verspottet. Er wollte so gerne stark sein und Feuer spucken können. Traurig schlich er durch den Wald, plötzlich stand die Drachenfee vor ihm, gab ihm einen Stein in die Hand und sagte: Drück den Stein mit der Hand wie einen Schwamm, dann lass wieder los und spüre, wie die Hand ganz leicht wird und jetzt mit der anderen Hand ...
   Jetzt spanne ganz fest deinen Arm an, dass jeder sieht, wie kräftig deine Muskeln sind ... nun spanne deinen ganzen Körper an wie ein starker Baum, mach dich ganz starr und lass wieder los, spüre wie alles leicht wird und jetzt
   Presse ganz fest deine Lippen zusammen, mach ein ganz böses Gesicht, spann das Gesicht ganz fest an, dann lass auch da wieder los und spüre, wie dein Gesicht ganz leicht wird und siehe da, wie sich alles ganz locker und leicht anfühlte, konnte der kleine Drache auf einmal fliegen und den schönsten Feuerbogen spucken ...

9.1 Training

Im Allgemeinen versteht man unter sportlichem Training regelmäßige körperliche Bewegung zur Leistungssteigerung und Erhaltung oder Wiedergewinnung der Leistungsfähigkeit. Planmäßige Überlegungen, Trainingsmethoden, unterstützen u. a. Kraft, Beweglichkeit, Schnelligkeit und Ausdauer zu fördern. Sportliches Training kann je nach Zielsetzung in hoher Intensität oder in der Verfeinerung der Abläufe ausgeführt werden, die Leistungssteigerung bzw. Verbesserung der Abläufe erfolgt durch regelmäßiges Trainieren. Die Erarbeitung von Skills darf **nicht als sportliches Training** im engeren Sinn verstanden werden. Die Zielsetzung ist, trotz Einsatz einer sehr ähnlichen oder sogar derselben Methodik und Didaktik, eine andere. Der Unterschied zeigt sich nicht nur im Aufbau und Ausübung der Übungen, sondern auch
- durch die Besonderheiten der therapeutischen Beziehung (validierende, wertschätzende Grundhaltung),
- Commitment-Vereinbarung (beide Seiten),
- psychoedukative Erklärung,
- spezifischer Zusammenstellung der Übungen je nach Diagnosen, Symptomen oder individuellen Zielsetzungen,
- Flexibilität bei Themen- und Skillsauswahl.

9.1.1   Gehirntraining durch Bewegung

Im Skillstraining soll durch das Erlernen und Ausführen unterschiedlicher Übungen das neuronale Netz aktiviert werden. Die so neu erschlossenen neuronalen Bahnen ermöglichen eine andere Wahrnehmung und bieten die Chance, von automatisierten Verhaltensweisen abzuweichen. Bestimmte Bewegungen haben positive Auswirkungen auf die Gehirnfunktionen, so kann die körperliche Aktivierung auch die kognitive Leistungsfähigkeit des Gehirns fördern und den Funktionsverlust im Alter verlangsamen. Ein wichtiger Aspekt bei der Durchführung des Trainings ist

— durch aktives Tun Körper- und Bewegungserfahrungen ermöglichen,
— Kraft, Ausdauer, Flexibilität mobilisieren oder steigern.

9.1.2   Die Bedeutung des Übens – Vom Kennen zum Können

Durch stetiges Üben können Skills (Fertigkeiten) verbessert werden und um dieses Ziel zu erreichen, müssen Schwierigkeiten überwunden werden. Viele kleine Schritte sind erforderlich, um sich Schritt für Schritt dem Übungsziel zu nähern. Daher ist es wichtig, vor der Wahl der Übung, sich bewusst auf den Übungsweg einzustellen. Manche Skills müssen trainiert werden (geübt), andere erfordern eine ständige Adaption. So sind z. B. koordinative Übungen, *„variabel und vielseitig"* sowie *„fordernd und fördernd"* zu gestalten. Die Einststellung und Entscheidung für einen neuen Weg ist der erste Schritt im Übungskontext, um das Übungsziel zu erreichen. Die neu zu erlernenden Tätigkeiten entziehen sich mit zunehmendem Können immer mehr der bewussten Ausführung, bis sie schließlich automatisch eingesetzt werden.

Durch ständiges Wiederholen und Vertiefen der Übung wird im Sinne einer präventiv salutogenetischen Haltung Handlungskompetenz und Selbstwirksamkeit gefördert. Das Motto lautet: *„Nicht zu viel wollen, nicht ungeduldig werden, nicht aufgeben!"* Wie schon zu Beginn des Buches erwähnt, sind Körper-Psyche-Geist-Interaktionen eine Quelle positiver und negativer Wechselwirkungen, die gemeinsam ihr Potenzial entfalten. Durch Übung

— reagiert das Gehirn generell mit funktioneller und struktureller Anpassung,
— differenzieren sich Hirnregionen aus, die benutzt werden, und die synaptischen Verbindungen werden stärker, vergleichbar mit einem Muskel, der durch regelmäßiges Training an Kraft gewinnt,
— ermöglicht Wiederholung qualitative Fortschritte.

Stetiges Üben ermöglicht, dass sich Synapsen neu verschalten und sich „Neues" stabilisieren kann. Im Verlauf der Übungen wird der Fokus auf viele körperbezogene Bereiche ausgeweitet, um guten Kontakt zum Körper zu entwickeln und mit einer ganzheitlichen Wahrnehmung des Körpers in Kontakt zu treten. Es geht darum, allmählich zu lernen, den Körper zu verstehen, sein Potenzial zu nutzen und eine veränderte Umgangsweise mit dem Körper zu entwickeln. Wie bereits erwähnt, ist das Erleben des Tuns und die damit verbundenen Erfahrungen von Bedeutung, denn die Vergessenskurve von Ebbinghaus zeigt, dass bereits nach sechs Tagen etwa nur 15 % eines rein kognitiv gelernten Textes gespeichert bleiben.

> Kognitives Controlling allein genügt nicht, es ist wichtig, sich an die Übungen zu er-
> innern, zu üben, das *„Üben"* in den Alltag zu integrieren und zu verankern, denn
> auch die Feuerwehr übt, wenn es nicht brennt!

Um vom Kennen der Skills zum Können zu kommen, sind die synaptischen Verbindungen didaktisch durch erfahrungsbasiertes Lernen und unmittelbare praktische Auseinandersetzung zu aktivieren, durch Training zu stärken und dadurch
nachhaltig zu speichern.

» Metapher
   Astrid Lindgren lässt Pippi Langstrumpf folgendes sagen:
   „Wie soll ich das wissen, wenn ich es noch nie versucht hab?
   Ich habe niemals ein Klavier gehabt, auf dem ich es probieren konnte. Und das will
   ich dir sagen, Thomas, Klavier zu spielen ohne Klavier, dazu braucht man eine un-
   geheure Übung, bis man es kann." (Lindgren 1962, S. 18)
   Ich bin mir ziemlich sicher, dass ich es schaffe, wenn ich trainiere/übe!

9.2 Selbstwirksamkeit

Selbstwirksamkeit, die Überzeugung, auch schwierige Situationen aus eigener Kraft
erfolgreich bewältigen zu können, ist ein zentrales Anliegen der Körperorientierten
Skillsarbeit. Unterstützendes Coaching und Training hilfreicher Strategien sollen
letztlich durch Selbstwirksamkeit Handlungskompetenzen, Lebensqualität und
Lebenszufriedenheit steigern. Durch das Erleben neuer Erfahrungen und die Bewältigung belastender Faktoren aus eigener Kraft werden Stärken und Ressourcen
gefördert. Gut für sich selbst sorgen können, um seelisches und körperliches Gleichgewicht zu erhalten, bedeutet das Leben ohne professionelle Hilfestellung selbst bewältigen zu können, Selbstverantwortung zu übernehmen.
   Seine eigene Gesundheit beeinflussen zu können, wurde von Ludolf von Krehl
(1861–1937) mit folgenden Worten ausgedrückt: *„Der Mensch vermag seine Krank-
heitsvorgänge zu gestalten durch seinen körperlichen und seelischen Einfluß auf eben
diese Vorgänge."* (Rüegg 2011, S. 153) Das Vertrauen in die Selbstwirksamkeit wird
durch das Erleben erfolgreichen Handelns gefördert und stärkt den Glauben an die
eigenen Fähigkeiten. Selbstwirksamkeit erwächst auch aus dem Wissen um körperliche und geistige Prozesse und der Einstellung proaktiv mit Herausforderungen um-
zugehen (Kaltwasser 2008. S. 31). Es entstehen Kontrollüberzeugung, generalisierte
Erwartungen, durch eigenes Handeln erwünschte Ereignisse in der Umwelt zu erreichen. Diese beeinflussen die Erwartung der Erreichbarkeit von Lernergebnissen
und die Motivation zum Lernen.

► **Beispiel**

So kann durch Koppelung von Vorstellungen und Körperreaktionen gelernt werden, von
Stress, Unruhe und Anspannung auf Gelassenheit und Aufnahmefähigkeit umzuschalten
(vegetatives Nervensystem beeinflussen), diese positive Erfahrung stärkt das Selbstvertrauen. ◄

» Metapher

Sie müssen über einen schmalen Pfad (Berggrad) gehen, um zum Gipfel zu gelangen. Sie erkennen die Gefahr, Sie haben Angst abzustürzen, ihr Körper ist angespannt. Sie kennen diese Situation und schätzen sie realistisch ein. Sie akzeptieren, dass es ist, wie es eben ist, Sie müssen weiter, Sie können hier nicht verweilen. Sie haben ein Ziel vor sich...

Sie suchen einen sicheren Stand. Sie stehen jetzt fest und sicher, Sie haben guten Bodenkontakt und fokussieren Ihr Ziel, blicken nach vorn. Sie starten mit festem Schritt und gehen weiter, Schritt für Schritt, den Fokus auf das Ziel gerichtet.

9.3 Vertrauen stärken

Körperorientierte Arbeit ist nicht leistungsorientiert, die Motivation zum Lernen entsteht durch Ermutigung und Bestärkung, Erfolgserlebnisse und Vertrauen in die eigenen Fähigkeiten und wird durch positive Verstärkung und Erfolgs- Erfahrung gefördert. Das Aufrechterhalten des subjektiven Verstärkers wird begünstigt, wenn die Person erwarten kann, dass dieser erhalten bleibt.

Die psychologischen Lernmechanismen orientieren sich an der operanten Konditionierung. Diese besagt, dass Verhalten anhand seiner Konsequenzen verändert werden kann und dass Motivation bei Hinweis auf Belohnung angeregt, bei Hinweis auf Bestrafung gehemmt wird. Positive Konsequenz fördern die Häufigkeit eines Verhaltens und gelten als *positive Verstärker*. Wichtig ist, dass bereits kleine Schritte in die erwünschte Richtung sofort verstärkt werden, und dass die Verstärker an die jeweiligen Kompetenzen angepasst werden. Auch Validierungs-Strategien und lobende Äußerungen können Motivation und Veränderungsbereitschaft aktivieren sowie bereits vorhandene Ressourcen mobilisieren.

Die unterstützende Grundhaltung ist daher
- fordernd und fördernd,
- ressourcenorientiert,
- unterstützend,
- validierend.

Das Erlernen neuer Bewegungsaufgaben erfordert je nach individuellem Leistungsniveau Flexibilität und (Eigen-)Verantwortung. Der lange Weg vom unterstützenden Coaching und dem Training unter Non-Stress-Bedingungen soll letztlich das Erreichen einer Handlungskompetenz (Selbstwirksamkeit) sein, individuelle Skills auch unter Stressbedingungen und unter veränderten Verhältnissen zielführend und erfolgreich einzusetzen. Wichtig ist, dass genügend Zeit zur Verfügung steht, unter Non-Stress-Bedingungen Automatismen bewusst zu machen, Neues kennenzulernen und neue Erfahrungen sammeln, bis sich die anfangs ungewohnten Techniken generalisieren und selbstwirksam eingesetzt werden können (◘ Abb. 9.1).

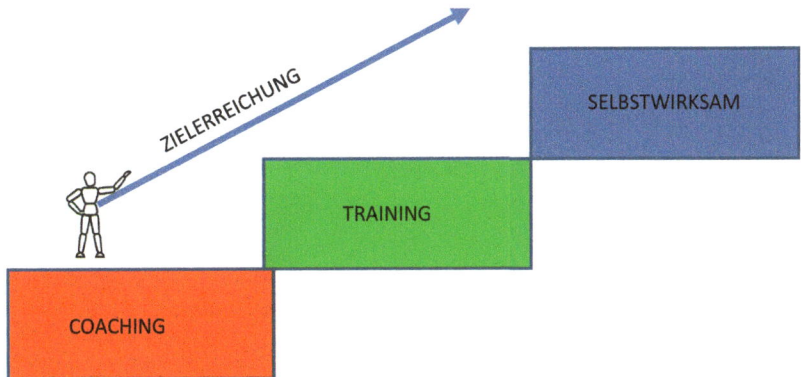

◘ **Abb. 9.1**   Zielerreichung: Coaching-Training-Handlungskompetenz

Anwendung der Techniken – auf den Punkt gebracht
- Durch behutsame Aktivierung und Wahrnehmung spezifischer körperlicher Reaktionen unter dem Motto: *„Den Körper habe ich immer dabei"* werden u. a. Erkenntnisse der Sport und Bewegungslehre *(Trainingslehre)*, der Module des Skillstraining, Embodiment und Selbstwirksamkeit integriert.
- Training
  - Durch das Erlernen und Ausführen unterschiedlicher Übungen wird das neuronale Netz aktiviert, die neu erschlossenen neuronalen Bahnen ermöglichen eine andere Wahrnehmung und ermöglichen von automatisierten Verhaltensweisen abzuweichen.
  - Gehirntraining durch Bewegung
    - Durch das Erlernen und Ausführen unterschiedlicher Übungen soll das neuronale Netz aktiviert werden.
  - Bedeutung des Übens
    - Diese wird durch den Wechsel vom Kennen zum Können bestimmter Techniken sichtbar.
  - Selbstwirksamkeit
    - Die Überzeugung aus eigener Kraft schwierige Situationen bewältigen zu können und, Handlungskompetenzen zu erweitern.
  - Vertrauen stärken
    - Bedeutet Ermutigen und Bestärken, sowie kleine Schritte und Erfolge durch positive Verstärkung fördern.

Literatur

Kaltwasser V (2008) Achtsamkeit in der Schule. Stille-Inseln im Unterricht: Entspannung und Konzentration. Beltz, Weinheim
Lindgren A (1962) Pippi geht an Bord. Buchgemeinschaft Donauland. F.Oetinger, Hamburg
Remmel A, Kernberg OF, Vollmoeller W, Strauß B (2006) Handbuch Körper und Persönlichkeit. Entwicklungspsychologie, Neurobiologie und Therapie von Persönlichkeitsstörungen. Schattauer, Stuttgart
Rüegg JC (2011) Gehirn, Psyche und Körper. Neurobiologie, von Psychosomatik und Psychotherapie, 5. aktualisierte und erweiterte Aufl. Schattauer, Stuttgart

Modalitäten

Inhaltsverzeichnis

10.1 Ziele

Das Ziel Körperorientierter Skillsarbeit ist es, kreative und körperliche Fähigkeiten zu entdecken, auszubauen und für die Problem- und Alltagsbewältigung zu nutzen, ohne sich in der Fülle und dem Wirrwarr von Ansätzen, Möglichkeiten und Bedingungen zu verlieren.

Was ist das Ziel?

- Die Zusammenhänge der körperlichen Reaktionsmuster zu verstehen und zu erkennen
- Körperliche Reaktionen in den Fokus nehmen, zu akzeptieren oder zu verändern
- Neue Körper- und Bewegungserfahrungen zu machen
- Körperwahrnehmung im Tun zu erleben

Was soll erreicht werden?

- Durch emotionale Aktivierung die Internalisierung von Veränderung zu erleichtert
- Durch erlebnisorientierte Interventionen auf der körperlichen und emotionalen Ebene Veränderungen auf der kognitiven und Verhaltensebene zu erreichen

Was ist von Bedeutung: Förderung von

- Kompetenzen
- Lebensqualität
- Lebenszufriedenheit

Die jeweiligen Zugänge um notwendige Verknüpfungen, der im impliziten Körpergedächtnis gespeicherten Erfahrungen zu öffnen und in aktuelle Erfahrungsmöglichkeiten und dem expliziten Gedächtnis zu integrieren, werden im Praxisteil durch praktische Anleitungen thematisiert. Die Themenbereiche und Ziele wie im kommenden Praxisteil beschrieben, sind weitreichend und umfassen

- Körperachtsamkeit
- Koordination
- Gleichgewicht
- Anti-Dissoziations-Skills
- Sturzprophylaxe
- Körperwahrnehmung- und -akzeptanz
- Körperausdruck und Nonverbale Signale
- Emotionsregulation
- Krisen- und Hochstressmanagement
- Ressourcen stärken – Nicht näher bezeichnete Skills

10.2 Dauer und Setting

Tools und Techniken werden im jeweils zur Verfügung stehenden Zeitraum an die individuellen Bedürfnisse angepasst vermittelt und trainiert. Die Erarbeitung der Techniken ist im Einzel- und/oder Gruppenkontext möglich. Die Einzelarbeit ermöglicht die Unterstützung bei der Erreichung der persönlichen Ziele. Die Vorteile einer Gruppe bietet durch die breiten angelegten Interventionen und Übungsmöglichkeiten intensivere Erfahrungen und vielfältige Austauschmöglichkeiten.

A. Einzelsetting
Auswahl der Inhalte: individuell
Ort: Raum, im Freien

B. Gruppensetting
Auswahl der Inhalte:
an die Teilnehmer anpassen
Ort: Bewegungsraum, im Freien

10.2.1 Auswahl der Übungen

Die Auswahl und Informationen zu den jeweiligen Übungen und den vielfältigen Variationen ermöglichen die individuelle Auswahl und Abstimmung auf die jeweiligen Situationen, das Lebensalter und die Bedürfnisse der ausübenden Personen. Die Zusammenstellung der Übungen kann nach Diagnosen, Symptomen oder individuellen Zielsetzungen erfolgen. Beim Zugang über den Körper kommt es leichter zur Erweckung von Vorstellungen oder Erlebnissen von im Körper gespeicherten Erfahrungen. Mehrere komplexe Systeme des menschlichen Organismus reagieren unterschiedlich auf Berührung und Körperkontakt und aktivieren biochemische Prozesse. Körperhaltung und Körperpositionen beim Sitzen, Stehen oder Bewegen im Raum rufen unterschiedliche Gefühlszustände und Erinnerungen hervor. So kann z. B. das Liegen auf dem Boden mit geschlossenen Augen bei Angstproblematiken oder traumatischen Erfahrungen als bedrohlich erlebt werden und heftige Emotionen, Flashbacks oder Dissoziation auslösen. Auch die fokussierte Aufmerksamkeit auf Atmung und Körperempfindungen erfordert ein graduiertes Vorgehen und Feingefühl. Bestimmte Techniken (z. B. Hyperventilation) können an den Rand des körperlich und psychisch Erträglichen bringen, der über den kognitiven und sprachlichen Bereich hinausgeht. Übergreifend ist festzuhalten, dass bei manchen Übungen sowohl auf diagnostische Merkmale (Epilepsie, Traumata, Psychosen, medizinische oder körperliche Beeinträchtigung...) als auch auf die persönlichen Vorerfahrungen Rücksicht zu nehmen ist, z. B. bei Emotionsvermeidung oder Somatisierung, wo die Aktivierung der Gefühle als bedrohlich erlebt werden kann (Langlotz-Weis 2020).

Transparenz und Abklärung folgender Bedingungen erleichtern die Möglichkeiten, neue Erfahrungen zu erleben. Voraussetzung ist, dass die Körperarbeit in einem vertrauensvollen Raum und in einem klaren Kontext stattfindet, um einen neuen Zugang zum Körper zu finden (Brokuslaus et al. 2021, S. 152 – S. 153). Grundsätzlich gilt, dass nicht jedes körperorientierte Verfahren und nicht jede Technik für jeden Menschen geeignet ist. Die Auswahl der Inhalte und Übungen erfordert eine klare Absprache und entspricht dem Gedanken des multimodalen Modells.

10.2.2 Rahmenbedingungen und Regeln

Die Vermittlung der körperorientierten Interventionen ist nicht leistungsorientiert, die individuelle Zusammenstellung der Übungen ermöglicht den Zugang zu neuen Erkenntnissen und Erfahrungen. Der Weg dorthin spiegelt sich in der Dialektik zwischen transparenter Kommunikation von Ziel und Zweck der Inhalte versus Flexibilität und Eigenverantwortung wider. Die Komplexität und Vielfalt der Übungsmöglichkeiten und Interventionen erfordert nicht nur eine klare Zieldefinition, sondern – wie schon erwähnt – eine Abklärung relevanter personenbezogener anamnestischer und symptomatischer Kriterien und individueller Anpassung durch Regeln

10.2.3 Rahmenbedingungen

Anpassung an die Voraussetzungen und Möglichkeiten (Setting)	Diagnose-spezifisch, Diagnose-übergreifend, Diagnose-unabhängig Bestehen körperliche oder gesundheitliche Einschränkungen (z. B Handicaps, Lernstörung, Intelligenzminderung...)? Kinder, Jugendliche, Erwachsene, Senioren Einzeltraining Gruppentraining
Umgang mit Berührung	Ist Berührung möglich? Wenn ja, unter welchen Bedingungen? - Berührung über Hilfsobjekte z. B. Decken, Laken, Bälle - Fremdberührung - Keine Berührung - Selbstberührung
Augen schließen	Möglichkeiten anbieten - Geschlossen - Offen - Halb offen - In welcher Situation? - Bei welcher Körperposition
Planung der Körperposition (stehen, sitzen, liegen, gehen) Voraussetzungen überdenken und anpassen	Fragen klären - Arbeit im Liegen am Boden - Mit geschlossenen Augen Cave: Liegeposition bedeutet - Gefahr der Auslösung von Regression und Kontrollverlust, - Dissoziation. Stehen ist Ich-stützend!
Nähe und Distanz	Was ist möglich in der - Intimzone, - persönlichen Zone, - sozialen Zone?
Regeln vereinbaren!	- Grenzen der Übung - Rückmeldungen - Stoppsignale

Modalitäten – auf den Punkt gebracht

— Ziele
  – Die Zusammenhänge die körperlicher Reaktionsmuster verstehen und erkennen und durch erlebnisorientierte Interventionen Veränderungen auf der körperlichen und emotionalen Ebene erreichen.
— Dauer und Setting
  – Im jeweils zur Verfügung stehenden Zeitraum an die individuellen Bedürfnisse und unterschiedlichen Settings anpassen.
  – Die Auswahl der Übungen richtet sich nach den individuellen Bedürfnissen und Abstimmung an die jeweilige Situation.
— Auswahl der Übungen
  – Komplexe Systeme des menschlichen Organismus reagieren unterschiedlich auf Berührung und Körperkontakt und aktivieren biochemische Prozesse und können Angstproblematiken und heftige Emotionen, Flashbacks oder Dissoziation auslösen.
  – Rahmenbedingungen und Regeln
    – Körperorientierte Arbeit erfordert Abklärung relevanter personenbezogener anamnestischer und symptomatischer Kriterien und klarer Absprachen und Regeln.
— Didaktik
  – Die Inhalte und Übungen unterliegen keine, starren Programm und sind austauschbar und kombinierbar, sie orientieren sich an den Zielen und Bedürfnissen der Teilnehmer.

Literatur

Brokuslaus I, Welke T, Edel A (2021) Bewegen statt Erstarren! Das Praxisbuch für DBT-Körperskills. Mit einem Geleitwort von Martin Bohus. Schattauer, Stuttgart
Langlotz-Weis M (2020) Körperorientierte Verhaltenstherapie, 2. Aufl. Reinhardt Verlag, München

Praxis

Inhaltsverzeichnis

Körperachtsamkeit

Inhaltsverzeichnis

» Leitgedanke – Metapher

Die Skillsvermittlung ist funktions- und erlebnisorientiert.

Die beste Weise, sich um die Zukunft zu kümmern, besteht darin, sich sorgsam der Gegenwart zuzuwenden. (Thích Nhat Hạnh)

Der Begriff der Achtsamkeit ist untrennbar mit den Praktiken der Körperskills verbunden, die Wirksamkeit liegt in der praktischen Umsetzung und Anwendung. Achtsamkeit ist ein einfaches Konzept der mentalen Aufmerksamkeitssteuerung, inneren Haltung und dient anfänglich keinem *nützlichen* Zweck. Sie unterstützt das Ziel, bewusst im gegenwärtigen Moment zu sein, keinen Automatismen, dem „*Autopilot*" zu folgen. Achtsamkeit bedeutet aber auch vom TUN ins SEIN zu kommen, nicht zu bewerten, Eins zu werden, mit dem, was getan wird. Der gegenwärtige Augenblick steht im Zentrum der Balance von TUN und SEIN. Das Bogenschießen wird nicht geübt, um die Scheibe zu treffen, das Schwert nicht geschwungen, um zu kämpfen und der Tänzer versucht nicht dem Rhythmus zu folgen. Durch Zuwendung zu bestimmten Tätigkeiten und Wahrnehmungen wird voll teilnehmend eine neugierige, offene und freundliche Haltung für den Augenblick und sich selbst gegenüber eingenommen.

Achtsamkeitsbasierte Skills sind die Basis aller körperorientierten Skills. Sie zielen darauf ab, das Konzept der Achtsamkeit zu vermitteln, einen förderlichen und freundlichen Umgang mit sich selbst zu entwickeln, den Fokus der Konzentration auf den Körper zu richten und somit den Geist zu schulen. Die bewusste Aufmerksamkeitslenkung und Wahrnehmungen aller interner und externer Informationen in der augenblicklichen Situation ermöglicht Prozesse zu erkennen, zu erforschen und zu steuern.

Das Training selbst beinhaltet verschiedene Praktiken, wobei sowohl formelle (angeleitete Übungen) als auch informelle Übungen (Alltagsroutineaufgaben) zur Anwendung kommen. Neue neuronale Verschaltungen werden geformt und stabilisiert, der Weg führt allmählich vom Kennen zum selbstwirksamen Können, um das Erlernte ins Alltagsleben zu integrieren.

11

- **Wirkfaktoren**
- Neue Erfahrungen ermöglichen neue synaptische Verbindungen, stärken die Neuroplastizität
- Gehirntraining, Aktivierung von rechter und linker Gehirnhälfte durch Auf- und Abwärtsbewegungen und Links/Rechts-Rhythmen
- Verlangsamen der Hirnaktivität, Förderung der Schlafqualität, Gelassenheit und Regeneration durch körperlich langsam durchgeführte Übungen (Übungen in Zeitlupe)
- Achtsam kraftvoll durchgeführte Beinarbeit bewirkt über neuronale Verschaltungen Dynamik (antriebsfördernd)
- Achtsam kraftvolle Aufwärtsbewegungen fördern die Serotoninproduktion (stimmungsaufhellend)
- Achtsamkeitsübungen verändert die Biochemie des Körpers und wirken sich auf die Hirnstruktur aus

- **Basis für/zu/zur**
- Empfindungen wahrzunehmen, ohne zu verändern (Distanzierung).
- Erkennen von Aufschaukel-Prozessen.
- Förderung der emotionalen Selbstregulation (Emotionsregulation, Beziehungsfähigkeit).

- Förderung von physischer und psychischer Gesundheit (Stressreduktion).
- Konzentration (den „Autopilot" wahrzunehmen, zu stoppen und neu zu ordnen).
- Präsenz im Hier und Jetzt.
- Selbstreflexion (angenehme, unangenehme und neutrale Zustände wahrzunehmen).
- Spannungsregulation (sich erlauben, Gefühle zu haben – zu akzeptieren, loszulassen).

■ Achtsamkeit in der Körperarbeit schult die Fähigkeit

- mit sich selbst in Kontakt zu kommen,
- das Sein genau wahrzunehmen,
- sich auf den Moment, das Hier und Jetzt, zu konzentrieren,
- präsent zu sein,
- was IST zu akzeptieren (nicht zu bewerten),
- den Autopiloten zu stoppen,
- Abläufe zu verändern.

■ Die Balance zwischen TUN- und SEIN-Modus

- Im TUN-Modus befindet sich der Körper oft in einem Funktions- und Reaktionsmodus, vieles läuft automatisch ab. Der Körper wird kaum bewusst wahrgenommen, das aktivierte neuronale Netzwerk ist auf Autopilot geschaltet. Aktivität, das TUN, steht im Vordergrund, Gedanken und Vorstellungen werden als real betrachtet, Handlungen (Abläufe) durch vergangene Erfahrungen beeinflusst.
- Im SEIN-Modus wird bewusst der Augenblick in diesem Moment wahrgenommen. Achtsamkeit fördert die Fähigkeit mit dem offenen, akzeptierenden und erfahrungsbasierten SEIN-Modus in Kontakt zu kommen, diesen Zustand bewusst zu erkennen.
- Beide Modi, TUN und SEIN, haben ihre Berechtigung, die Akzeptanz beider und die dialektische Herangehensweise reflektiert verschiedene Annahmen, um auf gewohnte Mechanismen flexibel zu reagieren, um Neues initiieren und verinnerlichen (◘ Abb. 11.1).

■ Den Tun-Modus erkennen

Achtsame Körperskills können unter dem Slogan: *„Den Körper habe ich immer dabei!"* viele Ausprägungen haben. Die Besonderheit ist nicht die Übung selbst, sondern deren Ausführung, um den TUN-Modus zu erkennen.

◘ **Abb. 11.1**   TUN- und SEIN-Modus

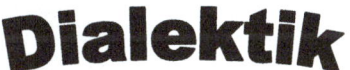

Überschrift: Im Moment sein

Wenn ich gehe, gehe ich ...

Wenn ich stehe, stehe ich ...

Wenn ich sitze, sitze ich ...

» Leitgedanken – Metaphern

„Es IST, wie es IST" – achtsame Akzeptanz!

„Die Balance zwischen SEIN-Modus und TUN-Modus finden"

Achtsamkeit

Ein buddhistischer Mönch geht achtsam und konzentriert den Weg entlang,

Schritt für Schritt ...

Eine Ameise kreuzt den Weg ...

Er bemerkt sie, bleibt achtsam und bewusst stehen,

bis die Ameise vorbeigezogen ist ...

Dann geht er weiter,

Schritt für Schritt ohne Ziel!

11.1 Anleitung und Methodik

11

» Leitgedanke – Metaphern

„Eine Reise beginnt immer mit dem ersten Schritt (Laotse)."

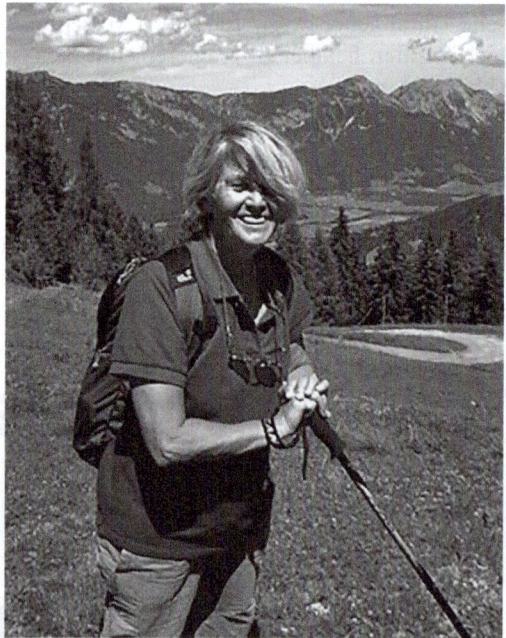

Der erste Schritt in der Achtsamkeitspraxis ist die gezielte Schulung der bewussten Aufmerksamkeit, das Erleben auf das Hier und Jetzt zu lenken, basierend auf den Fähigkeiten zur Selbstwahrnehmung und Selbstreflexion.

Ziel ist die aktive Lenkung der selektiven Aufmerksamkeit, um Einzelheiten, Sinneswahrnehmungen, Gedanken, Gefühle, Körperempfindungen bewusst wahrzunehmen, ohne dies zu bewerten.

Bei den Übungen geht es nicht darum, alles richtig zu machen, sondern das zu tun, was möglich ist, um neue Erfahrungen zu machen – zu üben, ohne sich von aufkommenden negativen Empfindungen behindern zu lassen. Das bedeutet auch, mitfühlend und liebevoll den Fokus auf innere Vorgänge richten, diese zur Kenntnis nehmen, um den TUN-Modus zu erkennen. Die Herausforderung liegt bei der bewussten Wahrnehmung unangenehmer Empfindungen, dazu zählen:

- Automatische Reaktionsmuster
- Automatische Denk- und Verhaltensmuster
- Fixierungen in Vergangenheit oder Zukunft
- Kognitive Beeinflussungen
- Vermeidung unangenehmer Wahrnehmungen
- Verwechslung von Gedanken mit Tatsachen

Durch die aufmerksame Wahrnehmung von aktuellen Eindrücken und Empfindungen wird die distanzierte Bewusstheit für Gefühle, Gedanken, Körperempfindungen gefördert. Die Bewusste Steuerung bietet die Möglichkeit innezuhalten, nicht automatisiert zu reagieren, sondern loszulassen.

Das bedeutet:

- Bewusster Kontakt mit dem Hier und Jetzt (Sich bewusst sein, was gerade jetzt passiert)
- Aktive Lenkung der Aufmerksamkeit (Sich nicht ablenken zu lassen)
- Empfindungen bewertungsfrei und ohne emotionalen Aufruhr zu betrachten (Offenbleiben)
- Erkennen von ungünstigen Aufschaukel-Prozessen (Gedanken sind keine Tatsachen)
- Entscheidungsfreiheit erkennen
- Aus dem Autopiloten auszusteigen, den einzelnen Wahrnehmungen Aufmerksamkeit zu schenken, innezuhalten und zu lenken, z. B. bewusst auf den Atem und die aufkommenden Empfindungen zu achten
- Sich Schritt für Schritt dem Ziel (Aufgabe) nähern

11.1.1 WAS soll geübt werden – WAS ist mein Ziel?

Diese Schritte umfassen drei Bereiche
1. Wahrnehmung (wahrnehmen): Beobachtungen und Erfahrungen sammeln
2. Beschreibung (beschreiben): Wahrnehmen, ohne zu bewerten – ohne zu verändern!
3. Aktive Beteiligung (teilnehmen): Ganz bei der Sache sein

Wahrnehmen
Wahrnehmen bedeutet die Aufnahme sensorischer Informationen von Situationen, Dingen, Gedanken und Gefühlen ohne Ablenkung und ohne den Versuch, sie festzuhalten. Die bewusste Wahrnehmung soll auf das gelenkt werden, was im jetzigen Augenblick da ist, nicht nur äußere Gegebenheiten, sondern auch das innere Erleben.

» Leitgedanken – Metaphern
Vermeidung vermeiden – Wahrnehmungen zulassen!
„Wenn du begreifst, sind die Dinge einfach, wie sie sind.
Wenn du nicht begreifst, sind die Dinge einfach, wie sie sind."
(Zen-Weisheit)

Übung: Was nehme ich wahr? Was tue ich gerade – Anleitung und Aufgabenstellung
Setzen Sie sich bequem, aber aufmerksam und konzentriert hin. Sie brauchen nichts anderes zu tun als nur auf das, was Sie gerade wahrnehmen, zu achten. Sie nehmen es wahr und lassen es vorbeiziehen. Sie können Körperempfindungen, Gedanken, Impulse einfach kommen und gehen lassen. Beobachten Sie, was Sie wahrnehmen.

Lenken Sie die Aufmerksamkeit auf das Atmen, wie es kommt, wie es geht, wie sich die Brust und der Bauch hebt und senkt, beobachten Sie die Bewegung...

Wählen Sie unterschiedliche Bereiche Ihres Körpers aus, nehmen Sie diese wahr und lassen Sie dann den Atem bewusst hinfließen.

Welche Körperempfindung nehmen Sie wahr? Welche Gedanken tauchen auf? Welche Gefühle tauchen auf? Wie erleben Sie dieses Gefühl in ihrem Körper? Was geht gerade in Ihnen vor?

Wie ist ihr Allgemeinzustand, sind Sie müde, nervös, unruhig, aufgeregt, neugierig oder...?

Jede Wahrnehmung wird auf ihren Informationsinhalt überprüft.

— Was passiert gerade jetzt? (Realitätsüberprüfung)
— Was sehe, höre, spüre, schmecke ich in diesem Augenblick? (Sinnesüberprüfung)
— Welche Empfindungen nehme ich gerade/wahr? (Emotionsanalyse)
— Welche körperliche Resonanz und Körpersprache nehme ich wahr? (Embodiment)

11

■ **Fazit**
Die bewusste Wahrnehmung aller Empfindungen unterstützt, sich selbst und die Situation annehmen zu lernen, im „Hier und Jetzt" bleiben zu können!

Beschreiben

Beschreiben bedeutet die Verbalisierung der aus der Wahrnehmung gesammelten Daten. Beschreiben ist ein wesentlicher Schritt in Richtung Selbstkontrolle, Kommunikation nach außen und damit zur Möglichkeit, mit anderen Menschen Wahrnehmungen zu vergleichen und zu überprüfen.

» Leitgedanken –Metaphern
WAS ist mein Ziel? Selbstkontrolle erlangen
„Erst betrachte dich im Spiegel, dann rede!" (Chinesisches Sprichwort)

Übung: Beobachtungen in Worte fassen – Anleitung und Aufgabenstellung

Die Wahrnehmungen einer Situation (Tätigkeit) so genau wie möglich sachlich beschreiben (A),

   distanziert (Metaebene) von außen betrachten und analysieren (B).

   A: Geleitete Atemübung

   Lenken Sie die Aufmerksamkeit auf den Atem. Atmen Sie in Ihrem Tempo. Wenn Sie ausatmen, nehmen Sie das Ausatmen bewusst wahr und beschreiben Sie: Ich atme aus. Wenn Sie einatmen, seien Sie sich bewusst, dass Sie einatmen und beschreiben Sie: Ich atme ein.

   Lenken Sie die Aufmerksamkeit auf die Körperhaltung. Nehmen sie diese bewusst wahr. Nehmen Sie wahr, wie Sie sitzen (stehen, liegen, gehen). Sind Sie sich bewusst, dass Sie sitzen, dass Ihre Beine nebeneinander auf dem Boden stehen.

   Was tun Sie gerade jetzt, beschreiben Sie Ihre Wahrnehmungen:

– Ich sitze auf einem Sessel, meine Beine stehen auf dem Boden....
– Ich atme ein. Ich mache eine Pause. Ich atme aus...

Lenken Sie die Aufmerksamkeit auf die Gedanken und beschreiben Sie, z. B...
– Hoffentlich mache ich es richtig? Diese Übung ist leicht, ob sie hilft?

Nehmen Sie Ihre Gedanken als psychische Ereignisse wahr, es sind keine Tatsachen.

   Ist dieser Gedanke automatisch aufgetaucht. Gedanken kommen und gehen, ohne dass Sie den Gedanken folgen müssen.

   Lenken Sie die Aufmerksamkeit auf die Körperempfindungen, Körperreaktionen. Was erleben Sie gerade in Ihrem Körper? ...

   Welchen Impuls nehmen Sie wahr?...

   Welches Gefühl?...

   Wie erleben Sie das Gefühl in Ihrem Körper?...

B: Situationsanalyse: Was mache/tue ich jetzt gerade

Ich sitze in einem Raum mit anderen Menschen, ich sehe Menschen, die ich kenne und lächle ihnen zu (Realitätsüberprüfung).

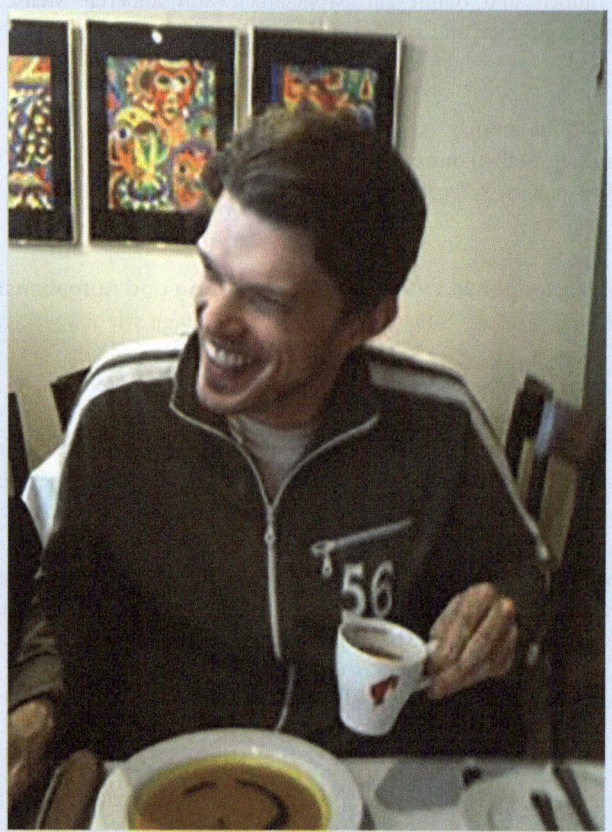

Was denke ich: das ist B.

Meine Gestik: freundlich zuwinken, zuwenden

Meine Mimik: freundliches Lächeln, offene Augen, entspannte Gesichtsmuskulatur

Meine Körperreaktionen: ruhiger Atem, ruhiger gleichmäßiger Puls, entspannt

Meine Körperhaltung: aufrecht, locker

Welchen Impuls spüre ich: Nähe herstellen, bemerkbar machen (Emotionsanalyse)

Mein Gefühl: Zufriedenheit

Mein sichtbares Verhalten/Was zeige ich: Offenheit, Kontakt herstellen (Focusing)

■ **Fazit**

Den Autopiloten durchbrechen durch ein Bewusstwerden von positiven oder negativen Dingen. Das, was bewusst wahrgenommen wird, sachlich kommentieren und mit einfachen Worten beschreiben.

Die sachliche Beschreibung der Empfindungen hilft
- Zusammenhänge zu erkennen,
- den Aufschaukel-Prozess/Teufelskreis zu durchbrechen.

Aktiv beteiligen – teilnehmen

Teilnehmen („Teil werden") ist die Fähigkeit, ganz im gegenwärtigen Moment zu sein, sich auf die Sache zu konzentrieren, die man gerade tut. Sich bewusste Momente nehmen und nicht ablenken lassen. Sich einer Sache mit der ganzen Aufmerksamkeit widmen, Eins werden mit der Aktivität des Augenblicks. Manche Tätigkeiten erfordern die volle Teilnahme, wie koordinative Übungen z. B. Balance halten, jonglieren, über ein Seil gehen, Rhythmen und Choreografie. „Voll bei der Sache sein" erlaubt kein Multitasking, je mehr Tätigkeiten gleichzeitig ausgeführt werden, je mehr Informationen auf das Gehirn einströmen, desto schneller kann es zur Überforderung, Reizüberflutung und zu Stressreaktionen kommen.

Ziel ist daher, die Fähigkeit des Teilnehmens auch bei weniger anspruchsvollen Tätigkeiten umzusetzen.

» Leitgedanke – Metapher
„Wenn du etwas tust, dann tue es so gut wie möglich.
Achte nicht auf das Ergebnis,
das Ergebnis ist nicht wichtig." (Zen-Weisheit)

Übung: Ganz bei einer Sache sein – Anleitung und Aufgabenstellung
Tanz mit Musik
　　Auf spielerische und spontane Art und Weise Schritte und Bewegungsmuster entwickeln, ohne zu bewerten. Körperbewegung und Rhythmen werden eins.

- **Fazit**
- Diese anspruchsvolle koordinative Tätigkeit erfordert Aufmerksamkeit und Konzentration
- EINS werden mit dem, was man TUT, ohne nachzugrübeln

11.1.2　WIE soll geübt werden – WIE erreiche ich das Ziel?

Diese Schritte umfassen ebenfalls drei Bereiche:
1. Akzeptanz (akzeptieren): Die gegenwärtigen (im Hier und Jetzt) Wahrnehmungen und Empfindungen des Augenblicks als gegeben annehmen – Das IST, nicht das SOLL!
2. Konzentration (konzentrieren): Bewusste Fokussierung auf das Wesentliche – Einzelheiten entdecken!
3. Wirksamkeit (effektiv sein): Keinem nützlichen Zweck dienen – Tun, was möglich ist!

Akzeptieren
Bewertung (Beurteilung) innerer und äußerer Wahrnehmungen geschieht meist blitz-schnell und gehört zum Alltag. Die Bewertung und Zuordnung in richtig oder falsch, schön oder hässlich, gut oder schlecht initiiert Abwertung oder Anerkennung.

» Leitgedanken – Metaphern
Wenn Sie bemerken, dass Sie bewerten, bewerten Sie das Bewerten nicht, sondern akzeptieren Sie diesen Moment.
„Das Leben ist kein Problem, das es zu lösen,
sondern eine Wirklichkeit, die es zu erfahren gilt." (Buddha)

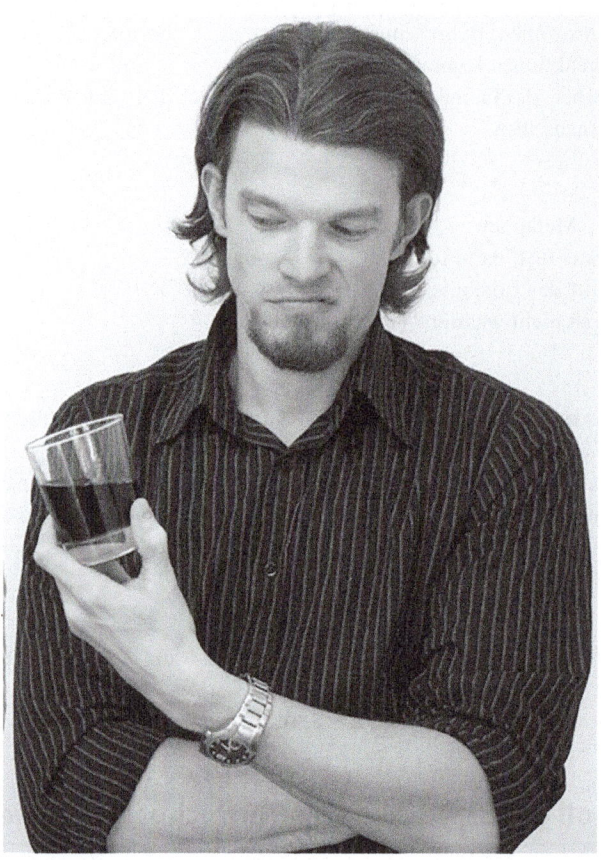

■ **Der Teufelskreis**
Bei dysfunktionaler Aufmerksamkeitslenkung entsteht oft ein Teufelskreis einer per-severierenden und selbstbezogenen Form der Informationsverarbeitung. Negative Gedanken lösen in problematischen Situationen aversive Emotionen und als bedroh-lich erlebte Körperreaktionen aus, diese schaukeln sich hoch und führen zur Auswahl ungünstiger Regulationsstrategien. Verstärkende Mechanismen wie

11

Teufelskreis

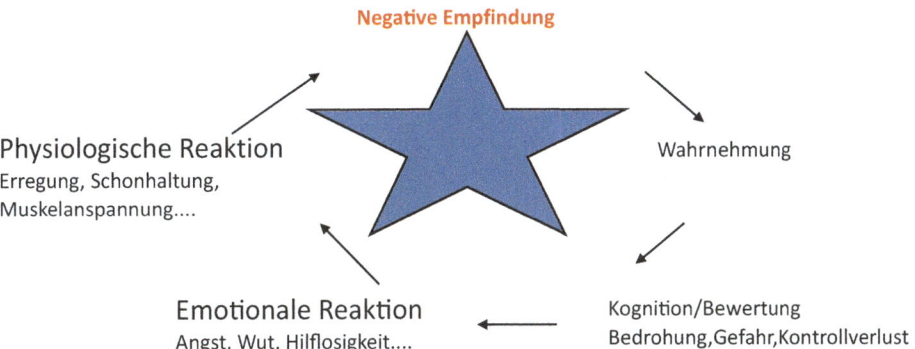

Abb. 11.2   Teufelskreis

– Aufmerksamkeitsfokussierung auf die als negativ erlebten Empfindungen,
– Bewertungsprozesse und
– Verhaltensmuster (Vermeidung, Schonhaltung ...)

münden in einen Teufelskreis und über Konditionierungsprozesse werden Teilaspekte der Wahrnehmung wieder zu Auslösern (Abb. 11.2).

◼ Den Teufelskreis erkennen

Ganz ohne Bewertung geht es nicht, diese wird für die schnelle Orientierung im Alltag und im sozialen Umfeld benötigt. Wichtig ist zu erkennen, wann bewertet wird und welche negative Folgen Bewertungen im Umgang mit anderen oder mit sich selbst haben können. Die Aktivierung negativer Gedanken (Kognitionen), verbunden mit Selbstabwertung, Angst, Hoffnungslosigkeit und negativen Bildern, erzeugt oft eine Diskrepanz zwischen Tatsache und Erwartungen.

Bei der körperorientierten Arbeit ist es hilfreich, die Auswirkungen von subjektiv negativen Bewertungen (Aufschaukelprozessen) mithilfe von vier Übungen erlebbar zu machen. Ziel ist es, den dysfunktionalen Prozess zu stoppen, um einen besseren Zugang zur Realität und zu sich selbst zu erlangen, um offen für neue Erfahrungen zu sein.

– Die Bewertung und Bedeutung der Wahrnehmungen von körperlichen Symptomen bei Angst- oder Panikzuständen (Übung: A)
– Die Art und Weise, wie Schmerz erlebt und ausgedrückt wird, beeinflusst die Schmerzwahrnehmung und -empfindung (Übung: B)
– Die störungsaufrechterhaltende Wirkung bei Depression durch Grübeln (Übung: C)
– Schritte zur Durchbrechung des Teufelskreises (Übung: D)

Übung A: Angst – Anleitung und Aufgabenstellung
Situationsbeschreibung
Es ist mitten in der Nacht, Sie wachen auf und spüren das Herz stark klopfen und den Puls durch den Körper jagen.

    Analyse des Geschehens – Bewertung der Wahrnehmung durch negative Gedanken
- Ich bekomme einen Herzinfarkt.
- Ich werde sterben …

- **Fazit**
- Aktivierung des Teufelskreises und der Angst- und Panikreaktion durch Hoch-schaukeln (Verstärken) der Körperreaktionen, z. B. Muskelverspannung, Übel-keit, erhöhte Pulsfrequenz, Herzrasen.

Übung B: Schmerz – Anleitung und Aufgabenstellung
Situationsbeschreibung
Sie spüren starke Schmerzen, Schwindel und Übelkeit, der Kopf hämmert und pocht, die Atmung ist gepresst.

    Analyse des Geschehens – Bewertung der Wahrnehmung durch negative Gedanken:
- Diese Schmerzen sind einfach unerträglich.
- Ich habe Angst, dass es nie aufhört, das ist absolut fürchterlich.
- Ich kann nichts dagegen machen.
- Es wird immer schlimmer …

11

- **Fazit**
- Aktivierung des Teufelskreises der Ohnmacht und Hilflosigkeit durch Hoch-schaukeln, Schmerzfokussierung
- Verstärkte Körperreaktion/Schmerzverstärkung, z. B. Muskelverspannung, Un-ruhe, schnelle flache Atmung, erhöhter Puls …

Übung C: Depressive Verstimmung/Verzagtheit – Anleitung und Aufgaben-stellung
Situationsbeschreibung
Ich bin allein und verzweifelt.

    Analyse des Geschehens – Bewertung der Wahrnehmung durch negative Gedanken:
- Ich bin wertlos!
- Es hat alles keinen Sinn!
- Da komme ich nie raus, es ist hoffnungslos …

■ **Fazit**

— Bewertung der Wahrnehmung durch weitere negative Gedanken: Ich will so nicht mehr leben

— Verstärkte Körperreaktion: gekrümmte Körperhaltung, Muskelverspannung, Energielosigkeit, Unruhe, Schwindel, bleiernes Schweregefühl, ...

— Aktivierung des Teufelskreises durch Selbstabwertung und Hoffnungslosigkeit Gedankenkreisen, Grübeln

---

Übung D: Durchbrechen des Teufelskreises – Nicht-Bewerten – Anleitung und Aufgabenstellung

Situationsbeschreibung

Sie spüren starke Schmerzen, Schwindel und Übelkeit, der Kopf hämmert und pocht, die Atmung ist gepresst

Analyse des Geschehens – Wahrnehmen, ohne zu bewerten

— Ich habe Schmerzen.

— Ich akzeptiere sie, es ist wie es ist.

— Ich trete innerlich einen Schritt zurück.
Ich beobachte meine Gedanken, Gedanken sind keine Tatsachen .... Ich beobachte, was ich fühle.

— Ich beobachte meine Körperreaktionen, was ich spüre, was ich tue.

— Ich lenke den Aufmerksamkeitsfokus bewusst auf meine Atmung. Ich konzentriere mich auf meine Atmung und beschreibe: Ich atme ein. Ich atme aus.
Ich ändere meine Körperhaltung ...

— Ich setze weitere Körperskills ein z. B. Body-Scan

■ **Fazit**

Durch Wiederholung der Übungen erhöht sich die Sensibilität für verschiedene Bereiche und es gelingt, die Unterschiedlichkeit der Empfindungen wahrzunehmen, zu steuern und somit Fixierungen der unangenehmen Bereiche zu lösen.

Ermöglicht

— die Einschätzung der Angemessenheit von Gedanken, Gefühlen und Körperempfindungen im Hier und Jetzt.

— das Erkennen und die Akzeptanz des Gedankens als Gedanke und nicht als Realität.

— Körperempfindungen und Körperreaktionen anhand realitätsbezogener und überprüfbarer Wahrnehmung zu verändern.

Akzeptieren

Gedankenkreisen ist oft schwer zu stoppen, besonders, wenn Gedanken, Erinnerungen, Bewertungen ungezügelt und ungebremst im Kopf herumschwirren, im Buddhismus spricht man vom Affengeist – den wilden Affen, die im Kopf toben.

Die Fokussierung und Konzentration auf Einzelheiten, die bewusste Wahrnehmung des gegenwärtigen Moments hilft sie bändigen, zu stoppen, sie ziehen zu lassen und andere Fähigkeiten zu entdecken. Die Fokussierung auf Wesentliches, auf kleine Schritte, hilft bei der Erreichung von kleinen und in Folge von großen Zielen. Das Gehirn konzentriert sich auf das augenblickliche TUN, die Wahrnehmung störender Reize wird ausgeblendet!

» Leitgedanken – Metaphern
Mach eins nach dem anderen!
„Höre auf, daran zu denken und darüber zu sprechen,
und es gibt nichts, was du darüber nicht wissen kannst." (Zen-Weisheit)

Übung: Tänze erlernen – Anleitung und Aufgabenstellung
Erlernen eines Gruppentanzes, z. B. Salsa, Sirtaki, Stepptanz ...
   Ziel bei Gruppentänzen ist, dass alle Schritte und Bewegungen synchron ausgeführt werden. Wieder ist es wichtig, Schritt für Schritt die jeweiligen Schrittkombinationen aufzubauen. Das bedeutet, sich Zeit nehmen, um die Kombination von Bewegungen zu entwickeln und die einzelnen Elemente zu einem Gesamtwerk zusammenzusetzen.
   Fazit
   Einen Gruppentanz einzustudieren erfordert Konzentration und Koordination.

11

Wirksam (effektiv)
Effektiv zu sein bedeutet nicht: Viel zu TUN, sondern zu tun, was möglich und nötig ist, um ein/mein Ziel zu erreichen. Sich auf die Ziele zu konzentrieren, die erreichbar sind, und sich nicht in der Vielfältigkeit und in Wunschträumen zu verlieren. Das erfordert, bewusst auf Gleichzeitigkeit zu verzichten. Ziel ist, Neues zu entdecken und Schritt für Schritt die Integration in den individuellen Alltag zu ermöglichen.

» Leitgedanken – Metaphern
   Mut zur Lücke, um die individuelle Lebensqualität und Lebenszufriedenheit zu erhöhen.
   „Konzentration und Geduld weisen den Weg." (Zen-Weisheit)

Die Waschstraße (Berührungserfahrung) – Anleitung und Aufgabenstellung
Die Teilnehmer stellen sich paarweise gegenüber auf und bilden einen Gang. Ein Teilnehmer beginnt durch den Gang zu gehen und bestimmt, welches Auto er sein möchte und die Art und Intensität der Berührungen, die die Autopflege simulieren.

■ **Fazit**

Der kontrollierte Umgang ermöglicht Berührungserfahrung und einen schonenden Zugang zur Körperlichkeit.

11.1.3 Vom Kennen zum Können

Achtsamkeitspraktiken erfordern viel Übung, um im Alltag das TUN und das SEIN ins Gleichgewicht zu bringen.

Neben den spezifischen Anleitungen und Inhalten der Übungen, hat sich bei der Durchführung die Fokussierung auf die individuellen Erfahrungen bewährt. Ein bedeutender Schritt bei den Übungen ist, zu erkennen, wenn Automatismen auftauchen, diese dann zu stoppen, sich an das Ziel zu erinnern und dann die geplante Übung fortzusetzen.

- Aufmerksamkeitsfokussierung
- Schritt für Schritt offen für Wahrnehmungen sein
- Neue Erfahrungen machen, Neues erleben

» Leitgedanken – Metaphern

Bei der Zielerreichung den Fokus auf die Skillserfahrung lenken, kognitives Wissen (Kontrolle) allein führt nicht zur Selbstwirksamkeit!

Die Theorie über das Löschen eines Brandes, hilft nicht, ihn zu löschen. Die Feuerwehr übt daher NICHT erst, wenn`s brennt!

Übung: Den Körper als Navigationssystem nutzen

Von Kopf bis Fuß den Körper erforschen!

Anleitung und Aufgabenstellung

Die Empfindungen, Haltung und/oder Bewegung bewusst wahrnehmen, alle Erfahrungen so gut es geht zulassen, akzeptieren! Bewusst jede Einzelheit wahrnehmen: die Einzelheiten des Körpers, den Atem, die vier Körperhaltungen: Gehen, Stehen, Sitzen, eventuell Liegen; die körperlichen Tätigkeiten wie Vorwärts- oder Rückwärtsgehen.

Bei der Beobachtung entstehen, entwickeln und entschwinden Empfindungen, die angenehm, unangenehm oder neutral sind, die Erfahrungen werden reflektiert.

Über Beobachtungen zu reflektieren erfordert ein wenig Übung, die Wahrnehmungen beziehen sich auf die Zeiten.

Während der Übung

- Was bemerke ich?
- Welche Erfahrungen habe ich mit dieser Empfindung, diesem Gedanken, diesem Gefühl?
- Was löst diese Erfahrung aus? Wunschdenken, Grübeln, Bewertung? Druck, alles richtig zu machen (Reflexion)
- Einschätzen der Angemessenheit von Gedanken, Gefühlen und Körperempfindungen im Hier und Jetzt

- Akzeptanz der Wahrnehmungen
- Gedanken verändern anhand realitätsbezogener und überprüfbarer Wahrnehmung

Nach der Übung
- Was habe ich bemerkt?
- Was ist gleichgeblieben?
- Was hat sich verändert?

■ **Fazit**

Die Erfahrungen werden mit den Zielen der Achtsamkeit in Bezug gesetzt:

Je stärker unangenehme Gedanken, Gefühle und schmerzhafte Gefühle weggedrängt werden, desto hartnäckiger drängen sie nach vorn.

- Sich bewusst machen: Was ist das Ziel?
- Eine akzeptzierende neutrale Bewertung einnehmen
- Akzeptanz ist der erste Schritt zur Veränderung:
  Es ist, wie es ist!
  Zulassen – Loslassen! (◘ Abb. 11.3)

» Leitgedanken – Metaphern

   Bei der Zielerreichung den Fokus auf die Skillserfahrung lenken, kognitives Wissen (Kontrolle) allein führt nicht zur Selbstwirksamkeit!

   Die Theorie über das Löschen eines Brandes, hilft nicht, ihn zu löschen. Die Feuerwehr übt daher NICHT erst, wenn's brennt!

11

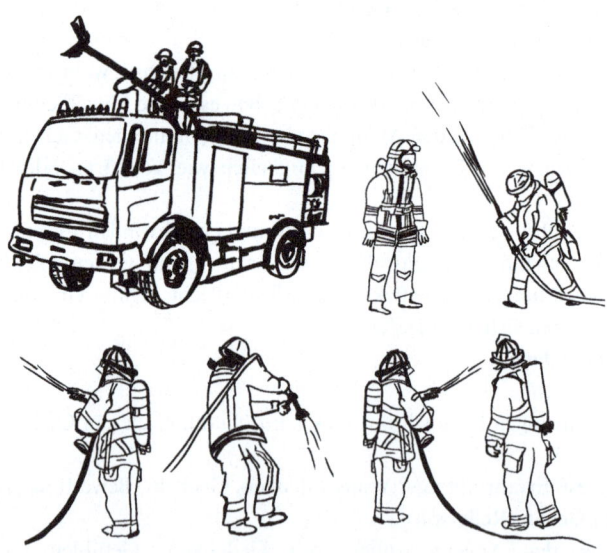

◘ **Abb. 11.3**   Feuerwehr (© lklyt / stock.adobe.com)

Auf den Punkt gebracht
- Körperachtsamkeit
  - Den „Autopilot" wahrnehmen, stoppen und neu ordnen
- Achtsamkeit ist lernbar
  - Achtsamkeit hat kein Ziel – es ist wie es ist – eine techniklose Technik!
  - TUN-Modus und SEIN-Modus
- Was soll geübt werden?
  - Wahrnehmung (wahrnehmen): Beobachtungen und Erfahrungen sammeln
  - Beschreibung (beschreiben): Wahrnehmen, ohne zu bewerten – ohne zu verändern!
  - Aktive Beteiligung (teilnehmen): Ganz bei der Sache sein
- Wie soll geübt werden?
  - Akzeptanz (akzeptieren): Die gegenwärtigen (im Hier und Jetzt) Wahrnehmungen und Empfindungen des Augenblicks als gegeben annehmen – Das IST, nicht das SOLL!
  - Konzentration (konzentrieren): Bewusste Fokussierung auf das Wesentliche – Einzelheiten entdecken!
  - Wirksamkeit (effektiv sein): Keinem nützlichen Zweck dienen – Tun, was möglich ist!
- Vom Kennen zum Können
  - Achtsamkeit bewusst anwenden können, durch Selbstreflexion neue Erfahrungen ermöglichen

Koordination

Inhaltsverzeichnis

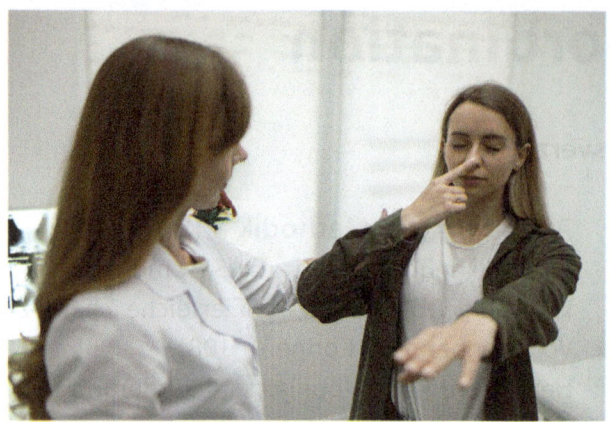

© Andrii / stock.adobe.com

Koordination ist die Fähigkeit, Bewegungen mit Präzision zu steuern und aufeinander abzustimmen. Die koordinativen Fertigkeiten und damit die räumliche
Orientierungs-, Rhythmus- und Gleichgewichtsfähigkeiten sind nicht angeboren,
sondern müssen erlernt werden. Koordination bedeutet das Entwickeln von immer
besseren Problemlösungsstrategien durch die ständige körperliche und geistige Auseinandersetzung mit immer neuen und im Laufe der Trainingsentwicklung auch
immer komplexeren Problemstellungen.

Durch das Erlernen und das Ausführen koordinativer Übungen wird das neuronale Netz aktiviert und verändert sich. Die neu entstehenden und erschlossenen
neuronalen Bahnen ermöglichen eine andere Wahrnehmung und bieten die Chance,
über eine Veränderung der Wahrnehmung auch von etablierten, weil erlernten und
gewohnten, Verhaltensweisen abzuweichen, den „Autopilot" zu durchbrechen.

12

Das Erlernen komplexer Koordination im Zusammenspiel von optischen und/
oder akustischen Signalen, Rhythmen, Bewegungsmustern und der Orientierung im
Raum erfordert viel Aufmerksamkeit und Fokussierung im Hier und Jetzt. Koordinative Fähigkeiten und Fertigkeiten sind nicht nur zentrale Faktoren für Gesundheit und Lebensqualität im Kindes-, Erwachsenen- und Seniorenalter, sondern auch
wertvolle Strategien bei der Bewältigung dysfunktionaler Mechanismen.

Koordinative Fähigkeiten können neu erlernt, weiterentwickelt und ausgebaut
werden, und je nach Einsatzmöglichkeiten sind unterschiedliche Schwerpunkte für
das Koordinationstraining wichtig.

Übungen (SKILLS), die zur Anwendung kommen, unterstützen die bewusste
Steuerung unterschiedlicher Bewegungsabläufe, die Konzentration darauf hilft, den
Autopiloten zu stoppen und manchmal ist es so, dass die Konzentration selbst zur
Übung wird.

- **Wirkfaktoren**
- Abstimmung zwischen Muskel und Muskelgruppen
- Aktivierung emotionaler und sozialer Prozesse durch Bewegung
- Aktivierung des vegetativen Nervensystems durch Bewegung

- Ausschüttung von Endorphinen durch schnelle körperliche koordinative Bewegung (z. B. Laufen)
- Fähigkeit Informationen über die Sinnesorgane aufzunehmen (Sensomotorisches Training)
- Fokussierung von Großhirn und Kleinhirn bei koordinativen Bewegungen
- Förderung der Vernetzung beider Gehirnhälften
- Förderung von Lernen und schulischen Fertigkeiten
- Informationsverarbeitung zwischen Muskeln und Nervensystem
- Mehr Gelassenheit durch Lockerung der großen Gelenke und Muskeln
- Weiterentwicklung von Gehirnstrukturen (Veränderung des neuronalen Netzwerkes, Neuroplastizität)

■ **Basis für/zu/zur**
- Verfeinerung der koordinativen Fähigkeiten
- Verbesserung von Körperwahrnehmung und Koordination
- Sturzprophylaxe
- Aufmerksamkeitsfokussierung und Konzentration
- bei dissoziativen Prozessen
- Verbesserung der Impulskontrolle

■ **Koordinative Fähigkeiten in der Körperarbeit**
Koordinative Fähigkeiten werden bereits im Kindesalter angelegt, im Laufe des Lebens verfeinert und nehmen mit zunehmendem Alter wieder ab. Die Entwicklung einzelner Fertigkeiten ist abhängig von
- den jeweiligen sensomotorischen und psychomotorischen Entwicklungsmöglichkeiten,
- den Voraussetzungen der Umweltbedingungen,
- der Wechselwirkung von Wahrnehmung und Bewegung.

Die Übungen müssen daher an die jeweiligen Lebensphasen, Einsatz- und Durchführungsmöglichkeiten angepasst werden.

■ **Im Fokus der Körper-Skills stehen**
- Geschicklichkeit (z. B. Werfen und/oder Fangen),
- Gleichgewichtsfähigkeit (z. B. Balancieren),
- Kombinationsfähigkeit (Bewegungskombination: z. B. Fuß- Handkoordination),
- Orientierungsfähigkeit (z. B. Hindernisse überwinden),
- Reaktionsfähigkeit (z. B. auf ein Signal reagieren),
- Rhythmisierungsfähigkeit (z. B. Tanzschritte mit Musik kombinieren),
- Steuerungsfähigkeit (z. B. graduierte Bewältigung koordinativer Aufgaben).

Koordinative Fähigkeiten ergänzen einander. So ist es möglich, motorisch anspruchsvolle Bewegungen auszuführen und gleichzeitig schnell auf Veränderungen der äußeren Umstände zu reagieren. Die Entwicklung dieser Fähigkeiten ist vom Umfang, der Intensität und der motorischen Aktivität abhängig.

» Leitgedanken – Metaphern

Die Übungen zu koordinativen Bewegungsabläufen sind NIE enden wollend und sie sollten NIE perfekt sein (denn sonst wären es keine koordinativen Übungen im engeren Sinn mehr):

Sie sind FORDERND und FÖRDERND!

Unmöglich sagt die Erfahrung,

versuch es, sagt das Jetzt!

12.1 Anleitung und Methodik

Das Ziel ist, bekannte Bewegungen so zu kombinieren, dass ungewohnte Bewegungsabläufe entstehen, die der Körper noch nicht automatisiert hat, um so durch Bewegungen das Zusammenspiel von Muskulatur, Gehirn und Nerven neu zu organisieren. Bei diesem hochkomplexen Prozess verknüpfen sich Gehirnzellen und die Bildung neuer Synapsen wird angeregt. Bewegung und Koordination, z. B. das regelmäßige Jonglieren mit Bällen, führt auch zur Weiterentwicklung spezieller Bereiche von Gehirnstrukturen, die für das Lernen und die Wahrnehmung von Bewegung zuständig sind (dtb/Deutscher Turner Bund Gehirntraining.pdf /online).

12.1.1 WAS soll geübt werden – WAS ist mein Ziel?

Allgemein geht es um fokussierte Steuerung sowohl von Einzelbewegungen als auch komplexen Bewegungsabläufen. Kombinationen aus

- Steuerungsfähigkeit (Bewegungen planen und modulieren zu können),
- Lernfähigkeit (Bewegungsformen lernen zu können),
- Anpassungsfähigkeit (Bewegungen an ungewohnte und wechselnde Bedingungen anzupassen).

Es geht darum, neue und unbelastete Körpererfahrungen und Kontrollmöglichkeiten zu ermöglichen.

Übung: Gedankenstopp durch Koordination – Anleitung und Aufgabenstellung

Einen Arm gerade nach vorne ausstrecken und mit dem Daumen eine imaginäre Acht in der Luft zeichnen. Der Körper bleibt ruhig, nur die Augen folgen der Bewegung des Daumens

- Armwechsel
- Mit beiden Daumen gleichzeitig eine Acht in der Luft zeichnen

Variante
Überkreuzte Koordination

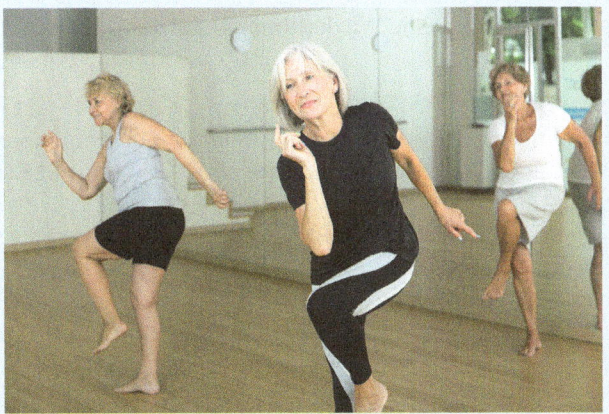

© JackF / stock.adobe.com

— Den gebeugten linken Arm nach unten in Richtung des nach oben gehobenen rechten Knies bewegen
— Seiten wechseln, der rechte Arm geht nach unten und das linke Knie nach oben

■ **Fazit**
Durch die ungewohnte Bewegung werden bestimmte neuronale Aktivierungsmuster stimuliert. Bei der konzentrierten Durchführung sind Gedanken und Handlungen gekoppelt, das ermöglicht
— Gedankenschleifen (Grübeln) zu stoppen,
— den Autopiloten zu durchbrechen.

12.1.2 WIE soll geübt werden – WIE erreiche ich das Ziel?

■ **Übungsaufbau**
Dieser erfolgt nach den Prinzipien
— von leichten zu schweren Übungen,
— fordernd und fördernd, jedoch nie ÜBERfordernd.

■ **Auswahl der Übungen**
— Diese orientieren sich am subjektiven Belastungsempfinden.

■ **Ablauf zur Förderung bestimmter Fähigkeiten**
— Keine starren Wiederholungsvorgaben,
— neue Übungen werden, wenn möglich demonstriert (Modelllernen).

■ **Dauer von Haltezeiten und Wiederholungen**

— Bei koordinativen Übungen zwischen 10 bis 20 Minuten mit Pausen etwa alle 2–3 Minuten,

— bei statischen Übungen Haltezeiten von 15 bis 30 Sekunden je Durchgang,

— bei dynamischen Übungen eine Wiederholungszahl von 5–25-mal.

Übung: Koordinative Bewegung der Füße – Anleitung und Aufgabenstellung

Eine bequeme Sitzposition einnehmen (eventuell ohne Schuhe),die Füße parallel auf den Boden stellen,

abwechselnd mit dem rechten/linken Fuß den Boden

— mit der Fußaußenkante,

— dann mit der Fußinnenkante berühren.

Abwechselnd

— den Vorderfuß heben,

— die Ferse heben.

Mit Bewegungsvarianten experimentieren.

■ **Fazit**

Durch die kontrollierte und langsame Durchführung der einzelnen Übungssequenzen wird die Effektivität der Konzentration erhöht.

12

12.1.3 **Vom Kennen zum Können**

❯❯ Leitgedanken – Metaphern

Es war einmal ein Clown, der wanderte mit seinem Zirkus von Ort zu Ort und brachte die Leute zum Lachen. Doch er selbst war unglücklich. Er wollte so gern jonglieren können. Die Leute sagten zu ihm: Du bist viel zu tollpatschig.

Er hörte nicht auf diese Worte und begann eines Tages heimlich zu üben.

Zuerst mit einem Tuch, dann mit mehreren Tüchern, dann folgten Bälle und viele weitere Gegenstände...

... immer schneller, schwerer und dynamischer wirbelte er alles durch die Luft.

Heute sagt niemand mehr, du bist tollpatschig.

Denn jetzt ist er ein lustiger Clown UND ein toller Jongleur!

Schaut ihm zu!

■ **Die Förderung der Effektivität erfolgt durch veränderte Bedingungen**

— Veränderung von Körperpositionen (Stehen, Sitzen, Zweibeinstand, Einbeinstand)

— Wechsel von statischer in eine dynamische Ausführung

— Verwendung von Hilfsmitteln wie Matten, Wackelbretter, Unterlagen, unterschiedliche Böden, Bälle, Seile, Therabänder ...)

Als Prämisse kann gelten, koordinative Übungen „variabel und vielseitig" sowie „fordernd und fördernd" zu gestalten. Das bedeutet, dass zuerst einfache Bewegungen, diese dann unter erschwerten Bedingungen ausgeführt werden sollen. Koordination geschieht durch ständige Variation und Flexibilität (Zusatzaufgaben und Veränderungen). In dieser Kombination können im Grunde einfache Bewegungsmuster, wie z. B. einfache Schrittfolgen, zusammen mit einer Anforderung an die Informationsverarbeitung, wie Vorgaben durch Farbcodes, und unter bestimmten Druckbedingungen, wie z. B. Zeitlimits, positive Stimulationseffekte erzeugen. Auch das Lösen von Rechenaufgaben oder Beantworten von Wissensfragen kann als Anforderung genutzt werden.

12.1.4 Herausfordernde Übungen zur Förderung der Konzentration

Jonglieren – Anleitung und Aufgabenstellung

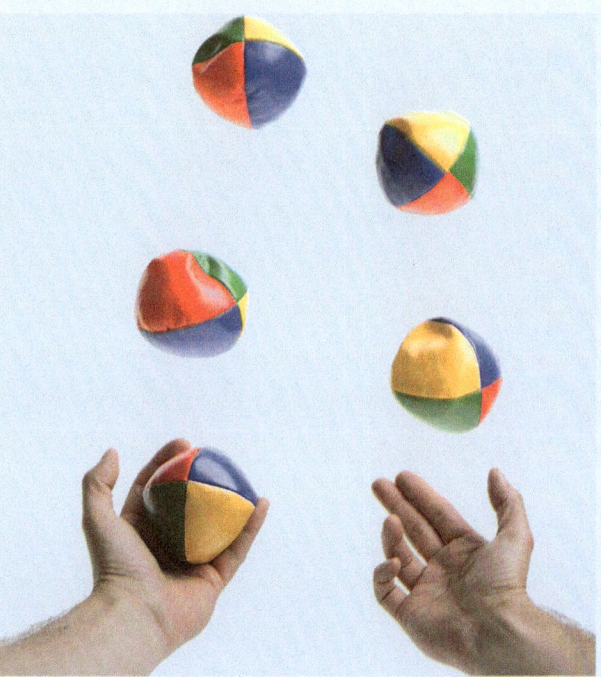

© Brian Jackson / stock.adobe.com

Aufrecht und locker hinstellen, die Arme sind nach vorne abgewinkelt, die Handflächen zeigen nach oben. Nun einen Ball bis etwa auf Augenhöhe zur anderen Hand werfen, auffangen und zurückwerfen, nicht auf die Hände oder den Ball schauen, nur auf das Tun (Werfen) fokussieren (Eins werden mit dem Tun/Werfen). Zunehmend Bälle dazunehmen.

Zusatzübungen

Mit Tüchern (einfacher) oder Säckchen (mittelschwer) üben.

Stäbchentippen: Partnerübung – Anleitung und Aufgabenstellung
Ein Partner tippt mit einem Stäbchen z. B. auf den Fuß (Hand), der (die) wird hochgehoben (Wechsel: rechts/links, Tempo steigern).
   Zusatzübungen
 – 1 × klopfen Fuß und Arm diagonal heben.
 – 2 × klopfen beide Seiten gleichseitig heben.

■ **Fazit**
Die Schulung der koordinativen Fähigkeiten unterstützt das Beherrschen neuer, vielseitiger Bewegungsfertigkeiten. Je herausfordernder die Übungen sind, desto effektiver können mit der Zeit auch unbekannte und komplizierte Bewegungsformen durchgeführt werden, die die volle Aufmerksamkeit und Konzentration beanspruchen.

12

Gleichgewicht

Inhaltsverzeichnis

Beim Erhalt und der Kontrolle vom Gleichgewicht ist das Zusammenspiel vieler Wahrnehmungssysteme und koordinativer Informationen erforderlich:
- Vestibuläre Wahrnehmung (Raumlage des Körpers, Lage des Kopfes)
- Visuelle Wahrnehmung (Bedeutung der Übung mit geschlossenen Augen)
- Kinästhetische Wahrnehmung (Muskelanspannung, Gelenksstellung)
- Taktile Wahrnehmung (Druckveränderung, Oberfläche der Berührungsfläche)

Das Gleichgewichtszentrum sitzt im Hirnstamm, dort wird je nach Position im Raum mit Bewegungsabläufen und Gleichgewichtsreaktionen, z. B. durch das Ausbalancieren mit den Armen oder der Verlagerung des Körperschwerpunktes, für die Aufrechterhaltung der Balance gesorgt. Ebenso ist die Körperwahrnehmung eng mit dem Gleichgewichtssystem verbunden. Bereits die Veränderung der Körperlänge durch Strecken löst einen Reiz im Gleichgewichtssystem aus. Das Gleichgewicht während der Bewegung zu halten oder schnell wiederzuerlangen, erfordert daher gut ausgebildete koordinative Fähigkeiten, die laufend optimiert werden können. Bereits wenige Minuten täglichen Trainings mit einfachen Übungen führen hier nach kurzer Zeit zu einer Verbesserung.

■ **Wirkfaktoren**
- Beeinflussung der Atem- und Herzfrequenz
- Erhöhung der Konzentration
- Förderung des Körperbewusstseins
- Förderung des Zusammenspiels von Nervensystem, Muskeln und Gehirn
- Förderung der Orientierung
- Schulung des Gleichgewichtssinns
- Stärkung der Tiefenmuskulatur (z. B. Rücken, Beine, Rumpf)

■ **Basis für/zu/zur**
- Erweiterung der Dehnungsfähigkeit
- Gegensteuerung bei Dissoziation
- Mobilisierung
- Selbstsichere, stabile Körperhaltung
- Stressreduktion

13.1 Anleitung und Methodik

Die Fähigkeit, den Körper in jeder Position oder Aktion in eine stabile, aufrechte Haltung zu bringen und zielgerichtete Bewegungen durchzuführen, wird durch muskuläre Koordination erzielt. Die Bewegungen werden unter Kontrolle des Zentralnervensystems durchgeführt.

13.1.1 WAS soll geübt werden – WAS ist mein Ziel?

Koordinativ komplexe Übungen mit Beteiligung des Gleichgewichtsorgans

Übung: Einbeinstand – Anleitung und Aufgabenstellung
Aufrechter Stand
- Gewicht auf den linken oder rechten Fuß verlagern,
- das andere Bein etwas vom Boden abheben (bereits wenige Zentimeter genügen).

Übungen variieren und mit Zusatzaufgaben kombinieren
- Im Einbeinstand den Kopf in den Nacken legen und nach oben schauen,
- im Einbeinstand die Augen schließen,
- mit einem Bein, beiden Beinen oder im Einbeinstand auf einer instabilen Unterlage stehen,
- Arme zur Seite oder noch oben halten und ein Bein schwingen,
- eine Fußspitze auf die andere stellen, Füße überkreuzen und Balance halten.

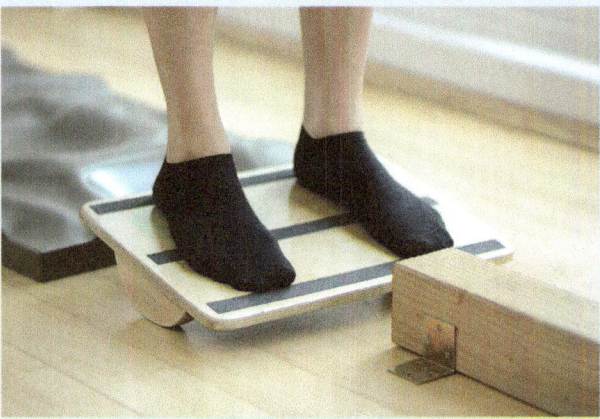

© Dan Race / stock.adobe.com

■ **Fazit**
Die Balance-haltenden Muskeln werden optimal koordinativ trainiert. Der Bein-wechsel und die Zusatzaufgaben fokussieren die Aufmerksamkeit im Hier und Jetzt und trainieren den Gleichgewichtssinn.

13.1.2 WIE soll geübt werden – WIE erreiche ich das Ziel?

Die instabile Position für max. 20–30 Sekunden halten, danach eine kurze Pause vor dem nächsten Durchgang einlegen. Die Einteilung von Übungsdauer/Pause kann für alle Gleichgewichtsübungen angewendet werden. Die gesamte Übungsdauer sollte je nach den individuellen Voraussetzungen bemessen werden und kann wenige Wieder-holungen innerhalb von 1–3 Minuten bis zu einer Trainingsdauer von 10–15 Minuten betragen. Mehrere kurze Einheiten über den Tag verteilt wirken sich positiver aus als eine lange Einheit. Gleichgewichtsübungen sollten nie bis zur Ermüdung oder

Erschöpfung ausgeführt bzw. das Training unbedingt beendet werden, wenn solche Zustände auftreten.

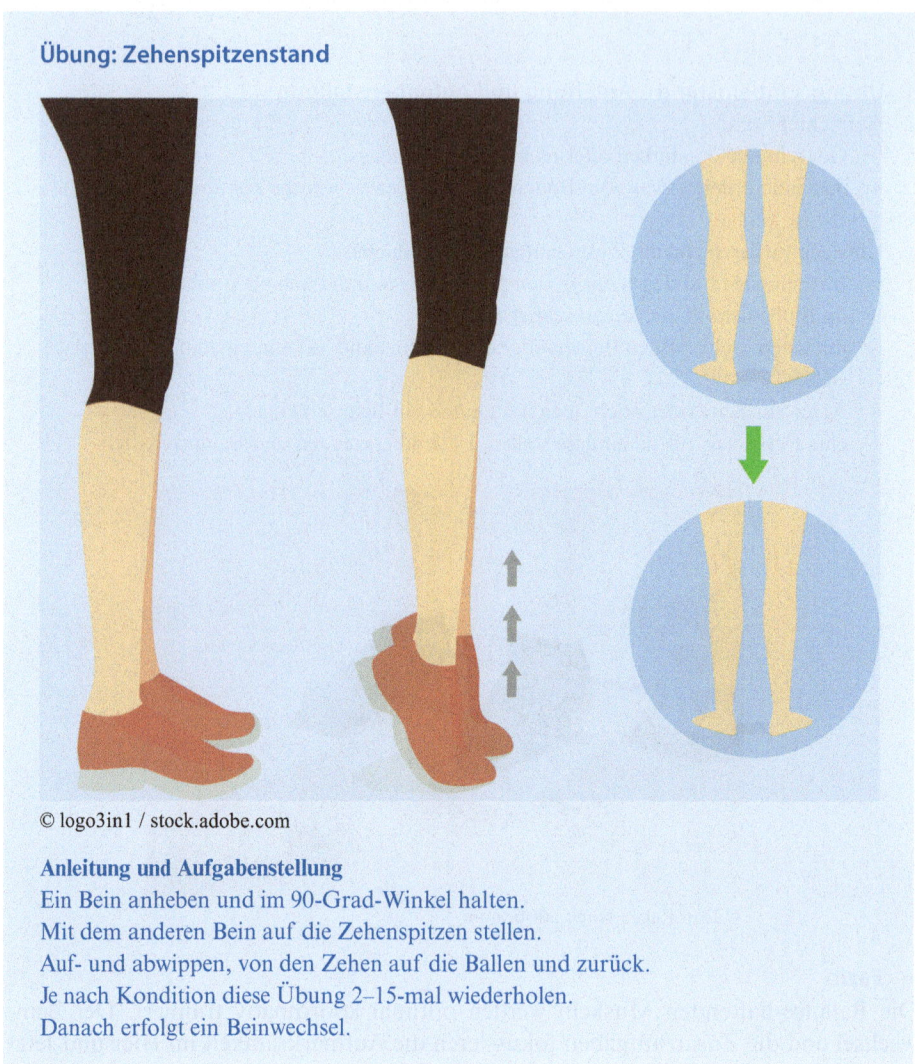

Übung: Zehenspitzenstand

© logo3in1 / stock.adobe.com

Anleitung und Aufgabenstellung
Ein Bein anheben und im 90-Grad-Winkel halten.
Mit dem anderen Bein auf die Zehenspitzen stellen.
Auf- und abwippen, von den Zehen auf die Ballen und zurück.
Je nach Kondition diese Übung 2–15-mal wiederholen.
Danach erfolgt ein Beinwechsel.

■ **Fazit**
Es kommt zur Mobilisierung und Kräftigung.

13.1.3 Vom Kennen zum Können

Bei den körperorientierten Skills kommen Gleichgewichtsübungen in folgenden Bereichen fundiert zur Anwendung:
– Anti-Dissoziations-Skills,
– Sturzprophylaxe.

Anti-Dissoziations-Skills

Inhaltsverzeichnis

Dissoziation ist der Notausgang bei als Belastung erlebtem Stress und aversiven Gefühlen, im dissoziativen Zustand selbst ist eine Gegensteuerung aus eigenem Antrieb nicht möglich. Um die bewusste Kontrolle zu erlangen, gilt es Frühwarnzeichen zu erkennen, um Automatismen durchbrechen zu können. Die dabei auftretenden Signale können sich durch Gedanken, Empfindungen, Gefühle, Impulse oder Verhaltensweisen ankündigen, auch Trigger können eine Dissoziation auslösen. Wichtig ist es zu wissen, dass der Einsatz antidissoziativer Skills nur im dissoziationsfreien Zustand möglich ist.

Kinder reagieren manchmal bei Übererregung und fehlender Beruhigung mit Dissoziation, um sich vor Außenreizen zu schützen. Hier helfen sowohl koordinative als auch auspowernde Aktivitäten.

14.1 Anleitung und Methodik

Planung
Ziel ist es, den Dissoziationsprozess durch den Einsatz von Skills zu stoppen und den Bezug zur Realität wiederherzustellen. Das erfordert
- Selbstbeobachtung, um die Frühwarnzeichen und individuellen Stressreaktionen zu erkennen,
- diese ernst zu nehmen,
- aktiv zu werden, „ins Handeln zu kommen".

Die Herausforderung dabei ist, dass ohne den Schutz der Dissoziation unangenehme und schmerzhafte Gefühle stärker wahrgenommen und empfunden werden.
Das erfordert zusätzlich die Fähigkeit
- Gefühle auszuhalten und modulieren zu können,

14

14.1.1 WAS soll geübt werden – WAS ist mein Ziel?

Anleitung und Aufgabenstellung – Situationsanalyse
A. Frühwarnzeichen erkennen:
   Wo und wie werden Veränderungen wahrgenommen?
   - Atemfrequenz: erhöht, verlangsamt, unregelmäßig
   - Brustkorb: eng, verkrampft
   - Wahrnehmung: Entfremdung, neben sich stehen, erhöhte Schmerzempfindung
   - Sinneseindrücke: vernebelt
   - Kopf: leer
   - Muskulatur: verspannt
   - Impuls: Rückzugstendenzen (Innenwelt)
   - Sonstiges: Unruhe, zittern, kribbeln, wie unter Strom stehen

B. Automatismen durch Gegensteuerung mittels Skills stoppen
  – Dehnungsübungen zur Mobilisierung der Zwerchfellaktivität
  – Einsatz der Motorik
  – Gezielte Augenbewegungen (Augenrollen, Hin- und Herschauen)
  – Gleichgewichtsübungen
  – Koordinationsübungen
  – Kraftvolle Bewegungsübungen (sich schütteln, herumlaufen, springen)
  – Zehenstand, die Fersen schweben wenige Zentimeter über dem Boden (Schmerzreiz)
C. Bezug zur Realität festigen (Skills)
  – Achtsamkeit
  – Atemübungen
  – Konzentration auf das Hier und Jetzt (Faktencheck)

■ **Fazit**

Antidissoziative Körperskills helfen mittels Selbstkontrolle und Realitätsbezug, das Abgleiten in einen dissoziativen Zustand zu verhindern. Die Kontrolle wird zurückgewonnen.

14.1.2 WIE soll geübt werden – WIE erreiche ich das Ziel?

Ziel ist es, die einzelnen Übungen so zu automatisieren, dass sie schnell aktiviert werden können. Dazu ist ein hohes Maß an Selbstmanagement und Selbstwirksamkeit erforderlich.

» Leitgedanken – Metaphern
  Ins Handeln kommen:
  „Muskeln, die sich bewegen, können nicht erstarren!"
  Die Geschichte vom Wasserträger oder Hilfe zur Selbsthilfe
  Ein Mensch steht in einem tiefen schwarzen Loch auf glühenden Kohlen. Er ist verzweifelt und scheinbar hilflos.
  Ein anderer Mensch will helfen, läuft, holt Wasser und schüttet kühlendes Wasser auf die brennenden Füße. Der Helfer holt Kübel um Kübel, bis er nicht mehr kann, doch nichts hat sich verändert ...
  Oder ... " Der Mensch bewegt sich und lernt, die Hölle zu verlassen!"

Sturzprophylaxe

Inhaltsverzeichnis

Balance und Stabilität sind zentrale Faktoren für Gesundheit und Lebensqualität. Das Gleichgewichtsorgan bei Kindern reagiert noch sensibel, doch mit zunehmendem Alter nimmt die Reaktion ab und die Sturzgefahr zu.

Eine Sturzprophylaxe hat das Ziel, das Sturzrisiko zu verringern und die Verletzungsprophylaxe durch Vermeidung von Stürzen zu fördern. Körperorientierte Skills helfen bei älteren Menschen, das Gleichgewicht, die Muskelkraft und das Reaktionsvermögen zu schulen. Körperbezogene sensorische und sensomotorische Achtsamkeitsübungen greifen auf integrative Bewegungskonzepte zurück, die besondere Bedeutung zur Gesundheitsförderung im Gerontobereich haben.

15.1   Anleitung und Methodik

Ziel ist es, durch sensomotorische Übungen und Bewegungsübungen die Muskelkraft, Koordination, Reaktionsfähigkeit und das Gleichgewicht zu verbessern und eine neue Körpererfahrung zu ermöglichen. Muskelanspannungen, Positionsveränderungen oder Herausforderungen wie Gehen über unebenen Boden vermindern mit der Zeit das Sturzrisiko, kräftigen die Muskulatur, Verbessern das Gleichgewicht und wirken sich positiv auf die Körperhaltung aus. Die Übungen sollten jedoch nicht ausschließlich mit instabilen Unterlagen bzw. abstrakt durchgeführt werden, sondern auf alltagsspezifische Situationen vorbereiten (unebene Böden, Höhenunterschiede, rutschiger Untergrund).

15.1.1   WAS soll geübt werden – WAS ist mein Ziel?

Sicherheit und Vertrauen erhöhen: Sensomotorische Übung
Anleitung und Aufgabenstellung
Material: Stuhl, weiche Unterlage (instabile Matte).

Aufrechter Stand neben einem Stuhl und mit einem oder beiden Beinen auf einer instabilen Unterlage (Polster, Matte, …).

Auf dem Stuhl abstützen und abwechselnd einen Fuß (ein Knie) heben und wieder senken.

Anleitung und Varianten:
- Die Hände auf die Stuhllehne legen, um sich abzustützen, den Fuß seitlich leicht anheben und wieder senken.
- Eine Hand auf die Stuhllehne legen, die andere auf die Hüfte, den Fuß seitlich leicht anheben und wieder senken.

15

15.1.2 WIE soll geübt werden – WIE erreiche ich das Ziel?

Anleitung und Aufgabenstellung
Herausfordernde Übung: Einbeinstand ohne Stütze

■ **Fazit**
Durch langsamen Aufbau von zunehmend herausfordernden Übungen Gleichgewicht, Reaktionsfähigkeit und Muskelkraft erhalten und stärken.

» Leitgedanken – Metaphern
Regelmäßige Bewegung und Training halten Körper und Gehirn bis ins hohe Alter fit.
Vorbeugen ist besser als heilen (Prävention)!

Auf den Punkt gebracht
- Koordination
  - Die Fähigkeit, Bewegungen mit Präzision zu steuern und aufeinander abzustimmen.
- Gleichgewicht
  - Den Körper in jeder Position oder Aktion in eine stabile, aufrechte Haltung zu bringen und zielgerichtete Bewegungen durchzuführen.
- Anti-Dissoziations-Skills
  - Körperskills helfen mittels Selbstkontrolle und Realitätsbezug das Abgleiten in einen dissoziativen Zustand zu verhindern.
- Sturzprophylaxe
  - Durch sensomotorische Übungen und Bewegungsübungen Gleichgewicht, Reaktionsfähigkeit und Muskelkraft erhalten und stärken.
- Anleitung und Methodik
  - Koordinative Übungen sind „variabel und vielseitig" sowie „fordernd und fördernd" zu gestalten. Einfache Bewegungen werden zunehmend unter erschwerten Bedingungen ausgeführt. Koordinative Bewegungsabläufe sind NIE enden wollend und können NIE perfekt sein.

Körperwahrnehmung und Akzeptanz

Inhaltsverzeichnis

Die Fähigkeit zur Körperwahrnehmung ermöglicht körperliche, emotionale oder geistige Zustände bewusst wahrzunehmen. Neuere Forschungsansätze, wie das Konzept des Embodiment, akzentuieren den hochkomplexen Vorgang und dessen interaktionale Bedeutung auf körperliche Prozesse sowie den Einfluss auf das Körperbewusstsein (vgl. ▶ Kap. 8).

Ziel ist es, das basale Erleben des Körpers erfahrbar zu machen. Das beinhaltet die Verbindung von Körper-Erleben und Selbstmitgefühl sowie die Möglichkeit Grenzen zu spüren und zu setzen. Diese Zielerreichung erfordert ein sensibles und graduiertes Vorgehen in unterschiedlichen Bereichen. Die Berührungs- und Körpererfahrungen erfolgen über

— Wahrnehmung des Körpers im Bezug zum Raum und zu den Mitmenschen in der Gruppe (Blickkontakt, Rhythmus, gemeinsames Gehen),
— Körperbild und Grenzen (Selbstberührung zur Sensibilisierung der Körperoberfläche),
— Umgang mit Berührung und Körperkontakt (Eigenberührung – Fremdberührung).

Durch die wertfreie, aber wohlwollenden Haltung und Ausrichtung auf die veränderten Körperempfindungen und Emotionswahrnehmung werden auch unangenehme Erfahrungen moduliert sowie Ressourcen und Stärken aktiviert. Darüber hinaus wird die Fähigkeit zur Selbstwahrnehmung, die Selbstregulationsfähigkeit sowie das Selbstbewusstsein positiv beeinflusst. Diese Fähigkeiten können bereits bei Kindern durch gezielte Übungen und Sport gestärkt werden. Die Übungen verkörpern ein alltagsnahes Werkzeug und öffnen in weiterer Folge das Tor zu einem situationsadäquaten Umgang mit Gefühlen.

16.1   Wirkfaktoren

— Berührung stimuliert das vegetative Nervensystem und aktiviert die Ausschüttung von Oxytocin (Bindungshormon).
— Körperwahrnehmung, Achtsamkeit und Fokussierung der Aufmerksamkeit aktivieren den Frontallappen und den vorderen Anteil der Inselrinde.
— Sanfte und langsame Streichelbewegungen können die Ausschüttung des Glückshormons Oxytocin beeinflussen und reduzieren die Ausschüttung von Cortisol.
— Berührungen beeinflussen positive Emotionen, Wachstum, Immunsystem und Ausgeglichenheit.
— Unangenehme oder gewaltsame Berührungen bewirken das Gegenteil und führen zu negativen Erfahrungen.

■ Basis für/zu/zur
— bewussten Körperwahrnehmung, um Verknüpfungen zu erkennen (Embodiment).
— Korrektur eines gestörten Körperbildes, um einen gesunden und positiven Umgang mit dem eigenen Körper zu erproben.

16

- die Verbesserung der Beziehungsgestaltung durch nonverbale Kommunikation Distanzierung, d. h. Empfindungen wahrzunehmen, ohne zu verändern.
- Emotionsmodulation und zu stimmungsunabhängigem Handeln.
- Förderung von Wohlbefinden und Erleben positiver Emotionen.
- Verbesserung der Selbstregulationsfähigkeit.

16.2 Anleitung und Methodik

Körperliche Wahrnehmungen werden durch kognitive Prozesse weiterverarbeitet und bilden die Grundlage für Verhaltensreaktionen. Durch die bewusste Aufmerksamkeitsfokussierung auf den Körper, Körperregionen, spezifische Körpersignale oder Empfindungen können Reaktionsmuster, Bedürfnisse erkannt und gelenkt werden. Der Einsatz adäquater Skills unterstützt das Erleben von Wahrnehmungen unter einem neuen Kontext im Hier und Jetzt, stärkt die Neuroplastizität und fördert die Entwicklung neuronaler Netzwerke.

Die Aufmerksamkeitslenkung hat neben der Selbstwahrnehmung auch die Selbstakzeptanz im Fokus. Körperwahrnehmung ist eine achtsame Arbeit, wieder geht es nicht darum, alles richtig zu machen oder sich von aufkommenden negativen Empfindungen behindern zu lassen, sondern die Aufmerksamkeit auf körperliche Vorgänge zu richten und diese achtsam wahrzunehmen.

> Die achtsamkeitsbasierte Grundhaltung und Reflexion sind wichtige Faktoren beim Erlernen und bei der Durchführung der Übungen. Grundlage und Anknüpfungspunkte sind elementare Körper- und Wahrnehmungserfahrungen
> - Wahrnehmung körperlicher Prozesse (ohne nachzudenken oder zu bewerten)
> - Wahrnehmung von dysfunktionalen Bewertungen (um diese korrigieren zu können)
> - Wahrnehmung von dysfunktionalen Mechanismen (um diese zu stoppen)

16.2.1 WAS soll geübt werden- WAS ist mein Ziel?

Bewegungs-, Berührung- und Wahrnehmungsübungen schulen
- das Wahrnehmen körperlicher, emotionaler oder geistigen Zustände über alle Sinne,
- die Selbstreflexion, um individuelle, angenehme oder unangenehme Empfindungen, Bewegungsmuster, Körperhaltungen oder Berührungen in bestimmten Körperbereichen einschätzen und bedürfnis- und situationsadäquat steuern zu können,
- die Einordnung und die Deutung von körperlichen Signalen bei Eigen- und Fremdberührung.

Übung: Wahrnehmung von Körperhaltung, Körperempfindungen und Körpersignalen

Körperempfindungen sind der Bezug zur konkreten Umgebung, die Verbindung zum Hier und Jetzt. Der Körper dient als Anker (Erdung). Die Wahrnehmung über die Sinne ist mit Gefühlen, Empfindungen und allenfalls auch Handlungen verbunden. Ziel der Übungen ist das Erkennen von Bewegungsmustern und Zusammenhängen zwischen körperlichen Vorgängen (z. B. Körperhaltung, Körperreaktionen, Körpersignalen), aufkommenden Emotionen und Gedanken.

Anleitung und Aufgabenstellung

- Achten Sie auf die Körperhaltung im Sitzen, beim Gehen, beim Stehen und im Liegen.
- Achten Sie auf ihre Atmung.
- Verändern und variieren Sie Körperhaltungen und Positionen, das Tempo oder den Rhythmus, zum Beispiel:
- Gehen Sie, eventuell im Freien, in „ihrem" Tempo. Spüren Sie die Bewegung ihres Körpers, wie ihre Füße den Boden berühren und wie ihre Arme mitschwingen.
- oder
- Nehmen Sie bewusst wahr, wie Sie gehen: aufrecht, gebückt, mit gesenktem Kopf, ...
- Verändern Sie ihre Haltung, beobachten Sie, ob sich etwas verändert.
- Nehmen Sie wahr, wo ihre Muskulatur angespannt ist, ob ihre Körperhaltung aufrecht oder gebeugt ist. Achten Sie auf ihre Atmung, ob diese flach ist, kurz und rasch oder ob Sie tief in den Bauch atmen. Achten Sie auf ihre Mimik, die Muskeln im Gesicht.
- Beobachtung und Achten Sie auf zusätzliche Körpersignale (Herzklopfen, zittern, schwitzen, Kribbeln im Bauch, spüren Sie Schmerzen, z. B. im Knie, den Hüften, dem Rücken, ...)
- Nehmen Sie auch diese Signale bewusst wahr
- Experimentieren Sie mit Veränderungen wie Körperhaltung, Anspannung, Atmung, Mimik und/oder bewertenden Gedanken
- Beobachten Sie, ob sich etwas verändert?
- Wenn ja, was sich verändert?

■ **Fazit**

Die Wahrnehmungen unterstützen die Selbsterkenntnis und aktiven Veränderungsmöglichkeiten in der Auseinandersetzung mit dem eigenen Körper.

16

16.2.2   WIE soll geübt werden – WIE erreiche ich das Ziel?

Im Folgenden werden 3 Teilbereiche zur Sensibilisierung der Wahrnehmung beschrieben:
- Taktile und haptische Wahrnehmung
- Berührungswahrnehmung
- Kinästhetische Wahrnehmung

■   **Taktile und haptische Wahrnehmung**

Taktil = passiv berührt werden – Haptisch = etwas aktiv berühren

Taktile Reize entstehen -meist- passiv, erfolgen durch Kontakt mit unterschied-lichen Objekten und beeinflussen direkt und unmittelbar das Befinden und Be-ziehungsverhalten. Viele Begriffe und Redewendungen finden sich auch in der Um-gangssprache z. B Beschreibungen wie die kühle oder warme Atmosphäre in zwischenmenschlichen Beziehungen oder Menschen werden als warmherzig oder als kalt beschrieben.

Die haptische Wahrnehmung beinhaltet alle aktiven Berührungen.

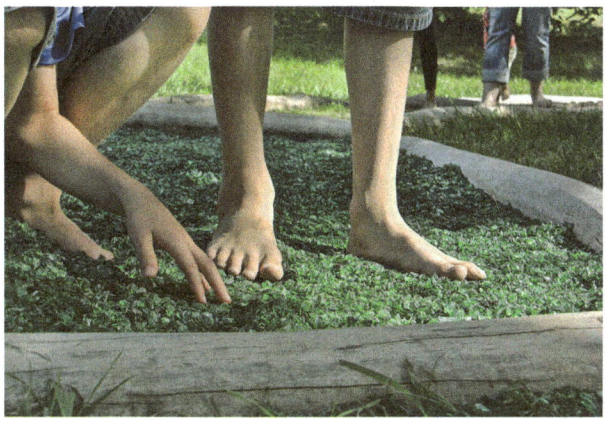

© Marina Lohrbach / stock.adobe.com

Alle taktilen und haptischen Wahrnehmungen können durch äußere Anregungen wie z. B. Bewegungsabläufe, Beschaffenheit der Oberfläche, Temperatur, Druck oder Schmerzreize stimuliert werden.

Übung: Grounding (Bodenkontakt) – Freies Gehen
Anleitung und Aufgabenstellung
1. Schritt: Im eigenen Tempo frei bewegen (wenn möglich ohne Schuhe)
   Wahrnehmen der Beschaffenheit des Bodens, der Temperatur, auftauchender Emp-findungen und Impulsen
2. Schritt: Explorieren wie sich unterschiedliche Bewegungsmuster auf die Wahr-nehmung und Reizempfindungen auswirken
   – unterschiedliche Gangarten
   – unterschiedliche Rhythmus/Tempo
   – Rhythmusbetonung (aufstampfen, klatschen)
   – die Beweglichkeit und Berührungspunkte anderer Körperteile und Gelenke miteinbeziehen (Arme, Schultern, Knie, Hüfte …)
   – Fersengang, die Ferse wird bei jedem Schritt bewusst aufgesetzt (initiiert eine aufrechte Haltung)
   – Zehengang, der Vorderfuß wird bei jedem Schritt bewusst aufgesetzt
   – Die Füße bewusst über den Boden „schleifen" lassen („schlurfen") und die Bodenbeschaffenheit, den Widerstand spüren

■ **Fazit**

Die Übungen fördern die Wahrnehmungs- und Bewegungsempfindung im Hier und Jetzt

und helfen den Körper besser spüren und einzuschätzen zu können. Unterschiedliche taktile und haptische Reize beeinflussen sowohl die Psyche als auch die körperliche und geistige Fitness.

■ **Berührungswahrnehmung**

Körperkontakt und Berührung zählen zu den elementaren menschlichen Bedürfnissen. Die Qualität der Berührungen und ein stimmiger Körperkontakt sind sowohl für die Beziehungsfähigkeit als auch für die Entwicklung eines positiven Körpergefühls wichtig. Die Berührung als wichtiges Kommunikationsmittel und kann sowohl Emotionen als auch Botschaften übermitteln. So kann Händehalten oder ein Händedruck als trostspendende Geste, angenehm oder unangenehm empfunden werden. Eine als bedrohlich empfundene Berührungswahrnehmung beeinflusst in der Folge dysfunktionale Reaktionsmuster.

Planung

Nähe wird durch Berührung hergestellt, diese kann angenehm, neutral, irritierend oder schmerzhaft sein, beruhigen oder Angst auslösen. Berührung kann einerseits ein Eindringen in die Intimsphäre sein und Grenzüberschreitung bedeuten, andererseits Sicherheit geben und Geborgenheit vermitteln.

Die Übungen sollen daher in einer vertrauensvollen Umgebung stattfinden, um Hemmschwellen zu senken und Berührung in einem neuen Kontext erfahrbar zu machen und um emotionale Vorgänge im Hier und Jetzt einordnen zu können.

■ **Die Übungen erfolgen in Teilschritten**
— Selbstberührung mit Hilfsmittel: den Körper an unterschiedlichen Stellen und mit unterschiedlichem Druck berühren (z. B. Igelballmassage)

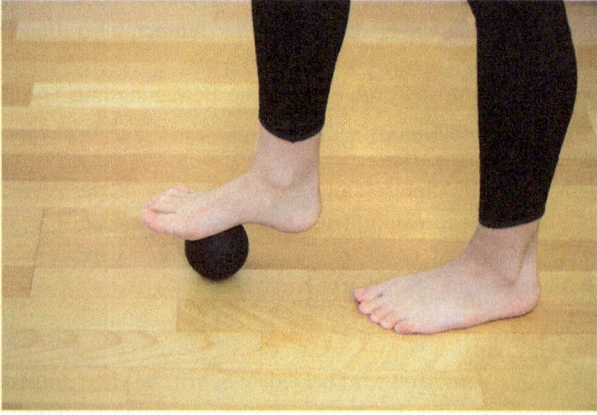

© Printemps / stock.adobe.com

- Selbstberührung ohne Hilfsmittel: den Körper mit der bloßen Hand/den Händen berühren und Druck und Intensität variieren
- Fremdberührung: behutsame Kontaktaufnahme mit Hilfsmittel (z. B. Igelball) und letztlich Fremdberührung. Achtung: beide Schritte nur nach Abklärung der Grenzen durchführen (welche Körperstellen dürfen/dürfen nicht berührt werden)!

■ **Die Durchführung der Übungen dient der Klärung folgender Fragen**
- Wo liegen meine körperlichen Grenzen?
- An welchen Stellen möchte ich gerne/nicht berührt werden?
- An welchen Stellen möchten andere gerne/nicht berührt werden?

Übung: Selbstberührung

Ziel ist es, unterschiedliche Kontaktflächen in allen Einzelheiten zu spüren, zu verändern und danach zu vergleichen. Alle Übungen zur Selbstberührung sollen zu einem spielerischen Erforschen und Herangehen ermuntern.

Anleitung und Aufgabenstellung
- Fußsohlen abrollen, einen Ball rechts, links abwechselnd unter den Fuß legen und über dem Ball die ganze Fußsohle abrollen (massieren)
- Fingerverschränken, spüren wie sich die Hände anfühlen (Fingerkuppen, Handfläche, Handrücken)
- Wo findet Hautkontakt statt, wo und wie findet Kontakt statt?
- Den Körper mit den Armen, dem Rücken, einer Schulter ... an der Wand abstützen, dabei das Gewicht verlagern und die Körperhaltung verändern.

■ **Fazit**

Durch die Eigenberührung und das Wahrnehmen sensorischer und taktiler Reize werden Informationen über den eigenen Körper gesammelt. Bei der Selbstberührung wird sowohl die taktile als auch die haptische Wahrnehmung durch Druck und Gegendruck geschult.

Übung zur Fremdberührung: Der Spürkreis – Anleitung und Aufgabenstellung

Die Teilnehmer bilden in einen Innenkreis und einen Außenkreis und stehen einander frontal, mit abgewinkelten Unterarmen gegenüber. Die Personen im Innenkreis berühren oder streichen behutsam über die Unterarme der gegenüberstehenden Person im Außenkreis Im Außenkreis wird auf Ansage danach einen Schritt weiter zur nächsten Person rotiert, um den Unterarm der nächsten gegenüberstehenden Person zu berühren oder darüber zu streichen. Eine Herausforderung ist, wenn die berührte Person die Augen schließt.

■ **Fazit**

Die Übung bietet die Möglichkeit unterschiedliche Berührungsqualitäten wahrzunehmen.

> **Übung: Kontaktaufnahme und Fremdberührung – Anleitung und Aufgabenstel lung**
>
> 1. Schritt: Kontaktaufnahme – Frei im Raum gehen
>   - Mit dem Entgegenkommenden Blickkontakt aufnehmen und zulächeln
>   - Dem Entgegenkommenden einen Ball in die Hand geben
>   - Dem Entgegenkommenden die Hand geben
> 2. Schritt: Fremdberührung
> 3. Igelballmassage (Siehe: Teil III: Übungen)
>   Vereinbaren, welche Körperteile abgerollt werden dürfen, diese mit festem oder variierendem Druck abrollen
> 4. Umarmung
>   Vereinbaren, wie die Umarmung gestaltet wird (eventuell auch nur die Oberarme/Schultern mit den Händen berühren und sanft drücken)

■ **Fazit**

Förderung der Wahrnehmung und Wahrnehmungsdiskriminierung von Berührungen, z. B. Empfindungen beim Hände schütteln, Umarmung, Berührung sensibler Bereiche Diese Wahrnehmungs- und Berührungsexperimente initiieren ein neues Körpererleben, die Skills fördern die Sensibilität für bestimmte Körperprozesse und Körpererinnerungen, daher ist die Reflexion ein wichtiger Bestandteil der Wahrnehmungsschulung.

■ **Kinästhetische Wahrnehmung**

Einschätzung des eigenen Körpers, Beobachten, Experimentieren von/mit Kraft, Bewegung, Lage (z. B. Kontraktion der Muskel, der Gelenksstellung, der Möglichkeit sich zu spüren und zu bewegen)
- Fokussierung der Aufmerksamkeit und Lenkung der Wahrnehmung
- Wahrnehmung der emotionalen und körperlichen Veränderungen
- Kognitive Rückmeldung

> **Übung: Körperreise – Anleitung und Aufgabenstellung**
>
> Augen schließen oder offenlassen, ganz wie es passt.
>
> Den Körper wahrnehmen, was immer auch kommt, einfach spüren und wahrnehmen, ohne zu bewerten, ohne sich ablenken zu lassen, immer zur Übung zurückkommen.
>
> Nun tief in den Bauch atmen, spüren wie sich der Bauch beim Einatmen ausdehnt und sich beim Ausatmen entspannt.
>
> Die Aufmerksamkeit langsam zur Fußsohle lenken, wahrnehmen wie die Fußsohle den Boden berührt, die Kontaktflächen, wie sich die Fußsohle anfühlt warm, kalt, kribbelig oder...die Aufmerksamkeit zu unterschiedlichen Körperteilen (Knöchel, Knie, Waden, Oberschenkel) weiterziehen lassen. Empfindungen in den Beinen beobachten, bei Unbehagen, Schmerzen, Steifheit, diese einfach wahrnehmen, nicht bewerten und zum Rücken weiterziehen. Auch hier die Empfindungen wahrnehmen, die Muskelanspannung und Berührungspunkte. Weitergehen zum Bauch, beobachten, wie

16

er sich hebt und senkt, auch ins Innere hineinspüren, eventuell den Verdauungsprozess wahrnehmen, den Herzschlag spüren, was ist noch zu spüren ...

... Weiterwandern zu den Händen, Armen, Schultern, Kopf ...

die Aufmerksamkeit auf das Gesicht lenken, die Mimik verändern und alle Empfindungen wahrnehmen.

Zuletzt noch einmal den Körper als Ganzes wahrnehmen und tief ausatmen!

■ **Fazit**

Wahrnehmung von Empfindungen und Signalen des Körpers und Beobachten der Unterschiede z. B. Muskelanspannung (verkrampft, entspannt), von Missempfindungen oder Schmerzen, ohne diese zu bewerten und zu verweilen. Durchbrechung von Automatismen und Aufschaukeln. Reduktion von Stress, Schmerz, Depression und Angst.

16.2.3 Vom Kennen zum Können

Die Bereitschaft sich mit oft schambesetzten körperlichen Bereichen auseinanderzusetzen, erfordert bei all diesen Übungen eine wohlwollende, wertschätzende Haltung sich selbst gegenüber. Zu beachten ist auch, dass durch die Körperwahrnehmung Vorbelastungen und traumatische Erinnerungen aktiviert werden können. Durch Regulationsmechanismen, bewusste Fokussierung auf das Hier und Jetzt, kombiniert mit Wertschätzung und Mitgefühl, kommt es zu neuen Verknüpfungen, und Veränderungen in spezifischen Gehirnarealen.

Formelle Übung mit Anleitung und informelle Integration in den Alltag zur Stressbewältigung, Selbstkontrolle und Selbstbewusstsein durch die aufrechte Haltung.

» Leitgedanken – Metaphern

Den Körper, hab' ich immer dabei! – Wahrnehmungen im neuen Kontext begegnen – Embodiment erkennen!

In welcher Haltung sich der Körper auch immer befindet, er ist sich dieser Haltung bewusst! (Satipatthāna-Sutta)

Auf den Punkt gebracht
- Die Fähigkeit zur Körperwahrnehmung ermöglicht körperliche, emotionale oder geistige Zustände bewusst wahrzunehmen.
  - Im Fokus stehen Selbstwahrnehmung und Selbstakzeptanz
- Anleitung und Methodik
  - Bewegungs-, Berührung- und Wahrnehmungsübungen schulen
  - das basale Erleben des Körpers durch Wahrnehmungs- und Berührungsexperimente fördern, dazu gehört
    - Taktile und haptische Wahrnehmung
    - Berührungswahrnehmung
    - Kinästhetische Wahrnehmung
- Alle Übungen sollen zu einem spielerischen Erforschen und Herangehen ermuntern.

Körperausdruck –
nonverbale Signale

Inhaltsverzeichnis

Mimik, Gestik, Blickkontakt, Körperhaltung, Bewegungsmuster sowie stimmliche Merkmale sind wichtige nonverbale Signale. Ihre jeweiligen Ausdrucksformen basieren auf der Gesamtheit von Wahrnehmungen oder Erlebnissen und deren kognitiver Verarbeitung. Das bedeutet, dass sowohl die individuelle als auch die kulturelle Sozialisation Haltung und Körpersprache prägen. Der Körper als Ausdruck und Spiegel emotionaler Befindlichkeit hat Signalwirkung für die Selbst- und Fremdwahrnehmung. Die Schulung der emotionalen Intelligenz (die Fähigkeit, Gefühle wahrzunehmen, zu erklären, zu modulieren) und die Fähigkeit, nonverbale Körpersignale wahrzunehmen, einzuordnen und zu regulieren, ist die Voraussetzung für Veränderung (Mayer et al. 2000). Es gilt daher die Neuroplastizität zu nützen und die neuronale Regulation durch Stimulation und Training zu verändern.

Die Gemeinsamkeiten von körperbezogenen Handlungsvorstellungen sind Voraussetzung, Handlungen, Ziele und Empfindungen gegenseitig intuitiv zu verstehen (Bauer 2008, S. 94). Wenn verbale und nonverbale Aussagen und Signale nicht stimmig sind, d. h. nicht zueinander passen, wird den nonverbalen Botschaften mehr glauben geschenkt als den verbalen Inhalten. Die Körpersprache ist daher für die zwischenmenschliche Beziehungsgestaltung von großer Bedeutung. Besteht durch individuelle negative Erfahrungen eine Fehlschaltung neuronaler Schaltkreise und somit die Unfähigkeit wahrzunehmen, ob eine Person/die Umwelt vertrauenswürdig oder eine Gefahr darstellen könnten, kommt es zu unangemessenen Abwehrreaktionen und Abwehrverhalten. Auch die Unfähigkeit, die Außenwirkung der eigenen Körpersprache zu erkennen, erhöht die Diskrepanz in zwischenmenschlichen Interaktionen.

Körpersprache ist daher nicht nur im Zusammenhang mit einer spezifischen Situation, sondern auch im Rahmen der sozialen, geschlechtlichen und ethnischen Zugehörigkeit zu betrachten. Zum Großteil automatisierte synchrone Erregungsmuster stehen in enger Verknüpfung mit dem Körper, den Gefühlen, Kognitionen (Bewertungen) und Einstellungen und haben somit Einfluss auf aktuelle Ausdrucksformen und Stimmungen. Die Körpersprache impliziert Embodiment und die Kenntnisse dieser Zusammenhänge helfen Reaktionsweisen zu identifizieren und differenzieren.

- **Wirkfaktoren**
— Änderung der nonverbalen Signale führt zu Veränderungen auf hirnstruktureller Ebene (Neuroplastizität)
    Beeinflussung von Stimmung und Selbstbildes durch nonverbale Signale, z. B. das Strecken der Halswirbelsäule und Heben des Kopfes oder eine selbstsichere Körperhaltung wirken stimmungsaufhellend
— Die hohe Komplexität der Gesichtsmuskulatur in Verbindung mit dem Limbischen System ist eng mit dem Emotionsausdruck verknüpft, z. B. das Hochziehen der Mundwinkel (lächeln) führt zur Ausschüttung von Glückshormon (Dopamin)
— Selbstsicherheit vermitteln durch das Halten von Blickkontakt

- **Basis für/zu/zur**
— Erlangen von Selbstsicherheit durch Körpersprache.
— Erleben von Kongruenz zwischen verbaler und nonverbaler Kommunikation.
— Förderung der Selbstwirksamkeit in der Beziehungsgestaltung.

- frühzeitiges Erkennen von innerer Anspannung (Körpersprache).
- Schärfung des Bewusstseins für Selbst- und Fremdwahrnehmung (nonverbalen Signale).
- Erkennen der Zusammenhänge der Wirkung und Reaktionen anderer Menschen (nonverbale Kommunikation/Beziehungsgestaltung).
- Sensibilisierung der Mentalisierungsfähigkeit.
- Selbststeuerung.

17.1   Anleitung und Methodik

Das Erkennen der Zusammenhänge und Veränderungsmöglichkeiten im physiologischen System von Ausdrucks-, Haltungs-, Bewegungs- und Spannungsmustern öffnen das Tor für neue Erfahrungen. Die Schulung der Wahrnehmung erfolgt durch Selbst- und Fremdbeobachtung mit dem Ziel, eigene Signale und Signale anderer Menschen ohne Interpretation zu entschlüsseln

17.1.1   WAS soll geübt werden- WAS ist mein Ziel?

Schritt für Schritt werden alle Teilbereiche der nonverbalen Signale unterstützt durch Bilder, Impact-Techniken (die eindrückliche Vermittlung durch Bilder oder Metaphern) mit Zugewandtheit nachgeahmt, nachempfunden und verändert. Durch bestimmte bewusst eingenommene Körperhaltungen und gezieltes Abrufen von Körpersignalen wird das Zusammenspiel von Körper, Gefühlszustand und zwischenmenschlichen Botschaften verdeutlicht.

Im Fokus stehen die Bereiche

- **Mimik**
Ziel ist das
- richtige Einschätzung der Grundmuster,
- Erkennen von typischen Charakteristika,
- Erleben von Resonanz und Embodiment.

Dies gilt in Bezug auf unterschiedliche Emotionen, wie z. B.
- **Freude:** Mundwinkel und Wangen gehen nach oben, die Augen sind offen und haben kleine Lachfältchen, die Stirne ist glatt.
- **Überraschung:** Der Mund ist leicht offen, die Augen werden groß, die Augenbrauen sind hochgezogen.
- **Angst:** Mundwinkel ziehen nach außen, die Augen sind aufgerissen, die Augenbrauen werden nach oben gezogen, die Stirn ist in Falten gezogen.

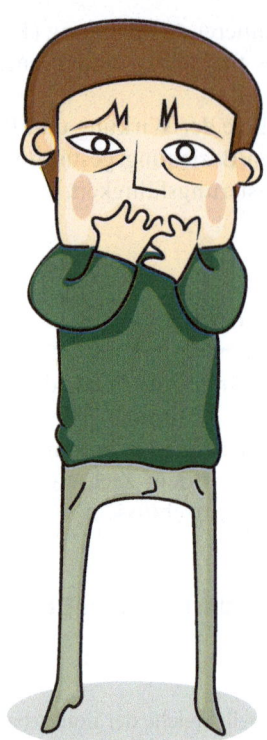

© Oldboy Martin / stock.adobe.com

- **Wut:** Lippen sind zusammengepresst, die Augenbrauen zusammengezogen, die Kiefermuskulatur verspannt.
- **Ekel:** Die Nase ist gerümpft, die Oberlippe nach oben gezogen, die Unterlippe und der Mundwinkel sind schräg nach unten gezogen, die Augen zusammengekniffen.
- **Verachtung:** Ein Mundwinkel wird angehoben, die Augenlider leicht gesenkt, der Blick vernichtend starr.
- **Trauer:** Die Gesichtsmuskulatur ist schlaff, der Blick gesenkt.
- **Scham:** Die Gesichtsmuskulatur verkrampft, der Blick gesenkt.

▪ Gestik

Ziel ist es, Zusammenhänge von Signalen und innerem Erleben zu verstehen und anwenden zu können.

Die Handhaltung und bestimmte Handgesten, die „Sprache der Hände" haben Signalwirkung und geben Auskunft über Emotionen und Absichten.

- Daumen hoch bedeutet Zustimmung,
- die vorgestreckte Handfläche signalisiert Stopp,
- mit der Handkante einen Strich durch die Luft zeichnen, ist eine Grenzziehung,
- offen gezeigte Handflächen zeigen Offenheit, Vertrauen,
- mit den Händen heranwinken, zuwinken oder wegdeuten,
- mit dem Zeigefinger eine Richtung anzeigen,
- den ausgestreckten Finger an die Lippen halten, fordert zum Schweigen auf,
- Entschlossenheit.

17

■ **Blickkontakt**

Ziel ist es, den Blickkontakt aufnehmen und halten zu können als Basis zur
– Kontaktaufnahme und Kommunikation.

Gründe, warum Menschen Probleme haben den Augenkontakt herzustellen:
– Unsicherheit und Scham
– Ein gesenkter Blick vermittelt Desinteresse oder Arroganz
– Ein starrer, kalter oder harten Blick Dominanz und Aggression

Blickkontaktübungen unterstützen schrittweise
– den Augenkontakt herzustellen, ohne zu fixieren oder den Blick verlegen zu senken.
– die Scham auszuhalten.

■ **Körperhaltung**

Das Ziel ist es, verschiedene Körperhaltungen (z. B. unsichere, aggressive, ängstliche, stolze) und Positionen (z. B. im Stehen, Sitzen, Gehen, eventuell Liegen) einzunehmen, Unterschiede wahrzunehmen und Veränderungen zu beobachten. Mit konkreten Übungen werden vegetative Symptome und Körperreaktionen erfahrbar gemacht, um die Wechselwirkung und den Zusammenhang von Körperhaltung und Psyche zu erkennen.

Im zwischenmenschlichen Bereich signalisiert die Körperhaltung unterschiedliche Botschaften und hat Einfluss, wie man selbst gesehen und bewertet wird.

> ▶ **Beispiele**

– **Aggressionsbereitschaft**
Der Körper präsentiert sich dominant, groß und breit, dabei sendet er folgende Signale aus: angespannte Nackenmuskulatur, breitbeiniger Stand,
fixierender Blickkontakt, geballte Fäuste, gestikulieren in Richtung des Gesprächspartners, in die Hüfte gestemmte Hände, zusammengekniffene Augen
zusammengezogene Augenbrauen

– **Unsicherheit**
Der Körper zeigt ängstliche Starre, eingezogenen Kopf, ist geduckt, die Stimme leise, die Beine überkreuzte, einen wandernden Blick

– **Selbstsicherheit**
Zeigt sich durch folgende Merkmale: die Arme sind locker neben dem Körper, der Blick freundlich zugewandt, eine entspannte und aufrechte Haltung, entspannte Gesichtsmuskulatur, erhobener Kopf, Füße stehen nebeneinander fest auf dem Boden, gesenkte Schultern, vorgestrecktes Kinn

– **Trauer**
Körper wirkt zusammengesunken, kraftlos und verschlossen, die Schultern hängen herab

– **Depressive Verstimmung**
Der Körper zeigt eine Schonhaltung: gebückt, krumm, energielos, die Schulter hängen, der Gang ist schleppend und schlurfend ◀

■ **Stimme**

Ziel ist es, mittels bewusst eingesetzter Stimmmodulation und Stimmlage Selbstsicherheit und Selbstbewusstsein zu fördern, das bedeutet

- Mut, die Stimme ertönen zu lassen (deutlicher und lauter sprechen zu können),
- Atemtraining,
- Kräftigung der Stimme.

Bereits minimale Veränderungen der Stimmung verändern auch den Stimmklang. Die Stimmlage klingt dann je nachdem verständlich, laut, kräftig, nuschelnd, leise, schrill, kläglich, flatternd oder kann bei heftiger emotionaler Erregung sogar versagen.

■ **Nähe und Distanz**
Ziel ist das Berührungs- und das Distanzverhalten
- bewusst regulieren zu können (Abgrenzung, Stopp-sagen).
- in einem neuen Kontext erfahrbar zu machen.
- emotionale Vorgänge im Hier und Jetzt einordnen zu können.

17.1.2   WIE soll geübt werden – WIE erreiche ich das Ziel?

Planung
Die Mimik ist der Schlüssel zu den Emotionen,
    Das Erkennen der mimischen Grundmuster hilft bei der Zuordnung von Gefühlen und Empfindungen, vereinfacht gesagt, bedeuten nach oben gezogene Mundwinkel positive Gefühle und nach unten gezogene weisen auf negative Empfindungen hin.
    Doch nicht nur der Mund begleitet den emotionalen Gesichtsausdruck, sondern auch die Augenmuskulatur, die Augenbrauen, die Stirn und die Gesichtsmuskulatur

Übung: Leichtes Lächeln – Anleitung und Aufgabenstellung
Vorbereitung und Unterstützung
Einen Bleistift zwischen den Lippen halten, dadurch werden die für das Lächeln relevanten Muskeln beansprucht und trainiert.
Training
- Zuerst vor dem Spiegel, später an jedem Ort
- Mundwinkel hochziehen, die Augen lächeln mit, die Stirn entspannt sich
- Als Erweiterung können Sie das Lächeln auch nach innen führen und es als „inneres Lächeln" dem Körper zukommen lassen, sich selbst zulächeln

17

■ **Fazit**
Lächeln ist stimmungsaufhellend, signalisiert Offenheit und unterstützt den Abbau von Stress (gleichzeitiges zu lächeln und Stress zu empfinden ist erschwert).

Übung: Mimik deuten – Anleitung und Aufgabenstellung
Zeigen von Bildern oder Pantomime
Experimentieren
— Wechsel zwischen angespanntem und lockerem Gesichtsausdruck
— Wahrnehmung der Unterschiede zwischen angespannter und lockerer Gesichts-
  muskulatur
— Stirn und Nase runzeln
— Wangen aufblasen
— Augenrauen heben, senken oder zusammenziehen
— Augen zusammenkneifen
— Lippen zusammenpressen
— Kiefer anspannen
— …

Hilfreiche Fragen
— Zu welchem Gefühl passen diese nonverbalen Signale?
— Welcher Gedanke passt dazu?
— Wann ist dieser Ausdruck angemessen?
— Welcher Ausdruck drückt das Gegenteil aus?
— Was verändert sich bei Anspannung und Entspannung? (Den Fokus auf die inne-
  ren Vorgänge richten und diese (*mitfühlend und akzeptierend*) zur Kenntnis neh-
  men (Embodiment)

▪ **Fazit**
— Die Wechselwirkung zwischen Geist und Körper wird sichtbar und spürbar (Em-
  bodiment).
— Es kann ein Erkennen der Charakteristika von emotionalen mimischen Aus-
  drucksformen geben.
— Die Veränderung des Gesichtsausdrucks bei verschiedenen Emotionen durch
  Gegensteuerung ist ein wichtiger Schritt zur Emotionsmodulation.

Übersicht
Die **Gestik** unterstützt oder ersetzt teilweise die verbale Kommunikation und kann
meist bewusst eingesetzt werden.
  Emotionale Gesten finden sich oft im Zusammenspiel mit der Mimik, z. B.
— bei Ärger und Trotz das Verschränken der Hände,
— bei Furcht und Angst, schützend die Hände vor dem Gesicht halten,
— bei Wut das Ballen der Fäuste,
— Kopfnicken signalisiert Zustimmung.

Übung: Gesten darstellen (experimentieren) – Anleitung und Aufgabenstellung

Zeigen von Bildern oder Pantomime

Hilfreiche Fragen:

- Was zeigen die einzelnen Gesten an?
- Zu welchem Gefühl/Gedanken/Ereignis passt die Gestik?
- Welches Gefühl/welcher Gedanke wird verstärkt?
- Wann ist diese Gestik angemessen?
- Welche Bedeutung könnten sie in anderen Situationen haben?
- Welche Gestik drückt das Gegenteil aus? Was verändert sich?

Übung: JA und NEIN denken – Anleitung und Aufgabenstellung

Die Teilnehmer werden aufgefordert, sich eine Situation vorzustellen, mit der sie übereinstimmen, und die Kopfbewegung durchzuführen, die die JA-Haltung signalisiert.

Anschließend soll an eine Situation gedacht werden, die eine NEIN-Haltung impliziert und die passende Kopfbewegung wird durchgeführt.

Experimentieren

- Eine JA-Haltung einnehmen und ein NEIN mit der Kopfbewegung machen
- Eine NEIN-Haltung einnehmen und ein JA mit der Kopfbewegung durchführen

■ **Fazit**

Gesten können die verbale Kommunikation unterstützen und manchmal sogar ersetzen.

Vorsicht

Willkürlich eingesetzte Gesten und Gedanken passen nicht immer zusammen, die innere Eigenwahrnehmung und die äußere Fremdwahrnehmung muss NICHT übereinstimmen.

Blickkontakt

Das Herstellen und Aufrechterhalten des Blickkontaktes und die Erkenntnis, diesen beeinflussen zu können, sind die ersten Erfahrungen mit Kommunikation. Die Balance zwischen Wahrnehmen und Verstehen des eigenen Körperausdrucks und der Ausdrucksvarianten des Partners ist die Basis gelungener Kommunikation. Diese findet im steten Wechsel von hin- und herspiegeln auch ohne Worte statt, diese Koppelung ermöglicht die aktive Nutzung der Steuerungsmöglichkeiten.

17

Übung: Blickkontaktübung – Anleitung und Aufgabenstellung in vier Schritten

1. Aufrechterhalten des Augenkontakts im Spiegel für ca. 4 Sek. (Einzelübung)
2. A und B blicken einander, ohne zu sprechen, in die Augen (Partnerübung)
   Anfangs abwechselnd in beide Augen schauen, der Blick wandert nicht länger als 2 bis 3 Sek. hin und her. Im nächsten Schritt dem Gegenüber direkt in die Augen schauen, dabei auf die Iris konzentrieren (die Dauer des Blickkontaktes zu Übungszwecken steigern)
3. Im Alltag den Augenkontakt zu anderen Menschen bewusst aufnehmen
4. Wenn möglich: ein zusätzliches Lächeln einsetzen (signalisiert Offenheit und Sympathie)

■ **Fazit**

Den Blickkontakt herstellen zu können, ist ein zentrales Element der Kommunikation. Die Veränderung von Dauer und Intensität kurz, lang, intensiv oder starr, kann ein positives oder negatives Gefühl erzeugen.

Körperhaltung

Körperhaltung und Psyche stehen in Wechselwirkung zueinander und beeinflussen sich in vielen Bereichen gegenseitig. Die aufrechte Körperhaltung erfordert nicht nur das Gleichgewichthalten, sondern drückt in vielen Nuancen das Selbstgefühl und Schwierigkeiten auf medizinischer, psychologischer und sozialer Ebene aus.

Die Körperhaltung gibt Hinweise auf die momentane Stimmung, ob diese angenehm, heiter oder depressiv ist, sie zeigt Zufriedenheit oder Enttäuschung. Das Erleben von Kraft, Stärke, Unsicherheit, positiver und negativer Gefühlsausdrücke spiegelt sich in der Körperhaltung und als Ausdruck der inneren Haltung wider.

Übung: Selbstsichere Körperwahrnehmung (Pantomime) – Anleitung und Aufgabenstellung

− Nehmen Sie Ihre augenblickliche Körperhaltung bewusst wahr.
− Stehen Sie mit beiden Beinen hüftbreit fest am Boden.
− Richten Sie sich gerade auf, die Halswirbelsäule trägt den Kopf frei und beweglich.
− Ziehen Sie Ihre Schultern ein wenig nach hinten und nach unten, dass der Brustkorb weit und frei wird.
− Strecken Sie das Brustbein und wölben Sie die Brust nach vor.
− Blicken Sie gerade nach vor.
− Recken ein wenig das Kinn vor.
− Atmen Sie tief ein und noch tiefer aus.
− Beim Einatmen wölbt sich der Bauch vor.
− Beim Ausatmen pusten Sie fest alle Luft aus den Lungen.

> **Zusätzliche Aufgabenstellung**
> – Arme schwungvoll pendeln
> – Brust vorwölben
> – Dehnen und strecken
> – Kopf hoch – Haltung
> – Stampfen
> – Sich schütteln

■ **Fazit**

Eine zentrierte und dabei zugleich flexible Körperhaltung ermöglicht es, sich jederzeit dynamisch zu bewegen, sich neu zu positionieren, zu greifen oder zu schieben und auf jede Änderung der äußeren Situation rasch zu reagieren.

> **Stimme**
> Sprache und die Stimme haben einen Einfluss auf das Selbstbewusstsein. Die Stimme und die Sprechweise zählen zu den nonverbalen Signalen: „Mit der Stimme Stimmung machen!".

– *Fazit*: Das Experimentieren mit Stimmlage, Tönen und muskulären Lockerungsübungen ermöglicht eine Veränderung der Stimmung.

> **Übung: Spielen mit Vokalen – Anleitung und Aufgabenstellung**
> Den Vokalen A, E, I, O, U wird ein bestimmter Körperausdruck zugeordnet
>   A: Die Arme sind nach oben gerichtet und weit geöffnet
>   E: Der Körper wird weit und breit
>   I: Den Körper hochstrecken, die Arme eng beieinander über dem Kopf hochstrecken
>   O: Körper und Arme ahmen das O nach
>   U: Körper und Arme ahmen das U nach
> – Die Vokale ertönen lassen
> – Die bildhafte Vorstellung unterstützt den Stimmeinsatz

> **Übung: Spielen mit Konsonanten und Vokalen – Anleitung und Aufgabenstellung**
> Die Beweglichkeit von Mund- und Rachenmuskulatur, Zunge, Lippen und Gaumen sowie den Atemrhythmus unterstützen.
> Mamamama, memememe, mimimimi, momomomo, mumumumu
> Hahaha hihihihi, hohohoho. Huhuhu
> Babab

17

Verändern der Geräusche
- Summen
- Brummen
- Blubbern

Bewegungsimpulse mit Lauten verknüpfen
- Gähnen
- Grinsen
- Prusten
- Schnauben

Übung: Schnauben

Anleitung und Aufgabenstellung

Kiefer und Lippen locker lassen, die Atemluft zuerst sanft, dann immer kräftiger herausblasen, dabei blubbern die Lippen aufeinander. Unterstützend den Körper durchschütteln. Spannung und Nervosität werden abgebaut.

Übung: Verschiedene Sprachmelodien

Experimentieren:
brüllen, flüstern, schmeicheln, flehen, bitten, fordern

Variieren:
laut/leise, schnell/langsam, mit/ohne Pausen

■ **Fazit**

Alle Stimmübungen fördern die elementaren Ausdrucksmöglichkeiten, trainieren die Beweglichkeit des Zwerchfells, unterstützen die Atmung, geben inneren Halt.

Nähe- und Distanzwahrnehmung

Die Bedeutung von Nähe und Distanz, die „Distanzzone", zwischen Menschen ist nicht immer gleich. Zu viel Nähe kann bedeuten, dass sich Menschen bedrängt oder bedroht fühlen, zu viel Distanz kann als Ablehnung oder Zurückweisung empfunden werden. Die richtige körperliche Distanz richtet sich im Idealfall danach, in welchem Verhältnis Menschen zueinanderstehen. Je intimer das Verhältnis, desto geringer ist der als stimmig empfundene Raum zwischen den Personen. Die sozialadäquate, optimale Distanz, die je nach Situation zwischen zwei einander nicht oder noch nicht gut bekannten Personen eingenommen wird, entspricht hingegen kulturellen Regeln und Konventionen.

Übung: Annähern (Paarübung)

In der Regel beträgt die Gesprächsdistanz etwa eine Armlänge; dieser Bereich rund um einen Menschen entspricht im Normalfall auch der „Intimzone". Bei Überschreitung dieser Grenze kann die Annäherung als unangenehm und irritierend empfunden werden. Die Wahrung eines als stimmig empfundenen Abstandes entspricht dem individuellen Schutzbedürfnis. Ab ca. zwei Armlängen Abstand, außerhalb der Intimzone, wird ein Kontakt üblicherweise als neutral und sicher empfunden.

Anleitung und Aufgabenstellung

1. Zwei Personen stehen einander in einer vereinbarten Entfernung gegenüber und nehmen Augenkontakt auf. Auf ein Kommando gehen sie langsam aufeinander zu und stoppen, wenn sie meinen, dass der Abstand passend für ihre „Beziehung" sei. (Wahrnehmen der Veränderungen im Körper)
2. Eine Person weist durch Handzeichen, ohne zu sprechen das Gegenüber an, näher heranzukommen bzw. sich wieder zu entfernen, bis die Distanz wie bei der vorigen Übung als richtig und angemessen empfunden wird. Danach erfolgt das Heranwinken, Einhalt gebieten und Zurückschicken nur durch nonverbale Signale (Kopfbewegung, Gestik, Mimik, Körperhaltung, Augensignale).

Experimentieren

1. Verringern oder erweitern der Gesprächsdistanz gegenüber Freunden, Kollegen, Fremden und wahrnehmen, was sich dabei verändert.
2. Auf einen ungewohnten leeren Platz setzen, der zur Verfügung steht.
3. Mehrere Personen bewegen sich frei im Raum. Wie viel Platz benötigt jede Person als „Freiraum"? Kann die Intimzone durch Ausweichen gewahrt werden oder nicht? Was verändert sich, wenn in der Bewegung die Distanz als zu nah oder als neutral wahrgenommen wird?
4. Eine Person liegt mit geschlossenen Augen auf dem Boden, andere Personen sitzen im Abstand von mindestens zwei Metern rund um sie herum. Dann rücken sie sehr leise immer näher, bis die in der Mitte liegende Person das Gefühl hat, dass ein Gruppenmitglied sie – fast – berührt. Sie sagt laut „STOPP" und alle verharren in ihrer Position. Nun vergleichen alle die Wahrnehmung mit dem tatsächlichen Abstand.

■ **Fazit**

Das Nähe-Distanz-Erleben in einem neuen Kontext ermöglicht
– eigene Grenzen kennenlernen,
– andere Grenzen akzeptieren können,
– unterschiedliche Körperreaktionen bei Nähe- oder Distanz wahrnehmen,
– eigene Grenzen schützen können – Kontrolle haben,
– Kontakt zu anderen Personen herstellen, stoppen oder regulieren können.

17

17.1.3 Vom Kennen zum Können

Jeder Mensch macht im Laufe seines Lebens vielschichtige Erfahrungen mit unterschiedlichen Verhaltensweisen anderer Menschen, aber auch mit eigenen. Fehlinterpretationen von Verhalten, Mimik und Worten führen oft zu Missverständnis und Reaktionen, die sich hochschaukeln. Ängste, Autonomie- und Selbstwertverluste, Existenzsorgen, persönliche Krisen, Schmerzen, Wut, Hilflosigkeit erzeugen ein inneres Spannungsfeld und unterschiedliche Reaktionsmuster, die nonverbal zu Tage treten. Die spontane Reaktion auf nonverbale Botschaften ist davon abhängig, wie diese wahrgenommen, erlebt und interpretiert werden.

Um nonverbale Signale zielorientiert nutzen, werden Skills mit dem Ziel trainiert, die soziale Wahrnehmungskompetenz zu erweitern, dazu zählt
- die Fähigkeit, Situationen und Personen angemessen wahrzunehmen,
- relevante Signale der Selbst- und Fremdwahrnehmung zu erkennen und einzuschätzen.

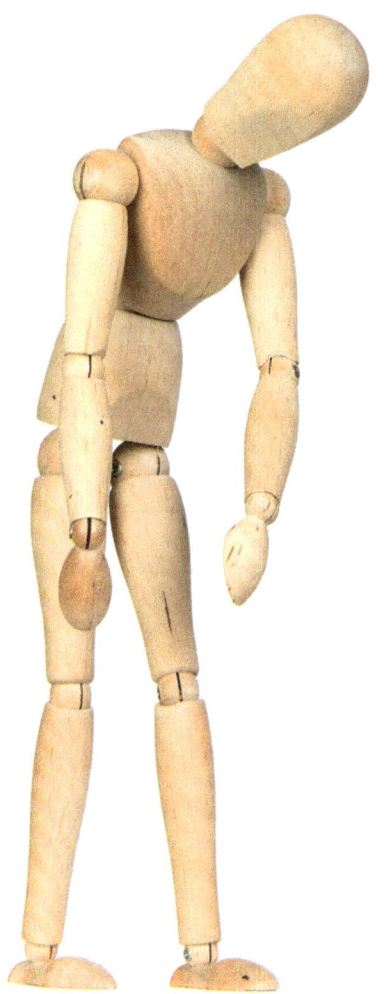

© Gelpi / stock.adobe.com

Übung: Beschreibung der Kontaktaufnahme – Anleitung und Aufgaben-stellung

Mittels Impact-Techniken (eindrückliche Vermittlung durch Bilder) oder Rollenspiel werden Emotionen, körpersprachliche Signale und/oder zwischenmenschliche Begegnungen (Situationen) mit unterschiedlichen Reaktionsmustern gezeigt.

Mittels Impact-Techniken (das ist die eindrückliche Vermittlung durch Bilder) oder durch Rollenspiele werden Emotionen, körpersprachliche Signale und/oder zwischenmenschliche Begegnungen (Situationen) mit unterschiedlichen Reaktionsmustern gezeigt. Hier die vier möglichen Schritte:

1. Schritt
   - Die beobachtbaren Wahrnehmungen so genau wie möglich sachlich beschreiben
   - Distanziert (Metaebene) von außen betrachten und analysieren
2. Schritt
   - Nonverbale Signale einschätzen (Fremdwahrnehmung).
     Was könnte diese oder jene Mimik, Gestik, Körperhaltung bzw. andere wahrgenommene Signale bedeuten?
     Was ist noch zu beobachten?
   - Welche Signale sind erkennbar und wie können sie beschrieben werden?
   - Welche Gefühle könnten dahinter vermutet werden?
3. Schritt
   - Wahrnehmen der eigenen Muster (Eigenwahrnehmung) und Interpretation der Muster des beobachteten Anderen (Fremdwahrnehmung) (siehe ◘ tab. 17.1)
4. Schritt (Reflexion)
   - Wie wirken die eigenen Signale auf andere?

- mit vorhandenem Erfahrungswissen vergleichen
- mit Außenwahrnehmungen (Wahrnehmung des Anderen) überprüfen
  1. Schritt
- Realität/Fakten überprüfen
- Reaktionsmuster überprüfen (Automatismen erkennen)
  2. Schritt
- Körperskills: „Adäquaten Einsatz nonverbaler Signale" trainieren (neue neuronale Verknüpfung)

◘ Tab. 17.1   Erkennen unterschiedlicher Reaktionsmuster

Ich (A)	Andere (B)
Was nehme ich (bei mir/A) wahr?	Was nehme ich (beim Anderen/B) wahr?
Nonverbale Signale	Nonverbale Signale
Mein (A)/mögliches Gefühl:	Mögliches (angenommenes) Gefühl von B:
Mein vermeintliches Verhalten:	Reaktion auf das sichtbare Verhalten von A
(Was vermute ich?)	Sichtbares Verhalten:
Sichtbares Verhalten:	(Was sehen andere)
(Was sehen andere)	

17

■ **Fazit**

Wahrnehmungssensibilität und die Bereitschaft, sich bewusst auf Wahrnehmungs-
prozesse einzulassen, werden durch die Beobachterperspektive und das Erkennen
unterschiedlicher Reaktionsmuster geschärft:

▬ Welche Wirkung löst die Beobachtung aus? Wie wirken die eigenen Signale auf
andere?

Durch Reflexion und Überprüfung der Fakten öffnen sich Wege für neue nonverbale
Handlungskompetenzen.

» Leitgedanken – Metaphern

Nonverbale Signale vermitteln Gedanken und Gefühle: „Man kann nicht NICHT
kommunizieren." (Zitat: Paul Watzlawick)

Wie bei einem Eisberg vermittelt die verbale Kommunikation nur einen kleinen
Teil an Informationen, der größte Teil ist unter der Oberfläche verborgen.

Nonverbale Signale und Wechselwirkung sollten bewusst genutzt werden!

Auf den Punkt gebracht

▬ Durch bestimmte bewusst eingenommene Körpersignale und -haltungen wird das
Zusammenspiel von Körper, Gefühlszustand und zwischenmenschlichen Bot-
schaften verdeutlicht. Im Fokus der Informationsvermittlung stehen
   – Mimik (Schlüssel zu den Emotionen)
   – Gestik (unterstützt oder ersetzt die verbale Kommunikation)
   – Blickkontakt (ermöglicht die ersten Erfahrungen mit Kommunikation)
   – Körperhaltung (drückt das Selbstgefühl und Schwierigkeiten auf medizini-
   scher, psychologischer und sozialer Ebene aus)
   – Stimme (hat Einfluss auf das Selbstbewusstsein)
   – Nähe und Distanz (die Distanz richtet sich danach, in welchem Verhältnis die
   Menschen zueinanderstehen)
▬ Schritt für Schritt werden alle Teilbereiche der nonverbalen Signale (unterstützt
durch Bilder und Impact-Techniken) mit Zugewandtheit nachgeahmt, nach-
empfunden und verändert. Mit dem Ziel
   – soziale Wahrnehmungskompetenz erreichen,
   – die Fähigkeit, Situationen und Personen angemessen wahrzunehmen,
   – Handlungskompetenzen zu erhöhen.

Literatur

Bauer J (2006, 2008) Warum ich fühle, was du fühlst. Intuitive Kommunikation und das Geheimnis der
Spiegelneurone. 10. Aufl. Heyne Verlag. München
Mayer JD, Salovey P, Caruso D (2000) Models of emotional intelligence. In: RJ Sternberg (Hrsg)
Handbook of intelligence. Cambridge University Press. Cambridge, S 396–420

Emotionsregulation – Basisübungen

Inhaltsverzeichnis

Wie bereits im Theorieteil beschrieben, bedeutet Emotionsregulation im weiteren Sinne Handlungen einzusetzen, um Emotionen abzuschwächen oder zu stärken. Sie ist ein wichtiger Grundpfeiler der sozialen Kompetenz und der psychischen Gesundheit.

Störungen der Emotionsregulation unterliegen einer fehlangepassten Selbststeuerung und zeigen sich in dysfunktionalen Bewältigungs- und Bekämpfungsstrategien mit dem Ziel, belastende Emotionen zu verringern.

Beeinträchtigungen, wie z. B. Depression, Angststörungen, Phobien, Zwangsstörungen, Verhaltensstörungen, Auffälligkeiten im Sozialverhaltens, Nähe- und Distanzstörungen und die Borderline-Störung, beeinflussen die Ausprägung des emotionalen Ausdrucks. Bei manchen Störungsbildern werden negative und/oder positive Gefühle weder wahrgenommen noch gespürt. Die Unterdrückung von Emotionen wird heute als wichtiger Faktor bei der Entstehung psychosomatischer Erkrankungen angesehen.

Die emotionale Beeinträchtigung kann demnach in eine aktivierende, reduzierende oder hemmende Richtung erfolgen

- Blockierung von Gefühlen, z. B. *psychosomatische Erkrankungen,*
- Körpersensationen anstelle von Gefühlen, z. B. *Somatisierung,*
- langes Verharren in Gefühlszuständen,
- Störung der Gefühlswahrnehmung, z. B. *Depersonalisation als Schutz vor momentan unerträglicher Selbstwahrnehmung,*
- Überflutung, z. B. *zu intensive Gefühle,*
- Unfähigkeit, Gefühle auszudrücken oder mitzuteilen,
- Verstimmung anstelle von Gefühlen, z. B. *Dysphorie,*
- Wahrnehmung irrealer Gefühle, z. B. *Derealisation, die Welt wird als unwirklich und fremd empfunden und distanziert von unerträglicher äußerer Realität.*

Als dysfunktionale Strategien werden sowohl emotionsphobische Vermeidungsstrategien als auch belastende und unkontrollierbar erlebte Emotionen bezeichnet.

Automatisieren sich diese Strategien, entwickeln sich dysfunktionale Reaktions- und Handlungsmuster, die sich auch in typischen Körperreaktionen und -haltungen manifestieren. Wenn eine bestimmte Körperhaltung eingenommen und beibehalten wird, aktiviert das Gehirn die damit einhergehenden Gefühle (**Embodiment**).

Gedanken und Emotionen beeinflussen nicht nur die Körpersprache (nonverbale Signale), sondern auch die Rückkoppelung, die Beeinflussung durch den Körper, hat Einfluss auf Emotionen und Stimmungen.

> Typische neuromuskuläre Muster von Atemrhythmus, Gesichtsausdruck, Körperhaltung und biochemischen Prozessen ermöglichen nicht nur Emotionen durch Körpermuster auszudrücken, sondern auch zu verstärken und/oder abzuschwächen. Der Einsatz adäquater Skills muss daher an die jeweiligen Problembereiche und Durchführungsmöglichkeiten angepasst werden.

18

■ Wirkfaktoren
- Beeinflussung des vegetativen/autonomen Nervensystems,
- Beeinflussung des emotionalen Ausdrucks und der körperlichen Symptome (Embodiment),

- Beeinflussung im Hirnstoffwechsel,
- neue Erfahrungen durch Resonanz- und Imitationslernen (Neuroplastizität).

■ **Basis für/zu/zur**
- Emotionsdiskriminierung
- Erkennen der Wechselwirkungen zwischen Körper und Psyche (Embodiment)
- Erlernen emotionsbezogener Skills (Emotionsausdruck, Emotionsverständnis, Emotionsregulation)
- Förderung der Persönlichkeits- und sozialen Entwicklung
- Gefühle wahrnehmen, ohne zu verändern (sich erlauben, Gefühle zu haben – zu akzeptieren, loszulassen)
- Gefühle aushalten
- Selbstmanagement (erwünschte Emotionen erzeugen, unerwünschte Emotionen akzeptieren oder modulieren)

18.1 Anleitung und Methodik

Die Voraussetzung für die Körperarbeit mit Gefühlen ist das Verständnis für die Entstehung und Funktion von Gefühlen sowie das Wissen über die Zusammenhänge des emotionalen Netzes und deren Veränderungsmöglichkeiten. Das erfordert die funktionelle Beeinflussung zwischen Körper, Gehirn und Psyche und die Fähigkeit, automatisierte Reaktionsmuster zu erkennen und zu benennen, z. B.
- Unterdrückungs- und Vermeidungstendenzen,
- Gefühle nicht zeigen zu können,
- Gefühle nicht wahrnehmen zu können,
- ungebremste emotionale Reaktionen und deren negative Folgen.

18.1.1 WAS soll geübt werden – WAS ist mein Ziel?

Das Ziel ist, den angemessenen Umgang mit Emotionen als wichtige Kompetenz zu schulen, sie als zum Alltag gehörend anzuerkennen. Im Fokus der Übungen steht, die erwünschte psychische Verfassung zu erzeugen und Zusammenhänge zu erkennen. Weiterhin unterstützen die Anleitungen und Übungen, sich in andere Personen hineinversetzen und deren Gefühle nachvollziehen zu können. Die Fähigkeit zur Empathie ermöglicht, neue soziale Rollen zu übernehmen und anderen Wertvorstellungen gegenüber offen zu sein.

> **Übung: Erkennen und Benennen von Gefühlen – Anleitung und Aufgaben-stel lung**
>
> Als Impuls werden Bilder zu unterschiedlichen Emotionen gezeigt und das Wissen über das emotionale Netz anhand von Beispielen beschrieben, demonstriert und nach-empfunden.
>
> **Hilfreiche Fragen**
> - Welche Signale sind erkennbar?
> - Wie könnten die einzelnen Personen gerade fühlen!
> - Kennen Sie diese Gefühle?
> - Wo und wie spüren Sie diese Gefühle!

18.1.2   WIE soll geübt werden? – WIE erreiche ich das Ziel?

Die Basiskompetenz ist Achtsamkeit, das Wahrnehmen aller sensorischer Informa-tionen und das Erkennen des Einflusses der kognitiven Bewertung, mit dem Schwer-punkt der Veränderungsmöglichkeiten durch Embodiment. Die differenzierte Arbeit erfordert Kenntnisse im achtsamen Umgang und der Selbstwahrnehmung, um
- Gefühle benennen, erkennen und akzeptieren zu können,
- die Auswirkung des emotionalen Netzes zu erfahren,
- Skills zur Gegensteuerung kennenzulernen (Erfahrung sammeln).

> Ziel ist das Anerkennen und Aushalten der aktivierten Emotionen zusammen mit dem Wissen, dass die Körperhaltung im Gehirn zusammen mit den negativen/positiven Ge-danken/Kognitionen und Gefühlen gespeichert wird.

Als Einstieg dienen Impact-Techniken (eindrückliche Vermittlung durch Bilder) oder die Darstellung von unsicherem, selbstsicherem und aggressivem Verhalten in bestimmten Alltagssituationen.

Die Situationsanalyse der Bilder oder Darstellungen dient der Identifikation von
- Wahrnehmung:
  Achten Sie darauf, was Sie wahrnehmen.
- Körperreaktion:
  Wie ist die/Ihre Körperhaltung, der/Ihr Gesichtsausdruck, die/Ihre Gesten? Wel-che körperlichen Veränderungen nehmen Sie noch wahr?
- Kognition:
  Welche Erinnerungen, Gedanken, Bewertungen gehen Ihnen durch den Kopf?
- Handlungsimpuls/Handlungsmöglichkeiten:
  Was würde/n die Person/Sie am liebsten tun? Was würde/n sie/Sie gerne sagen?
- Konsequenzen:
  Welche Konsequenzen haben die Handlungen?
- Verständnis für die Botschaft und Entstehung von Gefühlen anhand von eigenem Erleben sammeln:
  Welches Gefühl passt zur Situation?

Übung: Aktivierung von Gefühlen – Anleitung und Aufgabenstellung
Aktivierung von Ärger: „Angriffshaltung" – Körperreaktionen
- Atemmuster, Körperhaltung und Mimik werden bewusst willentlich verändert
- Atmung: schnelles, tiefes stoßartiges atmen (Betonung der Ausatmung)
- Körperhaltung: sich groß machen, nach vorne gestreckte Brust, leicht abgespreizte Arme, geballte Fäusten, muskuläre Anspannung, zusammengebissene Zähne
- Mimik: zusammengekniffene Augen, zusammengezogene Augenbrauen, Blick fixierend

Aktivierende Übungen
- Atmen und stampfen
- Bewegung und Gefühlsmuster übertreiben
- Gymnastikbandübungen: mit abgewinkelten Armen kräftig und schneller werdend ziehen
- Türrahmen wegdrücken: Im Türrahmen mit den Handflächen rechts und links gegen die Innenseite drücken
- Hände wegdrücken (Partnerübung)

Beruhigende Übung
- Bauchatmung, Atmen und zählen
- Muskel entspannen
- Hin- und hergehen
- Sich schütteln, schnauben, prusten
- Mimik lockern, lächeln

Übung: Aktivierung von Gefühlen – Anleitung und Aufgabenstellung
Aktivierung von Angst (Fluchtreaktion)
- Atmung: kurz und schnell, hecheln
- Körperhaltung: Verkrampfung der Muskeln, sich kleinmachen, Arme vor dem Körper, angezogene Beine
- Mimik: weit geöffnete Augen, starrer Blick, hochgezogene Augenbrauen, leicht geöffneter Mund,

Aktivierende Übungen
- Hecheln
- Schnell atmen und Augenaufreißen
- Arme abwehrend hochheben

Beruhigende Übung
- Bauchatmung
- Muskel entspannen
- Aufrecht und sicher hinstellen
- Aufstampfen

Übung: Gefühlswahrnehmung schulen – Anleitung und Aufgabenstellung
Aktivierung von Gefühlen durch Musik durch Abspielen unterschiedlicher Musik-stücke

Hilfreiche Fragen
Was nehme ich wahr?
Wo und wie spüre ich das Gefühl?
Stuhlarbeit
emotionales Netz darstellen
jeweils ein Stuhl für
- Auslöser: jeweiliges Musikstück
- Wahrnehmung /Körperreaktionen/Kognitionen/Handlungsimpuls
- Benennen des Gefühls

■ **Fazit**
Gefühle machen sich dadurch bemerkbar, dass sie einen charakteristischen körper-lichen Zustand, der angenehm oder unangenehm sein kann, vermitteln.
Ich kann Gefühle modulieren, indem ich anders handle, denke oder *den Körper zur Regulation und Vorbeugung einsetze.*

» Leitgedanken – Metaphern
Gefühle sind subjektiv immer richtig!
Ich habe ein Gefühl – Ich bin nicht mein Gefühl
Alle sagen (Verallgemeinerung)
Alle sagten, das geht nicht!
Dann kam ein Mensch, der wusste das nicht, und
hat es einfach gemacht!

Auf den Punkt gebracht
- Gedanken und Emotionen beeinflussen nicht nur die Körpersprache (Nonverbale Signale), sondern auch die Rückkoppelung, die Beeinflussung durch den Körper, hat Einfluss auf Emotionen und Stimmungen.
- Auf dieser Grundlage werden durch körperbezogene Anleitungen die Gefühle ak-tiviert, dann wird die gezielte Regulierung angeleitet.
- Anleitung und Methodik: den angemessenen Umgang mit Emotionen als wichtige Kompetenz zu schulen.

18

Emotionsregulation – Steuerung

Inhaltsverzeichnis

19.1 Anleitung und Methodik

Die Verknüpfung verschiedener Tätigkeiten und/oder Situationen mit den Komponenten des emotionalen Netzwerks, Handlungsimpuls, der Kognitionen und der Körpersprache erfolgt durch Erkennen, Benennen und Überprüfung.

Die Emotionsmodulation/Veränderung erfolgt durch
- Akzeptanz des Auslösers als momentane Gegebenheit,
- dem Nichtbewerten der Empfindungen und Wahrnehmungen (Achtsamkeit),
- der Gegensteuerung der identifizierten Komponenten des emotionalen Netzes (anders denken, handeln und Körperreaktionen verändern).

> Eine Emotionsmodulation erfolgt durch Steuerung und Balance zwischen Akzeptanz und Veränderung:
> Die Steuerung kann sowohl in die eine (gleiche) als auch in die andere (entgegengesetzte) Richtung erfolgen.
> - Verstärkung/Aktivierung: durch Intensivierung der in gleiche Richtung folgenden Kognitionen und Aktivitäten (<)
> - Abschwächen: durch in gegensätzliche Richtung eingesetzte Kognitionen und Aktivitäten (>)

19.1.1 WAS soll geübt werden – WAS ist mein Ziel?

Ziel ist es, durch körperbezogene Anleitungen Impact-Techniken (eindrückliche Vermittlung durch Bilder oder Metaphern) oder Rollenspiele Gefühle zu aktivieren und dazugehörige Regulierungsmöglichkeiten kennenzulernen und zu erproben. (Siehe auch ▶ Kap. 18)

Das erfordert
- Verständnis für entgegengesetzte Strategien,
- Schritt für Schritt anhand von Beispielen die Reaktionsmuster und entgegengesetzte Strategien zu erarbeiten und nachzuempfinden (Erfahrungen sammeln).

> **Übung: Embodiment – Anleitung und Aufgabenstellung**
> **Depressive Verstimmung – Verzagtheit**
> Gefühl bildlich oder pantomimisch darstellen und narrativ festhalten
> - **Impuls**: sich zurückziehen
> - **Körperhaltung**: Schonhaltung, gebückt, krumm, energielos, Schulter hängen, Gang schleppend und schlurfend
> - **Mimik und Gestik**: starr, Hände vor dem Gesicht
> - **Stimme**: leise, monoton
> - **Körperreaktion**: Atemprobleme, Schwindel, Müdigkeit, Schluckbeschwerden
> - **Gedanken/Kognitionen**: Ich bin allein. Ich bin nutzlos. Das kann doch nicht wahr sein. Ich kann/will nicht mehr. Ich brauche Geborgenheit

19

Regulation durch Gegensteuerung und Einsatz von Skills in **Teilschritten kennenlernen, ausprobieren und trainieren**

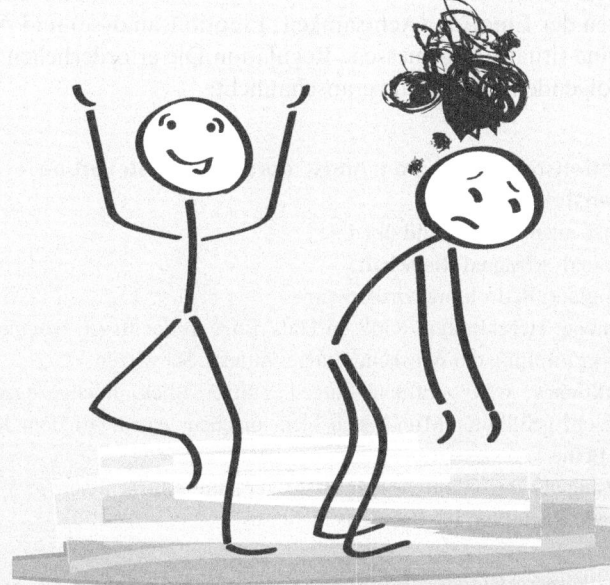

© Trueffelpix / stock.adobe.com

- **Impuls**: Offenheit
- **Körperhaltung:** Beweglichkeit der Skelettmuskulatur, aufrechter fester Stand
- **Mimik:** Lächeln
- Mit dem Bleistift im Mund den Namen schreiben
  Stirnrunzeln und lockerlassen
- **Bewegung und Stimme**
  Kopfbewegungen gemeinsam mit befreienden Tönen: lachen, Aaah-sagen, prusten, schnauben
- **Gestik**
  Arme schwingen
  Trommelbewegung
  Arme abwechselnd über die Schulter schwingen
- **Atmung**
  Bauchatmung, tiefe ruhige Atemzüge
- **Gedanken**
  Ich schaffe das. Kleine Schritte führen auch zum Ziel.

■ **Fazit**

WICHTIG ist die KÖRPERERFAHRUNG durch praktische Umsetzung (Pantomime, Rollenspiel, Gedankenexperimente).

19.1.2 WIE soll geübt werden – WIE erreiche ich das Ziel?

Identifizieren physiologischer, kognitiver und emotionaler Zusammenhänge (Siehe
► Kap. 18)
– Das Erkennen der Emotion (Achtsamkeit, Emotionsanalyse) und Akzeptanz ermöglichen eine situativ angemessene Regulation.Die erforderlichen Schritte werden in den folgenden Beispielen veranschaulicht:

**Übung: Emotionsregulation von Angst durch Gegensteuerung – Anleitung
und Aufgabenstellung**
Lösungsansätze ausprobieren und üben
    Situationsanalyse/Signal (Botschaft)
    eine (vermutete) Bedrohung wird erkannt
– **Wahrnehmung**: Herzklopfen, Kloß im Hals, Enge in der Brust, beschleunigte At-
mung, Verkrampfung der Muskeln, Starre, Zittern, Schwitzen
– **Körperreaktionen**: weit geöffnete Augen, starrer Blick, hochgezogene Augen-
brauen, leicht geöffneter Mund, sich klein machen, Arme vor dem Körper, an-
gezogene Beine
– **Handlungsimpuls**: davonlaufen, sich verstecken, um Hilfe schreien
– **Verstärkende Kognition**: Ich halte das nicht aus

Lösungsansatz/körperorientiert
– **Entgegengesetzte Körperhaltung**: aufrichten, sich großmachen, Brust nach vorne
strecken, Arme locker pendeln lassen
– **Zur Unterstützung: entgegengesetzter Gedanke**: „Ich schaffe es!"
– **Skills**: Atemübungen, Achtsamkeitsübungen

**Übung: Emotionsregulation von Wut durch Gegensteuerung – Anleitung und
Aufgabenstellung**
Lösungsansätze ausprobieren und üben
    Situationsanalyse/Signal (Botschaft)
    Autonomie- und Rechtsverletzung/nicht angemessene Erfüllung der Bedürfnisse
und Wünsche
    Wahrnehmung: schweres Atmen, schneller Puls, Hitzegefühl
– **Körperreaktion**: sich großmachen, nach vorne gestreckte Brust, leicht abgespreizte
Arme, geballte Fäusten, muskuläre Anspannung, zusammengebissene Zähne, zu-
sammengekniffene Augen, zusammengezogene Augenbrauen
– **Handlungsimpuls**: verbale/physische Gewalt anwenden, schreien, Gegenstände ka-
putt machen, Dinge werfen/zerstören, Türen zuschlagen
– **Verstärkende Kognition**: „Das lasse ich mir nicht gefallen! So nicht!"

19

Lösungsansatz/körperorientiert

— **Entgegengesetzte Körperhaltung**: Schultern senken, Hände öffnen, Handflächen nach oben, Arme lockern, Kiefer entspannen, Lächeln, Arme locker pendeln lassen, Fersen nach außen drehen

— **Zur Unterstützung: entgegengesetzter Gedanke**: „Ich bin ruhig und gelassen"!

Skills

— Atemübung und zählen,

— Gesichtslockerungsübungen, gähnen, schnauben, summen,

— laut singen,

— wenn möglich einen anderen Weg einschlagen, die Situation verlassen.

» Leitgedanken – Metaphern

Zum Nachdenken –Akzeptanz der Gefühle

Eine große Hungersnot ist über das Dorf hereingebrochen. Jeder Dorfbewohner muss etwas zur Linderung beisteuern. Das Los entscheidet, dass der Xaver-Bauer, Besitzer von einem Hahn und einer Henne, ein Huhn abliefern soll. Er kann sich nicht entscheiden, welches von beiden und bittet den Dorfrichter um Hilfe:

„Herr Richter, das Problem ist, schlachte ich die Henne, dann ist der Hahn unglücklich.

Schlachte ich den Hahn, ist die Henne unglücklich.

Was soll ich machen?"

Der weise Richter denkt nach, dann entscheidet er:

„Schlachte den Hahn."

Der Bauer ist verzweifelt:

„Aber dann kränkt sich doch die Henne!"

Der Richter mit stoischer Ruhe antwortet:

„Dann kränkt sie sich halt…"

Auf den Punkt gebracht

— Die Emotionsmodulation/Veränderung erfolgt durch

– Nichtbewerten der Empfindungen und Wahrnehmungen (Achtsamkeit).

– Gegensteuerung der identifizierten Komponenten des emotionalen Netzes (anders denken, handeln und Körperreaktionen verändern).

– Probieren und Übung aller Teilbereiche in einer ruhigen Atmosphäre unter Non-Stress-Bedingungen, um diese dann in Form von Verhaltensexperimenten in den Alltag zu integrieren.

Krisen- und Hochstressmanagement

Inhaltsverzeichnis

Emotionale Reaktionen entziehen sich der rationalen Kontrolle, es fällt vor allem schwer, sich bei intensiven Gefühlen wie Zorn und Wut zu beherrschen. Die vom Hippocampus gestützten Vorgänge des expliziten Gedächtnisses werden in diesen Situationen dysfunktional, die des impliziten Gedächtnisses sensibilisiert. Die individuell als unkontrollierbar empfundenen Problemsituationen bewirken langanhaltende emotionale Aktivierungsprozesse, die zur Destabilisierung des Systems der neuronalen Verschaltungen führen.

Unter starkem Stress kann eine funktionelle Dissoziation zwischen Amygdala und Hippocampus stattfinden. Es kommt zur Ausschüttung biochemischer Substanzen wie Noradrenalin und Kortisol sowie Symptomen der Anspannung: Angst, Muskelzittern, Puls- und Blutdrucksteigerung, Herzrasen oder ähnlichen physiologischen Notfallreaktionen. Bei manchen psychischen Störungen, z. B. der Borderline-Persönlichkeitsstörung (BPS), werden diese Zustände subjektiv als äußerst quälende innere Anspannung wahrgenommen. Sehr hohe Spannungszustände können auch Dissoziationen auslösen (Siehe ▶ Abschn. 7.3„Dissoziation")

Skills im Krisen- und Hochspannungsmanagement sollen helfen

— akut diesen Automatismus zu durchbrechen,
— Blockaden aufzulösen,
— den kritischen Zeitraum zu überbrücken, um wieder handlungsfähig zu werden.

> **Planung**
> Skills zur Unterbrechung von Hochspannungszuständen sind nur kurzfristig wirksam und führen NICHT zu emotionaler Kompetenz!
> Längerfristig ist das Erlernen anderer körperorientierter Techniken, die zu einer Veränderung im neuronalen Netzwerk führen, erforderlich, um körperliches und seelisches Befinden auch langfristig zu verbessern.

■ **Wirkfaktoren**
— Veränderung physiologischer Reaktionen – Abbau von Stresshormonen (dynamische Muskelaktivität)
— Aktivierung bestimmter Hirnregionen (motorischer und sensorischer Kortex) – Kontrolle
— Beeinflussung des vegetativen Nervensystems durch Kältereize und regulierende Atemtechnik

■ **Basis für/zu/zur**
— mentalen Beruhigung und kognitiven Steuerung durch Aktivität.
— funktionalen Selbststeuerung durch Lenkung der Aufmerksamkeit.
— Basis für das Erlernen von körperorientierten Präventionsstrategien zur Stressreduktion, um Anfälligkeitsfaktoren zu verringern (Freizeit und Sport).

20

20.1 Anleitung und Methodik

Ziel ist der funktionale Einsatz bestimmter Skills, die helfen, die Kontrolle bei akutem Stress und Krisen zu behalten, das bedeutet
- plötzlich auftretende, extreme, lang andauernden Gefühle (oft mit dem Begriff Hochspannung bezeichnet) zu identifizieren und zu bremsen,
- eine Schulung der Wahrnehmung von Sensorik und Emotionen,
- die Nutzung der körpereigenen Möglichkeiten zur Spannungsregulation (Körperchemie und Bewegung).

Die Erarbeitung und Planung erfordert jedoch die Differenzierung zwischen kurz-, mittel-, und langfristigen Möglichkeiten

20.1.1 WAS soll geübt werden – WAS ist mein Ziel?

Wie bereits im ▶ Kap. 14 beschrieben gilt es, Frühwarnzeichen zu erkennen, um die bewusste Kontrolle zu erlangen (oder zu behalten) und um Automatismen durchbrechen zu können (vgl. ▶ Abschn. 14.1.1).

Diese Skills sind in der Regel kurzfristig schnell einsetzbar, alltagstauglich und helfen in Krisensituationen extreme Gefühle aushalten zu können.

Dazu zählen:
- **T:** Temperatur/Kältereize (Tauchreflex, Aktivierung des Parasympathikus)
  A: Atmung (Aktivierung des Parasympathikus)
  P: Power/Auspowern – Abbau von Spannungen durch körperliche Aktivität bis zum Erschöpfungsgefühl (auspowernde Bewegung (z. B. zu rhythmischer Musik) „außer Atem kommen", Boxen als kurzfristige Lösung)
- Anti-Dissoziations-Skills (Siehe: ▶ Kap. 14)
- Kraft durch Dehnung
- Gezielte Übungen und Behandlung von Muskelansätzen durch Druckstimulation zum Abbau aggressiver Spannungen
- Kontrolle durch bewusst gesteuerte aggressive Ausdrucksformen (Stimmtraining – lautes Schreien)

In weiterer Folge wird nach Wegen zu körperorientierten Präventionsstrategien gesucht, die dauerhaft und langfristig zur Stressreduktion führen, um Anfälligkeitsfaktoren zu verringern.

Mittelfristig kann „auspowern" die Spannung rasch und anhaltend senken und Dissoziation verhindern.

Längerfristig führen Präventionsstrategien aus den Bereichen Sport und Bewegung zu einer Verringerung der Anfälligkeitsfaktoren und zu einer Stressreduktion.
- Klettern, Parcours
- Slackline
- Yoga
- Rhythmischer und koordinativer Tanz (z. B. Flamenco, Stepptanz, Hip-Hop/Breakdance)

Bei der dosierten Arbeit mit Aggressionen in Sportarten wie Boxen, Kick-Boxen und anderen körperbetonten Kampfsportarten geht es darum, die eigene Kraft und Geschicklichkeit wahrzunehmen und steuern zu lernen, um Selbstwirksamkeit zu erleben.

Techniken werden in einem kontrollierten Rahmen und unter Anleitung mit einem Partner durchgeführt, das fördert die Rücksichtnahme und Fremdwahrnehmung. Das gemeinsame Training bietet Raum, Körperkontakte zu erproben, Vorbehalte und Ängste abzubauen, Grenzen zu akzeptieren, zu reflektieren und sofern möglich Grenzen neu zu definieren.

Je nach Stilrichtung werden die Übungen in Verbindung mit und ohne Materialien, ohne Körperkontakt oder mit anfangs nur kurzen und unverbindlichen/spielerischen körperlichen Berührungen bis – je nach Fortschrittsgrad und individueller Bereitschaft – hin zu engem und direktem körperlichen Umgang ausgeführt. Das alles fördert:

- Umgang mit Nähe und Distanz,
- Körperwahrnehmung,
- emotional-soziale Erleben,
- nonverbale Kommunikation und Interaktion.

Im Kampfsportbereich ist es daher besonders wichtig, sozial und fachlich kompetente Trainer zu finden, die idealerweise in Kenntnis von besonderen Bedürfnissen bzw. Grenzen der Person auch im Training darauf eingehen können.

20.1.2   WIE soll geübt werden – WIE erreiche ich das Ziel?

Kurzfristig einsetzbare Skills

Übung: Körpertemperatur mit kaltem Wasser senken
Wasser, Kühlgel, Crash-Eis, Coolpack
   Anleitung und Aufgabenstellung
- Kaltes Wasser ins Gesicht spritzen,
- die Unterarme in kaltes Wasser tauchen/mit Eis abreiben,
- kalt duschen,
- Coolpack oder Eiswürfel im Nackenbereich auflegen.

Übung: Kraft durch Dehnung
Anleitung und Aufgabenstellung
   Aufrecht vor einen Stuhl stellen,
   das linke (rechte) Bein gebeugt auf den Stuhl legen,
   und mit der linken (rechten) Hand nach hinten greifen und
   den Fuß in Richtung Gesäß ziehen,
   eventuell mit der freien Hand an der Wand oder an der Stuhllehne abstützen
(wechseln).

20

Übung: Über einen Stock gehen

Einen ca. 2 cm im Durchmesser und mindestens etwa 30 cm langen Stock (oder Geräte-stiel) quer vor sich auf den Boden legen, dann langsam Stück für Stück mit den Zehen die Fußsohle über den Stock ziehen (Akupressurpunkte), dabei den Kontakt (Druck) zur Fußsohle stets aufrechterhalten.

Übung: Abklopfen

Anleitung und Aufgabenstellung

Beidbeinig aufrecht hinstellen oder, falls das Bücken (siehe sogleich) nicht möglich ist, hinsetzen.

In Richtung der Füße hinunterbücken, beide Hände etwa auf Knöchelhöhe seitlich am Bein anlegen. Beginnen, mit den Handflächen kräftig vom Knöchel in Richtung nach oben abzuklopfen, dann am Bein entlang wieder hinunter Richtung der Fersen – zuerst ein Bein, dann das andere 2–3-mal.

Dann die Arme, den Bauch und das Brustbein entsprechend beklopfen.

Zuletzt, wenn möglich, mit den Fingerkuppen sanft das Gesicht und den Kopf „abklopfen".

- **Fazit**

Starke sensorische Reize unterstützen die Realitätswahrnehmung und Orientierung im Hier und Jetzt, eine möglicherweise aktivierte Affektbrücke, die Emotionen ver-stärkt, kann unterbrochen werden. Kältereize und Bauchatmung aktivieren den Parasympathikus und leiten eine Beruhigung ein.

Mittelfristig einsetzbare Skills

Übungen zum Auspowern

- Hier stehen Joggen und das rasche Hochlaufen von Treppen an erster Stelle.
- Rhythmischer Tanz (z. B. Flamenco, Stepptanz, Hip-Hop/Breakdance und andere mehr)

- Die Techniken der mittelfristig einsatzbaren Skills führen in zur Senkung des Stressniveaus und in weiterer Folge zu einer verbesserten Emotionsregulation.

Übung: Stockkampf – Übungen aus der Kampfkunst

Anleitung und Aufgabenstellung

- Jeder Teilnehmer erhält zwei kurze Stöcke (ca. 40 cm lang, 2 cm breit, ovales Profil) Beschaffenheit der Stöcke bewusst in den Händen spüren (Gewicht, Oberfläche, Länge…)

Stöcke sanft aneinanderschlagen, danach stärker und wieder schwächer (Einzel-übung/Impulskontrolle)
- Stockschlagen (Paarübung)
A und B stehen einander ca. in Armlänge gegenüber, beide haben in jeder Hand einen kurzen Stock (je Partner zwei Stöcke)
Jeder schlägt seine Stöcke einmal zusammen
- A und B kreuzen und berühren gegengleich zuerst den rechten, dann den linken Stock (rechter Stock berührt rechten Stock des Partners, dann linker Stock den linken Stock des Partners)
- Nach oben zählen – die Stöcke zuerst je einmal, dann zweimal und schließlich dreimal kreuzen/berühren
- Jetzt wird reduziert, die Berührung erfolgt zweimal, dann einmal und endet indem jeder Partner seine eigenen Stöcke (gleichzeitig mit dem anderen Partner) einmal gekreuzt aneinanderschlägt (Reihenfolge wiederholen)

Variationen
- Tempo erhöhen, um die eigene Kraft und Beweglichkeit, sowie die des Übungs-partners zu spüren und zu kontrollieren
- Richtungen wechseln, Zählfolgen wechseln
- Weiterführendes Training in einem Verein/Club

» Leitgedanken – Metaphern
Den Fokus auf das Erlernen von Techniken lenken, die zu einer Veränderung im neuronalen Netzwerk führen, kurzfristige Kontrolle allein führt nicht zur Selbstwirksamkeit!
Aller Anfang ist schwer (Motivation)
In einem Glashaus lebte einst eine unscheinbare, energielose Blumenzwiebel. Niemand hätte sie dort beachtet, wäre nicht eines Tages ein Gärtner gekommen, um sie auszugraben, draußen im Garten einzupflanzen und zu gießen. Und siehe da, heute ist sie eine wunderschöne Blume!

Auf den Punkt gebracht
- Unter starkem Stress entziehen sich emotionale Reaktionen der rationalen Kontrolle.
  - Bestimmte Skills können helfen, die Kontrolle bei akutem Stress und Krisen zu behalten. Sie sind nur kurzfristig wirksam und führen NICHT zu emotionaler Kompetenz!
  - Längerfristig ist das Erlernen anderer körperorientierter Techniken, die zu einer Veränderung im neuronalen Netzwerk führen, erforderlich.

Emotionsregulation – Emotionales Gleichgewicht

Inhaltsverzeichnis

21

Emotionsregulation bedeutet, den Körper im Geleichgewicht zu halten und emotionale Stabilität durch einen gesunden Lebensstil zu fördern. Im dialektisch behavioralen Ansatz der Skillsarbeit beschreibt Linehan (2016, S. 396) die sog. GESUND-Skills, die Einfluss auf Körper und Seele nehmen.

> Im hier beschriebenen Kontext bedeutet Emotionsregulation, körperliche positive Erfahrungen zu aktivieren. Der behutsame Umgang mit negativen Gefühlen und das Erleben positiver Gefühle sowie der Realität mit einer achtsamen Grundhaltung begegnen erhöhen Lebensqualität und Lebenszufriedenheit.

21.1 Anleitung und Methodik

Ziel ist, nicht nur einen angemessenen Umgang mit belastenden Emotionen zu finden, sondern auch positiven Gefühlen wie Glück, Freude oder Humor Beachtung zu schenken, um eine positive und protektive Wirkung durch Verbesserungen des psychischen Befindens zu erzielen. Der Transfer von positiven Lernerfahrungen in den Alltag fördert Selbstwirksamkeit und Autonomie.

■ **Wirkfaktoren**
Positive Gefühle
- Aktivieren die Gehirnleistung
- Stärken das Immunsystem
- Festigen das Selbstbewusstsein
- Erweitern die Problemlösungskompetenz

■ **Basis für/zu/zur**
- Förderung emotionaler Stabilität
- Aktivierung von Ressourcen

21.1.1 WAS soll geübt werden – WAS ist mein Ziel?

Ein übergreifendes Ziel ist, das Erleben und die Wahrnehmung von positiven Emotionen zu fördern und zu schärfen. Um dieses Ziel zu erreichen ist es wichtig, immer wieder Positives zu erfahren und zu empfinden. Darüber hinaus kann als übergreifendes Ziel die Reduktion der negativen Emotionen und Kognitionen gelten.

So hat z. B. ein einfaches Lächeln einen nachhaltig positiven Einfluss auf die Befindlichkeit (siehe ▶ Abschn. 17.1.2 Übung: Leichtes Lächeln) und positive Erinnerungen können zur Bewältigung negativer Erfahrungen herangezogen werden.

21.1.2   WIE soll geübt werden – WIE erreiche ich das Ziel?

Die Basiskompetenz ist, Aktivitäten und Handlungen zu setzen, um Ressourcen zu stärken.
- Eigenes Erleben bewusst aktivieren
- Anderen helfen
- Sensibilisierung der Empathie Fähigkeit (Beziehungskompetenz)

Übung: Lächeln- Positive Erinnerungen aktivieren
Anleitung und Aufgabenstellung

Schließe die Augen und spüre dem Lächeln nach, vielleicht kommt eine schöne Erinnerung, und beobachte, wie sich das Lächeln ausbreitet und positive Energie durch den Körper strömt... nimm das Lächeln in den Alltag mit...

Übung: An eine schwierige Situation erinnern, die erfolgreich bewältigt wurde
Anleitung und Aufgabenstellung

Es erfolgt eine Anleitung *in sensu*, um sich detailliert und lebhaft an die Bewältigung einer schwierigen Situation möglichst genau unter Einbezug aller Kanäle des Erlebens zu erinnern:
- an die Gedanken und Gefühlen nach dem erfolgreichen Ausgang,
- an sensorische und körperliche Empfindungen,
- die Körperhaltung,
- den Handlungsimpuls,
- an weitere Signale und Wahrnehmungen.

Ziel ist das Bewusstmachen der Bewältigungsreaktionen. Die gegenwärtige Situation ist mit den Gefühlen der bewältigten vergangenen Situation verknüpft. Die aktuell aktivierten körperlichen Reaktionen können gespeichert und verankert werden, sodass sie abrufbar werden.

Verankern
- Wo genau spüren Sie ...
- Wie fühlt sich das an ...
- Nehmen Sie die körperlichen Reaktionen (Körperhaltung, Atmung, Muskeltonus, Mimik ...) bewusst wahr.

Die Wahrnehmungen werden mit einem bestimmten Reiz verknüpft (verankert). Bei Aktivierung des Reizes kann die verankerte Emotion wieder aktiviert werden.

Beispiele
- auditive Anker: Melodie, Töne
- visuelle Anker: Bilder, Symbole
- kinästhetische Anker: Berührungen
- kognitive Anker: Merksätze, Sprüche

21

■ **Fazit**

Funktionale Aspekte von Emotionen und die dazugehörigen Reaktionen, Körperempfindungen und Lösungsansätze sollen erkannt werden. Gelungene Bewältigungsreaktionen werden körperlich verankert und können unterstützend aktiviert werden.

》 Leitgedanken – Metaphern

Aktivitäten und Handlungen zu setzen um, positive Gefühle zu verankern!

Ein Kind lächelt, wenn Erwachsene lächeln, wie wichtig ist das! Wenn wir im täglichen Leben lächeln, friedfertig und glücklich sein können, hilft das nicht bloß uns, sondern allen. Die zarte Knospe eines Lächelns auf unseren Lippen nährt die Bewusstheit und beruhigt uns wie durch ein Wunder. Es bringt uns den Frieden zurück, den wir verloren glaubten. (Hanh 2007)

Auf den Punkt gebracht
— Emotionales Gleichgewicht und emotionale Stabilität erlangen durch das Erleben und die Wahrnehmung von positiven Emotionen.
— Aktivitäten und Handlungen setzen, um Kompetenzen und Ressourcen zu stärken.

Literatur

Hanh TN (2007) Ich pflanze ein Lächeln. Goldmann, München
Lindgren A (1962) Pippi geht an Bord. Buchgemeinschaft Donauland. F.Oetinger, Hamburg
Linehan M (2016) DBT Skills Training Manual. Handbuch der Dialektisch Behavioralen Therapie, 2. Aufl. München: CIP-Medien

Ressourcen stärken – nicht näher bezeichnete Skills

Inhaltsverzeichnis

A. Sendera, G. Sendera, *Körperorientiertes Skillstraining*, https://doi.org/10.1007/978-3-662-66245-8_22

22

Skills werden im Allgemeinen als Möglichkeiten definiert, die die Erhöhung von Lebensqualität und die Lebenszufriedenheit unterstützen. Der Ansatz der Dialektik ermöglicht Veränderungen durch Akzeptanz der aktuellen Realität. Es gibt kein richtig oder falsch, sondern verschiedene Positionen, die im Hinblick auf die Erreichung bestimmter Ziele beleuchtet werden. Daher sind die Sinne offen für neue Entwicklungen, Impulse und Anregungen.

Der gesamte Themenkomplex „Sport und Bewegung" umfasst viele Bereiche, die in die Skillsarbeit integriert werden können – es lohnt sich, diese je nach persönlichen Präferenzen und Kompetenzen auszuwählen und in ein persönliches Skillsprogramm einzubauen. Auch Spielen und Experimentieren gehören dazu, denn jede lustbetonte Körpererfahrung aktiviert die Neuroplastizität, fördert die Gesundheit und unterstützt bei der Problembewältigung.

Insgesamt lässt sich festhalten, dass Sport und Bewegung und die Anwendungen der Körperskills als Resilienz-orientierte Perspektive viele Bereiche positiv beeinflussen können.

Den Körper habe ich immer dabei und unter Ausnutzung der Wechselwirkung Körper-Geist-Psyche können sowohl neu erlernte und auch schon bewährte Skills für den Alltag verfügbar gemacht werden.

Es gibt kein perfektes oder vorgefertigtes Skillskonzept, am Ende gilt es, ein möglichst breites Spektrum an Ideen zu sammeln und hier insbesondere eigene Ideen einzubringen, um das verfügbare Übungsangebot zu vergrößern, es laufend anzupassen und die Selbstwirksamkeit zu stärken.

» Leitgedanke – Metapher
   Die regelmäßige Verfügbarkeit erhöht die Wirksamkeit.

Weiterführende Literatur

Bohus M, Wolf-Arehult M (2013) Interaktives Skillstraining für Borderline-Patienten. Therapeutenmanual, 2. Aufl. Schattauer, Stuttgart

Brokuslaus I, Welke T, Edel A (2021) Bewegen statt Erstarren! Das Praxisbuch für DBT-Körperskills. Mit einem Geleitwort von Martin Bohus. Schattauer, Stuttgart

Croos-Müller C (2021) Ich schaf(f) das. Leichte Körperübungen für mehr Lebenspower. 50 Karten, 2. Aufl. Kösel, München

Dold P (2021) Körperarbeit in der Systemischen Therapie. Beltz, Weinheim/Basel

Eismann G, Lammers C-H (2017) Therapie-Tools Emotionsregulation. Beltz, Weinheim

Gibran K (1996) Der Narr. Lebensweisheit in Parabeln, 15. Aufl. Walter, Zürich/Düsseldorf

Grepmair LJ, Nickel MK (2007) Achtsamkeit des Psychotherapeuten. Springer, Wien

Hanh TN (2007) Ich pflanze ein Lächeln. Goldmann, München

Henn-Mertens G, Zimmek G (2021) Körperorientierte Techniken in der Schematherapie. Beltz, Weinheim

Hoch R (2018) Therapiekarten für Mimik und Körpersprache. PVU Psychologie Verlag/Beltz, Weinheim/Basel

Kawarowsky G, von Puttkamer C (2018) Impact-Techniken. PVU Psychologie Verlag/Beltz, Weinheim/Basel

Langlotz-Weis M (2020) Körperorientierte Verhaltenstherapie, 2. Aufl. Reinhardt Verlag, München

Linehan M (2016) DBT Skills Training Manual. Handbuch der Dialektisch Behavioralen Therapie, 2. Aufl. CIP-Medien, München

Lotz N (2016) Metaphern in der Akzeptanz- und Commitmenttherapie. Beltz, Weinheim/Basel

Übungen

Die Auswahl und Informationen zu den jeweiligen Übungen und den vielfältigen Variationen ermöglichen die individuelle Auswahl und Abstimmung auf die jeweiligen Situationen, das Lebensalter und die Bedürfnisse der ausübenden Personen. Die Auswahl von Übungen ist, wenn möglich so zu gestalten, dass das Erleben für Teilnehmende durch Demonstration (Vorzeigen) und Anleitung (Korrekturen/Hilfestellung) aktiv erfahrbar wird.

Die Reihenfolge der beschriebenen Körperübungen/Körperskills basiert auf den Konzepten aus Praxis II. Sie werden durch weitere Themenbereiche vervollständigt und ergänzt.

Nach dem Prinzip *„Die Feuerwehr übt, wenn es nicht brennt"*, soll die Vielfältigkeit der Übungen mehrere Schwerpunkte verfolgen:

- Leichtigkeit, Mühelosigkeit, Spaß und Lebendigkeit in den Übungssituationen
- Verankerung neuer Verhaltensweisen aus lernpsychologischer Sicht durch Nutzung verschiedener Erlebnisebenen
- Reduzierung des kognitiven Übergewichts
- Nutzung mehrerer Sinneskanäle
- Herstellen einer Verbindung von Kopf und Körper

Die individuelle Anpassung an die Voraussetzungen und Möglichkeiten der Übenden erfordert Überlegungen bezüglich
Setting
- Einzelsetting
- Gruppensetting

Inhalte
- Anpassung an die Bedürfnisse der Teilnehmenden
- Ort
- Anpassung an Setting und Inhalt (Innenraum, im Freien)

Sicherheit
- Platzbed.arf, Sicherungsmöglichkeit, Unterstützung
- Stoppsignale und Regeln

Die Übungen ergänzen kapitelübergreifend die Inhalte von Teil II-Praxis und werden wahlweise im beschreibenden Modus oder auch direkt als Anleitung vorgestellt. Die Übungen sind fortlaufend nummeriert und ermöglichen einen zielgerichteten Einsatz.

Inhaltsverzeichnis

Achtsamkeit

Inhaltsverzeichnis

© Der/die Autor(en), exklusiv lizenziert an Springer-Verlag GmbH, DE, ein Teil von Springer Nature 2023
A. Sendera, G. Sendera, *Körperorientiertes Skillstraining*, https://doi.org/10.1007/978-3-662-66245-8_23

Bei allen Übungen sind bewusste Wahrnehmung und Konzentration erforderlich. Es geht nicht darum, etwas zu erreichen, sondern etwas zu tun. Jede einzelne Übung hat die gleiche Bedeutung und wird nicht bewertet. Das ist so zu verstehen, dass keine Übung „besser" als eine andere ist!

23.1 Atemübungen

Die Atmung ist nicht nur eine automatisch ablaufende Fähigkeit, sondern lässt sich bewusst beeinflussen. Eine natürliche, regelmäßige Atmung versorgt den ganzen Organismus mit Sauerstoff, aktiviert das Gehirn, führt zu einer Entspannung des zentralen Nervensystems und zur Stressreduktion. Besonders die Bauchatmung stützt den Parasympathikus, der dem aktivierenden Sympathikus entgegenwirkt und u. a. für eine Verlangsamung des Herzschlages, Reduzierung des Blutdruckes, Erschlaffung der Skelettmuskulatur sorgt.

Bewusstes Atmen
- hat einen beruhigenden Einfluss auf Körper und die Psyche,
- unterstützt physiologische Vorgänge,
- fördert die Eigenwahrnehmung.

Ausgeglichenheit und Ruhe unterliegen nicht einer schnellen Zielerreichung, sondern es ist der Weg, der zum Ziel führt.

» *Schritt für Schritt und Atemzug um Atemzug!*
Ein und Aus im Hier und Jetzt!

❶ **Vorsicht**
Gefahr der Hyperventilation bei zu schneller und tiefer Durchführung (Kopfschmerzen, Schwindel).
Abklärung, ob das Augenschließen möglich ist? (Alternative Möglichkeiten anbieten)

23.1.1 Achtsam atmen

Beginnen Sie, in ihrem Rhythmus zu atmen. Richten Sie Ihre Aufmerksamkeit auf die Bewegung des Bauches. Wenn Sie einatmen, nehmen Sie wahr, wie sich die Bauchdecke hebt, wenn Sie ausatmen, lassen Sie den Atem etwas länger fließen. Strengen Sie sich dabei nicht an, tun Sie das, was leicht möglich ist.

Beobachten Sie …
… Welche Körperempfindung nehmen Sie wahr?
… Welche Gedanken tauchen auf?
… Welche Gefühle nehmen Sie wahr?
… Wie ist Ihr Allgemeinzustand? Sind Sie müde, nervös, unruhig, aufgeregt, neugierig oder …?

Beobachten, ohne zu verändern, einfach SEIN, keinen Einfluss nehmen. Es ist im Moment, so wie es ist …

23

23.1.2 Atementspannung

Wenn möglich, schließen Sie die Augen und bringen Sie sich in eine angenehme Position, in der Sie eine Weile sitzen oder liegen können. Spüren Sie, wie Ihr Körper Kontakt zum Boden, dem Sessel oder der Unterlage hat. Beobachten Sie Ihren Atem. Lassen Sie ihn ruhig und gleichmäßig fließen, ohne etwas zu beeinflussen. Achten Sie beim Ein- und Ausatmen auf Ihre Bauchdecke und spüren Sie, wie sie sich hebt und senkt.

Konzentrieren Sie sich nun auf Ihre Atmung. Beobachten Sie, wie die Luft ein- und ausströmt, ohne Ihre Atmung zu verändern. Akzeptieren Sie Ihre Atmung so, wie sie im Moment ist. Konzentrieren Sie sich für die nächsten Atemzüge besonders auf das Einatmen durch die Nase oder den Mund. Achten Sie dabei auf Unterschiede zwischen dem Ein- und Ausatmen. Welche Temperatur hat die Luft? Vielleicht wird es beim Einatmen kühler ... und beim Ausatmen wärmer ...?

Wo spüren Sie den Luftzug als erstes? Wie fühlt er sich in der Nase an? Wohin fließt die Luft, nachdem sie durch die Nase geströmt ist? Folgen Sie dem Weg von der Nase bis zu den Zehen. Akzeptieren Sie Ihre Atmung so, wie sie im Moment ist.

Versuchen Sie nun, sich auf das Ausatmen zu konzentrieren, atmen Sie lange aus und versuchen Sie alles, Ihre Sorgen oder Belastungen der ausströmenden Luft mitzugeben ...

Lassen Sie Ihre Atmung für die nächsten Atemzüge wieder ganz in Ihrem Rhythmus fließen, ohne sie zu beeinflussen. Akzeptieren Sie Ihre Atmung so, wie sie im Moment ist.

23.1.3 Atemkonzentration und zählen

Beginnen Sie mit dem Einatmen, dabei in Gedanken bis drei zählen, beim Ausatmen bis vier oder höher zählen, es folgt eine kurze Pause und weitere Atemzüge in diesem Rhythmus: Einatmen (1-2-3). Pause. Ausatmen (1-2-3-4) Pause. Einatmen (1-2-3) Pause. ... usw. Die Zähltempi können variiert werden, um den Rhythmus zu verändern und damit zu experimentieren.

23.1.4 Atemübung zum Energietanken

Nehmen Sie, wenn möglich, eine gerade Haltung im Sitzen oder Stehen ein.

Atmen Sie mit geschlossenem Mund durch die Nase ein und zählen innerlich bis fünf. Halten Sie den Atem danach (ohne zu pressen) an und zählen innerlich bis drei. Dann atmen Sie wieder kräftig aus, indem Sie innerlich bis z. B. sieben zählen. Wiederholen Sie dieses Vorgehen mehrere Male. Stellen Sie sich dabei vor, wie Sie bei jedem Einatmen neue Energie tanken. Unterstützen Sie die Übung beim Einatmen durch Gedanken wie: „Ich tanke gute Energie. Diese Energie strömt durch meinen Körper. Ich fühle mich kräftiger und frischer.", beim Ausatmen: „Ich werfe Ballast ab. Alles Unangenehme fließt aus meinem Körper. Versuchen Sie, Ihre Sorgen oder Belastungen der ausströmenden Luft mitzugeben und positive Energie einzuatmen. Ich atme ein und ich atme aus, Energie strömt herein, Unangenehmes hinaus ..."

23.1.5 Atemübung zur Emotionsregulation

Setzen Sie sich aufrecht hin, stellen Sie die Füße breit auf den Boden, die Schultern etwas nach hinten und nach unten ziehen, die Hände locker auf den Schoß oder auf den Bauch, der Kopf sitzt locker auf der Wirbelsäule, das Kinn ein wenig nach unten zur Brust gezogen.

Richten Sie Ihre Aufmerksamkeit auf die Atmung, beobachten Sie, wie sich beim Einatmen die Bauchdecke leicht hebt und beim Ausatmen senkt. Bleiben Sie mit Ihrer Aufmerksamkeit konzentriert bei dem Atemrhythmus, so wie er in diesem Augenblick ist, ohne ihn verändern zu wollen. Nehmen Sie den Atem wahr, so wie er jetzt ist. Ist er lang oder kurz, ist er tief oder flach, ist die Luft gleich warm oder kalt beim Ein- und Ausatmen, ist die Wahrnehmung beim rechten und linken Nasenloch gleich oder unterschiedlich. Es geht dabei nicht darum, etwas verändern zu wollen, sondern nur darum, zu beobachten. Wenn störende Gedanken oder Empfindungen aufkommen, nehmen Sie diese wahr, ohne ihnen anzuhaften, sondern gehen Sie zurück zur Beobachtung Ihres Atems. Konzentrieren Sie sich nun auf die Ausatmung und den Moment, wo die Luft die Nase verlässt und Ihre Oberlippe oder Nasenspitze berührt, jetzt und jetzt und jetzt ... Atemzug um Atemzug.

23.1.6 Atemübung zur Stressvorbeugung

Stellen Sie beide Füße auf den Boden und nehmen Sie guten Kontakt auf, spüren Sie dabei den Druck des Fußes und erhöhen Sie diesen. Neigen Sie sich nun mit gestrecktem Rücken vor, bis Sie mit dem Rumpf auf den Oberschenkeln zum Liegen kommen. Beim Vorneigen lassen Sie den Vokal „Uuuuuu" ertönen.

23.1.7 Ausatmen gegen einen Widerstand

Um gegen einen Widerstand (Luftballon, Tüte ...) atmen zu können, muss situationsbedingt tiefer eingeatmet werden, erst dann lässt sich der Gegenstand aufblasen und es kommt dadurch zu einer Vertiefung der Atmung und zur Regulierung des Atemrhythmus.

23.1.8 Bauchatmung

Die Bauchatmung, eignet sich besonders gut dort, wo ein sehr kurzes, aber doch wirkungsvolles Entspannungsverfahren benötigt wird, und wo keine besonderen Voraussetzungen (wie z. B. störungsfreie Atmosphäre oder besondere Sitz- oder Liegepositionen) geschaffen werden können.

Legen Sie eine Hand auf den Bauch und die andere auf den oberen Brustkorb. Dann atmen Sie mehrere Atemzüge so, wie Sie immer atmen. Achten Sie nun darauf, wie sich Ihre Hände bewegen. Beobachten Sie, wie sich die Hände heben und senken, atmen Sie nun tief in den Bauch und konzentrieren Sie sich, wie sich die Hand auf dem Bauch höher zu heben beginnt und beim Ausatmen wieder senkt. Atmen Sie

23

nun mehrmals tief ein und aus und versuchen Sie, den Schulter-, den Nacken- und den Rückenbereich locker werden zu lassen. Wenn Sie schon ein wenig geübter sind, atmen Sie doppelt so lang aus wie ein.

■ **Durchführung**
– Einatmung: Bewusst in den Bauch einatmen (Anspannung),
– Ausatmung: ist lang und aktiv,
– Pause: Entspannungsphase,
– Wiederholung: wieder kurz und zügig einatmen und sofort übergehen in eine langsame und entspannende Ausatmung.

23.1.9 Bauchatmung als Kraftquelle (QiGong)

Die Bauchatmung soll so wie oben beschrieben durchgeführt werden. Die Aufmerksamkeit sollte aber auf den Bereich unterhalb des Nabels ins Körperinnere gelenkt werden, um sich dort eine Wärmequelle vorzustellen, verbunden mit einem warmen wohligen Gefühl.

23.1.10 Brustkorb dehnen

Stellen Sie sich aufrecht hin, die Beine etwa schulterbreit auseinandergestellt. Lassen Sie Ihre Arme locker seitlich am Körper hängen. Atmen Sie langsam und tief ein und heben Sie dabei Ihre Arme in einem großen Bogen über den Kopf, bis sich Ihre Handflächen berühren. Atmen Sie anschließend langsam aus, bis sich Ihre Arme wieder in der Ausgangsposition befinden. Wiederholen Sie diesen Vorgang mehrmals.

23.1.11 Dem Atem folgen

Ziel der Übung ist das Beobachten und Experimentieren mit verschiedenen Bereichen, wie z. B.
– Atemfluss: Wie der Atem vom Kopf bis zu den Zehen durch den Körper fließt.
– Flankenatmung: Die Hände seitlich auf die Rippen legen, die Dehnung beobachten.
– Brustatmung: Die Hände unter die Schlüsselbeine legen, das Heben und Senken der Brust beobachten.
– Rückenatmung: Den Oberkörper nach vorne beugen und bewusst langsam ein und ausatmen.

23.1.12 Zeigefingerwanderung

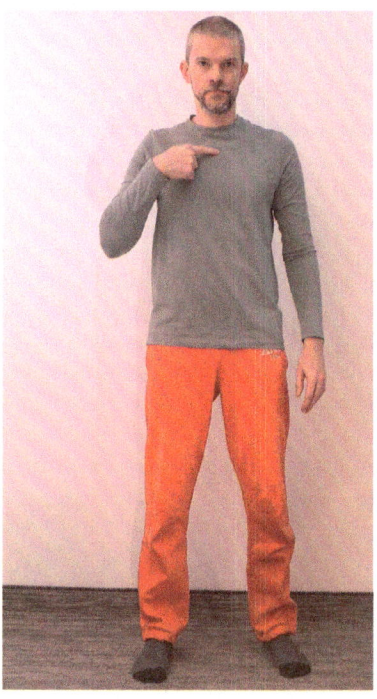

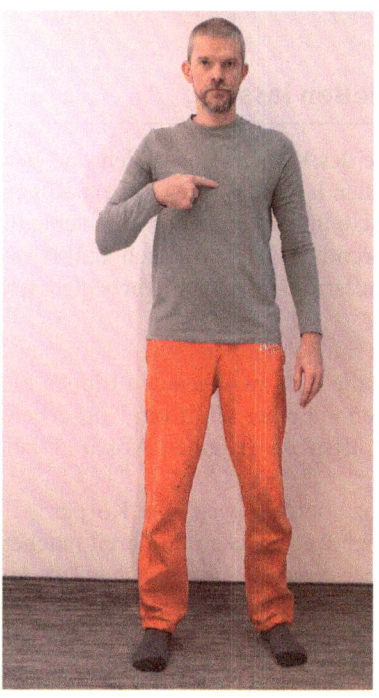

23

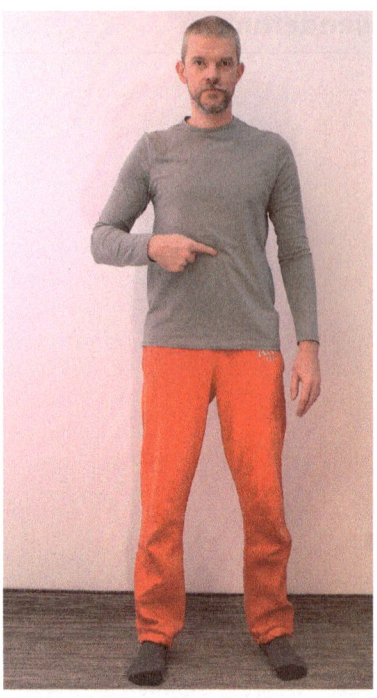

Mit dem Zeigefinger einen Platz auf dem Brustbein suchen und bis zu dieser Stelle hin atmen, dann abwechselnd langsam ein Stückchen aufwärts fast bis zum Halsgrübchen oder abwärts bis zum Nabel wandern und bis zu dieser Stelle hin atmen.

23.1.13 Den Atem fließen lassen

Unterschiedliche Bereiche des Körpers auswählen und bewusst wahrnehmen, dann den Atem bewusst hinfließen lassen. Wieder soll experimentiert werden, ohne etwas erreichen zu wollen. Die Übungen können in unterschiedlichen Positionen wie Stehen oder Sitzen oder während des Gehens durchgeführt werden.

- Beim Ausatmen den Luftstrom mit einem Ton begleiten wie „Hmmmmmmmm…" oder „Ahhhh…"
- Schnauben, den Atem rausschnauben
- Backen aufblasen und die Luft zwischen den Lippen rausblasen
- Das Aus- und Einatmen mit einer intuitiven Körperbewegung begleiten
- Beim Ausatmen den Luftstrom mit einem Vokal und einer Körperbewegung begleiten
- „AAAAA", Arme ganz hoch und weit vom Körper
- „EEEEE", Arme seitlich weg strecken und breit machen
- „IIIII", Arme hoch über den Kopf, großmachen strecken
- „OOOO", Arme zu einem „O" formen, tief ein- und ausatmen, sich breit und rund machen

- „UUUUU", Arme seitlich zu einem „U" formen, sich etwas kleiner und breit machen
- Mit beiden Füßen auf dem Boden stehen, beim Einatmen heben sich beide Fußspitzen, beim Ausatmen senken sie sich, dann abwechselnd durchführen
- Im Sitzen die Hände auf die Oberschenkel legen, während des Einatmens die Finger Richtung Unterarm heben, beim Ausatmen senken und wieder auf die Oberschenkel legen
- Im Stehen oder Gehen beim Einatmen die Arme nach vorn, dann nach oben strecken, bei dieser Position kurz die Spannung halten. Beim Ausatmen die Arme langsam wieder senken

23.1.14 Den Atem mit Schritten messen

Die Atmung wird durch die Kombination von Bewegung (Gehen) und Kognition (Zählen) gesteuert. Die Durchführung erfolgt, wenn möglich, im Freien.

Zunächst in einem normalen oder etwas langsameren Tempo gehen. Im gewählten Rhythmus die Anzahl der Schritte beim Einatmen und die Anzahl der Schritte beim Ausatmen zählen.

In weiterer Folge die Schrittanzahl verändern, sodass die höhere Schrittanzahl die Atemzüge beeinflusst.

Das Ausatmen wird zuerst um einen Schritt verlängert, dann um zwei, schließlich bis zum maximal Möglichen. Sie sollten ausprobieren, wie viele Schritte sowohl beim Ein- als auch beim Ausatmen maximal möglich sind. Das Tempo und die Anzahl der Schritte sollten variier und die Veränderungen beobachtet werden.

Die Übung beenden, indem man die angenehmste Variante wählt.

23.1.15 Den Atem spüren

Legen Sie sich, wenn möglich, auf den Rücken. Lassen Sie die Luft in den Brustraum und in den Bauch strömen, beim Einatmen durch die Nase und beim Ausatmen durch den leicht geöffneten Mund. Atmen Sie bewusst langsam aus, und zwar deutlich langsamer als Sie es üblicherweise tun. Unterstützen Sie die Atmung mit Worten, z. B. „Ruhe, angenehm ...", atmen Sie dabei vollständig aus, bevor Sie den nächsten Atemzug nehmen.

23.1.16 Den Atem zählen

Atmen Sie bewusst ein und sagen Sie innerlich: „Ich atme ein, eins", dann atmen Sie bewusst aus und sagen: „Ich atme aus, eins." Beim zweiten Einatmen sagen Sie: „Ich atme ein, zwei" und beim Ausatmen: „Ich atme aus, zwei." Fahren Sie fort bis zehn, dann beginnen Sie wieder bei eins. Sollten Sie das Zählen vergessen oder anders abgelenkt sein, z. B. durch Gedanken, Gefühle, Empfindungen oder Sinneswahrnehmungen, beginnen Sie immer wieder bei eins.

23

23.1.17 Die Kraft der Atmung (Pranayama-Yoga) – Wechselatmung

Beginnen Sie mit einem Nasenloch, z. B. dem rechten. Schließen Sie Ihr rechtes Nasenloch mit dem rechten Daumen und atmen Sie durch das linke Nasenloch ein, geben Sie das rechte Nasenloch frei und atmen durch das rechte Nasenloch aus, machen Sie das eine Weile, dann wechseln Sie. Wiederholen Sie diese Zyklen während 5 bis 15 Minuten.

Üben Sie mehrmals täglich.

23.1.18 Die Lippenbremse

Diese Übung hilft bei akuter Atemnot oder bei Belastung. Durch die Nase ein- und durch den gespitzten, nur leicht geöffneten Mund langsam und kontrolliert wieder ausatmen. Das Ausatmen mit den Lauten „sss" oder „pff" unterstützen. Durch diese Übung werden die Atemwege weit und die Lunge kann wieder mit sauerstoffreicher Luft versorgt werden.

23.1.19 Fingerpressatmung

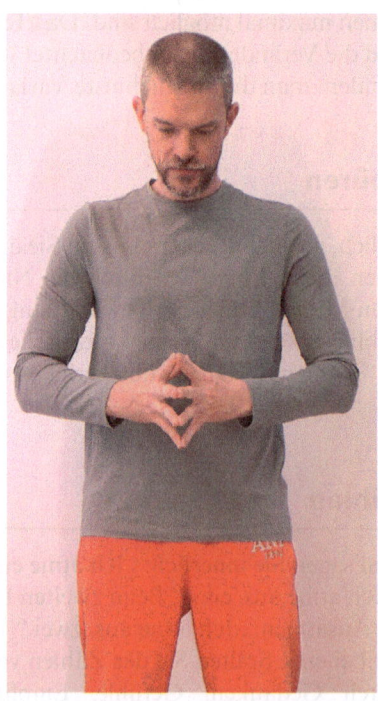

Aufrecht stehen oder sitzen, die Fingerkuppen beider Hände vor dem Bauch aneinanderlegen, beim Einatmen zusammenpressen, beim Ausatmen lockern.

23.1.20 Parasympathische Atmung

Richten Sie Ihre Aufmerksamkeit auf die Atmung, beobachten Sie diese und zählen Sie in Gedanken mit, wie lange die Ausatmung dauert und wie lange die Einatmung dauert. Einfach in Gedanken von eins bis ... zählen, solange der Atemzug andauert. Nun lenken Sie Ihre Aufmerksamkeit auf die Einatmung und zählen Sie wieder mit, solange diese dauert. Versuchen Sie allmählich, beim Ausatmen die Zähleinheiten zu erhöhen, und wenn der Impuls zum Einatmen kommt, lassen Sie die Luft einfach einströmen, ohne das Ausatmen noch weiter zu verlängern ...

23.1.21 Atem und Bewegung

Bei diesen Übungen wird die Atmung mit Bewegungsaufgaben begleitet:
- Brunnenschöpfen mit Stimme (Vokale)
  Den Oberkörper beim Ausatmen nach vorne beugen und beim Einatmen aufrichten. Beide Bewegungen werden mit einem selbst gewählten Ton begleitet.
- Durch bestimmte Bewegungen den Atemrhythmus beschleunigen.
  Gehen und die Arme wie ein Vogel schwingen.
- Sich großmachen – sich kleinmachen (als Partnerübung im Wechsel)

23.2 Achtsamkeit auf Körperempfindungen lenken

Bei den Übungen geht es zunächst darum, durch die bewusste Lenkung der Aufmerksamkeit Unterschiede bei Körperempfindungen wahrzunehmen und zu konkretisieren. In weiterer Folge können durch die Übungen Empfindungen verändert oder gelenkt werden.
- Wahrnehmen angenehmer, unangenehmer und/oder neutrale Körperempfindungen
- Wahrnehmen von Reaktionsmustern bei aversiven Auslösern (z. B. negativer Gedanken)

23.2.1 Body Scan

Der Body Scan führt durch die verschiedenen Regionen des Körpers mit dem Ziel, Empfindungen mit einer wachen, interessierten und annehmenden (akzeptierenden) Haltung zu erkunden. Es gibt keine richtigen oder falschen Empfindungen, es geht darum, einfach wahrzunehmen ohne Empfindungen (auch unangenehme oder den Eindruck, „nichts zu empfinden") auszuschließen.

23

… Setzen Sie sich aufrecht hin, die Augen halb oder ganz schließen bzw. einfach offenlassen. Stellen Sie die Füße breit auf den Boden, die Hände locker auf den Schoß legen.

Richten Sie Ihre Aufmerksamkeit nun auf die Füße, fühlen Sie, an welchen Stellen die Füße den Boden oder die Unterlage berühren und nehmen Sie die Fersen, die Fußsohlen, die Zehen und den Fußspann ganz bewusst wahr. Verweilen Sie nur wenige Sekunden an einer Stelle und akzeptieren Sie Ihre Wahrnehmung so, wie sie im Moment ist …

… Richten Sie dann Ihre Aufmerksamkeit auf die Unterschenkel, die Waden und die Schienbeine, spüren Sie hinein, zuerst auf der einen, dann auf der anderen Seite. Sobald Sie merken, dass die Gedanken abschweifen, kommen Sie mit der Konzentration wieder zurück zur jeweiligen Körperregion. Verweilen Sie nur wenige Sekunden an einer Stelle, akzeptieren Sie Ihre Wahrnehmung so, wie sie im Moment ist, …

… Wandern Sie dann mit der Aufmerksamkeit zu den Knien, den Oberschenkeln und spüren Sie hinein, wieder zuerst auf der einen, dann auf der anderen Seite …

… weiter zum Rücken, überprüfen Sie die unteren Rückenmuskeln, sind diese locker oder verspannt, was spüren Sie noch? Überprüfe Sie die Schultern, was spüren Sie, hängen diese locker nach unten oder sind sie hochgezogen, beide gleich oder unterschiedlich? Was nehmen Sie wahr, was spüren Sie? Wandern Sie mit Konzentration weiter zum Bauch. Beobachten Sie, wie sich beim Einatmen die Bauchdecke leicht hebt und beim Ausatmen senkt, was spüren Sie? Akzeptieren Sie Ihre Wahrnehmung so, wie sie im Moment ist, …

Weiter zu den Armen und in die Oberarme, Ellenbogen, Unterarme und Finger hineinspüren. Was nehmen Sie hier wahr, verweilen Sie wieder nur wenige Sekunden an einer Stelle und akzeptieren Sie Ihre Wahrnehmung so, wie sie im Moment ist, …

… Wenn Sie möchten, können Sie noch zwei oder drei Orte Ihres Körpers aufsuchen, hineinspüren, akzeptieren, was ist und sich dann darauf vorbereiten, die Übung abzuschließen. Mit einer der nächsten Ausatmungen, wenn erforderlich, die Augen öffnen, bewusst im Raum orientieren und sich strecken und räkeln …

… Und … schenken Sie sich und der Welt ein leichtes Lächeln!

23.2.2 Progressive Muskelentspannung nach Jacobson (PMR)

Die Übung wird durch willentliche und bewusste An- und Entspannung bestimmter Muskelgruppen durchgeführt. Die Konzentration wird auf den Wechsel zwischen Anspannung und Entspannung gerichtet und auf die dabei auftretenden Empfindungen. Ziel ist die Senkung der Muskelspannung und die verbesserte Körperwahrnehmung. Durch die Entspannung der Muskulatur können auch andere vegetative Symptome reduziert, Muskelverspannungen gelockert und Schmerzzustände verringert werden.

Die Übung wird meist im Sitzen durchgeführt. In der Anfangsphase wird mit jeder Muskelgruppe zwei Mal hintereinander geübt, später in Verbindung mehrerer Muskelgruppen.

- **Durchführungsschritte**
- Anspannungsphase: Die Muskelgruppe wird angespannt. Diese Anspannungsphase dauert circa sieben Sekunden.
- Entspannungsphase: Die Anspannung wird zurückgenommen, die jeweiligen Muskel lockergelassen. Die Entspannungsphase dauert etwas länger.
- Es folgt eine kurze Pause zum Nachspüren.

Ballen Sie die rechte Hand für sieben Sekunden zur Faust und entspannen Sie diese dann zehn Sekunden lang. Nehmen Sie wahr, ob und was sich verändert hat. Spüren Sie eine Veränderung? Wenn ja, wie fühlt sich diese Veränderung an? Machen Sie anschließend das gleiche mit der linken Hand ...

- **Reihenfolge der Durchführung**

Hände und Arme
- Dominante Hand und Unterarm
- Dominanter Oberarm
- Anderer Hand und Unterarm
- Anderer Oberarm

Gesicht und Kopf
- Stirn
- Wangen und Nase
- Kiefer
- Nacken und Hals

Oberkörper, Rücken, Bauch
- Schulter, Brust und oberer Rücken
- Bauchmuskulatur

Füße, Beine, Gesäß
- Oberschenkel dieselbe Seite wie dominante Hand
- Unterschenkel dieselbe Seite wie dominante Hand
- Ganzes Bein dieselbe Seite wie dominante Hand
- Selbe Reihenfolge auf der anderen Seite

23

23.2.3   Selbstmitgefühl – liebende Güte

Nehmen Sie eine angenehme Körperhaltung ein. Sie können die Augen schließen oder offenhalten bzw. die Augenlieder nur ein wenig senken. Richten Sie Ihre Aufmerksamkeit auf Gedanken oder Ereignisse, die ein angenehmes, wohltuendes Gefühl hervorrufen. Lenken Sie Ihre Aufmerksamkeit auf Gefühle von Freundlichkeit, Wohlwollen, Mitgefühl, denken Sie an Menschen, die gut zu Ihnen waren oder an Tiere, die in Ihrem Herzen wohnen, an Kinder, Freunde oder an Ereignisse, die in guter Erinnerung sind. Spüren Sie das Gefühl in Ihrem Körper, die Wärme und Weite. Richten Sie Ihre Aufmerksamkeit auf sich selbst und sprechen Sie ruhig und sanft mit sich:

» „Mögest Du glücklich und zufrieden sein."
„Mögest Du freundlich zu Dir selbst sein."
Wiederholen Sie die Sätze wie bei einem Schlaflied.
Denken Sie an Lebewesen, die Sie lieben.
Spüren Sie die Wärme und Weite in Ihrem Körper.
Denken Sie mit Freundlichkeit an Personen, die Sie nicht mögen.
Tun Sie das so gut, wie es für Sie möglich ist.
Wiederholen Sie den ganzen Ablauf.

23.2.4   Vipassana (Achtsamkeitsmedidation)

Sie können bei dieser Übung entweder systematisch (siehe Körperreise) durch den Körper reisen oder bewusst bestimmte Teile fokussieren und verweilen, ohne zu bewerten.

23.3   Achtsamkeit und Bewegungsabläufe

Bei diesen Übungen geht es um die Durchführung, Analyse und bewusste Veränderung von Bewegungsabläufen im Stehen, Gehen, Laufen, Sitzen und Liegen.

Der Fokus der Wahrnehmung kann je nach Übung nach außen und/oder innen gerichtet werden.

Ziel ist es, die WAHRNEHMUNG zu vertiefen.

! **Vorsicht**
Individuelle Voraussetzungen und Möglichkeiten (z. B. gesundheitliche, altersbedingte Besonderheiten oder auch räumliche Gegebenheiten) sollten beachtet, ggf. Anpassungen vorgenommen werden.

23.3.1   Einen stabilen Stand finden

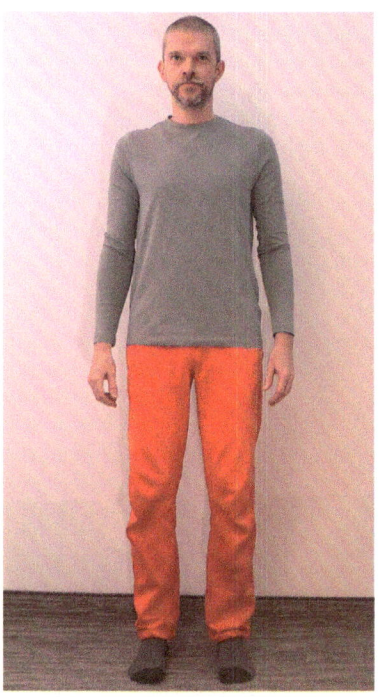

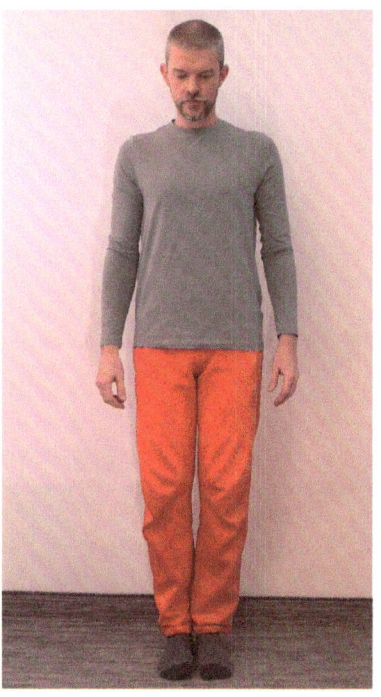

23

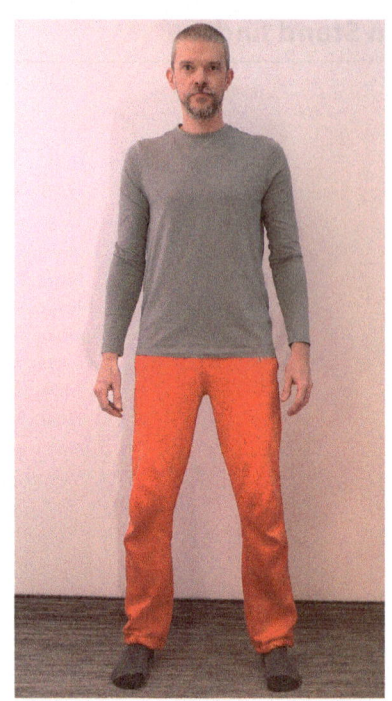

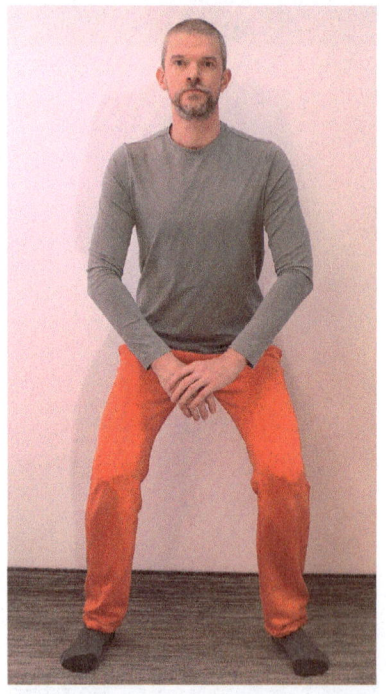

Hüftbreit, Füße parallel, mit der ganzen Fußsohle den Boden berühren, den Kontakt zum Boden spüren, Kontakt mit der ganzen Fußsohle aufnehmen und die Oberfläche und Beschaffenheit der Unterlage/des Bodens wahrnehmen. Das Kinn leicht nach hinten ziehen, das Becken leicht nach vorne kippen und die Knie leicht beugen. Die Arme hängen locker neben dem Körper.

Experimentieren

- Sich hängen lassen – sich aufrichten – sich fallen lassen
- Alle Gelenke lockern, wippen, schwingen, schaukeln
- Die Schultern nach hinten weit öffnen, die Halswirbelsäule strecken, der Kopf wird frei und beweglich getragen, den Blick nach vorne richten (Selbstsicherheit)
- Den Stand übertreiben
- Aufrecht stehen und mit dem Körper kleine Kreise ziehen (Richtung wechseln, Form wechseln)

23.3.2 Die innere Mitte spüren – Halt geben

- Sich aufrecht und breitbeinig hinstellen, dann erfolgt eine Zentrierung um die innere Achse oder um das sakrale Zentrum
- Eine Hand auf den Bauchnabel legen, die andere Hand liegt auf gleicher Höhe hinten auf der Lendenwirbelsäule
- Sich Verbindungslinien vorstellen:
  - Eine senkrecht vom Kopf bis zum Boden, die andere waagrecht zwischen den Händen
  - Wo sich die Linien kreuzen, ist die persönliche innere Mitte
  Den Oberkörper sanft hin- und herwiegen, sich einpendeln, bis es sich gut anfühlt. Beide Arme hochschwingen, weit über den Kopf, dann sanft und langsam sinken lassen
- Den persönlichen typischen Stand übertreiben (Veränderungen beobachten)
  - Füße überkreuzen
  - Schief und verdreht stehen
  - Ins Hohlkreuz gehen
  - Den Rücken krümmen

23.3.3 Sitzübung

Eine bequeme Position finden, die Füße haben Bodenkontakt, das Gesäß hat Kontakt mit der Sitzfläche, die Sitzbeinhöcker sind spürbar, der Rücken ist gerade aufgerichtet, die Schultern breit nach hinten gerichtet, das Brustbein frei, die Halswirbelsäule strecken, der Kopf wird frei und beweglich getragen, den Blick nach vorne richten, die Hände auf die Oberschenkel legen oder seitlich abstützen.

Experimentieren

- Zehenspitzen in Richtung Knie ziehen (Venenpumpe)
- Unterschiedliche Positionen einnehmen
- Sitzhaltung im Schneidersitz, wichtig ist hier der locker aufgerichtete Rücken, die Hände ruhen auf den Oberschenkel und die Handflächen sind nach oben gerichtet, die Augen halb oder ganz schließen, so kann die Energie frei fließen

23

23.3.4 Sitzmeditation und Körperhaltung

Die Sitzhaltung ist würdevoll und aufrecht (selbstsicher). Das Brustbein ist nach vorne gewölbt. Die Schultern leicht gesenkt und locker, der Kopf ruht locker zwischen den Schultern, das Kinn ein wenig Richtung Brustbein senken. Die Haltung unterstützt die Konzentration.

... Nehmen Sie eine bequeme Sitzhaltung ein, und wenn es möglich ist, nehmen Sie eine aufrechte, würdevolle Haltung ein. Sie können die Augen schließen, halboffen oder offenhalten. Lenken Sie die Aufmerksamkeit auf alle Empfindungen der Berührung und Stellen, wo der Körper Kontakt zum Boden oder anderen Gegenständen hat. Was erleben Sie gerade in Ihrem Körper? Nehmen Sie alle Körperempfindungen wahr. Atmen Sie in den Körper hinein und nehmen Sie die Atembewegung und die Dehnungen wahr. Nehmen Sie zunehmend immer mehr Einzelheiten wahr und wenn Sie abgelenkt sind, kehren Sie mit der Aufmerksamkeit zur Sitzhaltung zurück.

23.3.5 Gehen mit unterschiedlichem Tempo und Rhythmus

Gangarten vorgeben – Veränderungen zuerst bei sich, dann bei anderen beobachten (Gruppensituation)
- Beschwingt gehen
- Bedrückt gehen
- Auf der Flucht sein
- Von Gram gebeugt sein
- Breitbeinig gehen
- Unbeschwert sein ....

23.3.6 Schlendern

- Langsam gehen und dabei mit den Hüften, den Schultern und den Armen mitschwingen

23.3.7 Laufen (Joggen)

- Geschwindigkeit aufnehmen, den eigenen Rhythmus finden
- Hüpfen, Springen
- Kriechen
- Gehen mit Hilfsmittel (Stock, Krücke, Rollator)

23.3.8 Gehaufgaben

- Seitwärts-/rückwärtsgehen (zuerst langsam, dann schnell)
- Gehen mit unterschiedlichem Fokus – die Aufmerksamkeit auf unterschiedliche Regionen lenken (Fußsohle, Gelenke, Muskelgruppen...)

- Gehen und abwechselnd Schultern hängen lassen, hochziehen, kreisen
- Bodenkontakt bewusst wahrnehmen (Grounding)
- Freies Bewegen zu Musikstücken
- Frei durch den Raum/Ort gehen
- Beobachten der anderen Teilnehmer: Körperhaltung, Gangart, Bewegungs-muster

23.3.9 ZEN-Gehen

Nehmen Sie einen etwa hüftbreiten Stand ein und blicken Sie nach vorne. Zentrieren Sie sich, indem Sie mit dem Körper leicht hin- und herpendeln, rechts, links, vorwärts, rückwärts. Atme n Sie bewusst tief ein und aus. Konzentrieren Sie sich nun auf den Boden unter Ihren Füßen und nehmen Sie die Empfindung in den Füßen wahr.

Verlagern Sie das Gewicht des Körpers auf den rechten Fuß und dann auf den linken Fuß. Während Sie ausatmen, heben Sie langsam den rechten Fuß an und setzen ihn mit der Ferse vor sich in Schrittlänge wieder auf, rollen dann über die Fußsohle ab und am Schluss mit den Zehen. Verlagern Sie jetzt das Gewicht und setzen das andere Bein nach vorn, beginnen Sie wieder mit der Ferse und setzen Sie den Fuß wie zuvor achtsam ab. Machen Sie gleichmäßige, fließende Bewegungen, und nehmen Sie jede kleine Veränderung des Körpers wahr: Beim Abheben des Fußes wie sich die Muskeln anspannen, beim Aufsetzen die Unebenheiten des Bodens. Sie können das Tempo variieren und mit der Schrittlänge und -höhe experimentieren. Lenken Sie die Aufmerksamkeit auf die komplexen Bewegungsmuster und Wahrnehmungen. Bewerten Sie nicht, beobachten Sie, und wenn Sie mit den Gedanken abschweifen oder unruhig werden, konzentrieren Sie sich wieder gezielt auf einen Fuß.

23.3.10 Liegeübungen

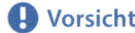 **Vorsicht**
Bei den Übungen in der Liegeposition ist vorher genau abzuklären, ob diese möglich sind (Auslösung von Hilflosigkeit, Ohnmacht, Regression, Dissoziation).

Ziel ist es, verschiedene Liegepositionen einzunehmen, um den Fokus auf die bewertungsfreie Wahrnehmung zu lenken, Veränderungen wahrzunehmen.

Rückenlage, Seitenlage, Bauchlage einnehmen und mit Zusatzaufgaben kombinieren:
- Bodenkontaktübungen
- Bewegungsaufgabe,n z. B. Beine anwinkeln, Arme hochstrecken, Kopf heben oder hin- und herbewegen
- Atemübungen
- Entspannungsübungen

23

23.3.11 Achtsamkeitsübungen für Gruppen

- Hintereinander durch den Raum gehen
- Gangart und Bewegungsmuster des Ersten in der Reihe kopieren (Rollenwechsel, Reflexion und Austausch)
- Aufmerksamkeitsfokus auf den ganzen Körper richten
- Spiel: Entchen auf der Flucht (Bewegungen nachahmen)
  Hinter „Mama(Papa)-Ente" watscheln Entenkinder durch und über viele Hindernisse, bis sie endlich wohlbehalten im Nest sind
- Ein Teilnehmer führt die Gruppe an und alle anderen Gruppenteilnehmer ahmen die vorgegebenen Bewegungsabläufe nach: gehen, laufen, hüpfen oder flattern, sich klein oder groß machen, Hindernisse überwinden, u. a. m.

23.4 Grounding (Bodenkontakt, sich erden)

Diese Skills unterstützen den Abbau von Stress und negativer Energie. Ziel ist, sich bewusst auf den Körper und die Umgebung (Kontaktpunkte/Boden) zu konzentrieren.

Die direkte Begegnung mit der Natur sollte, wo immer möglich, mit einbezogen werden (Wald, Wiese, Sand, Erlebnispfade)
- Füße abwechselnd mit der ganzen Sohle im gleichen Rhythmus auf den Boden stampfen

23.4.1 Aktives Sitzen

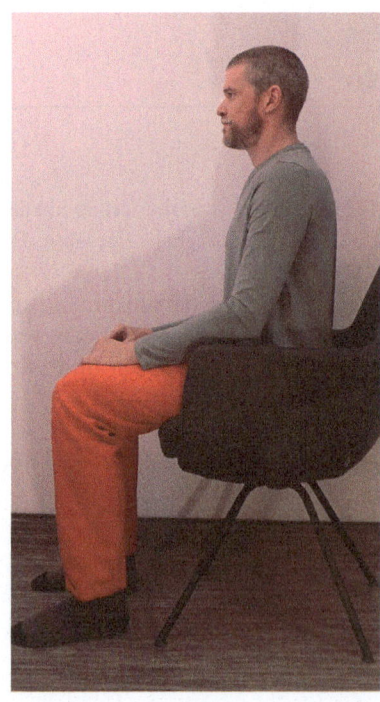

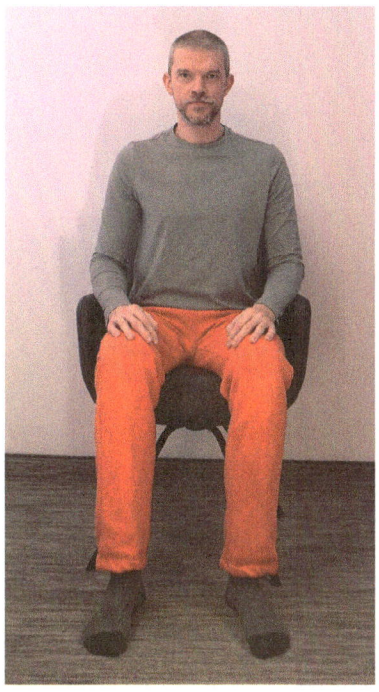

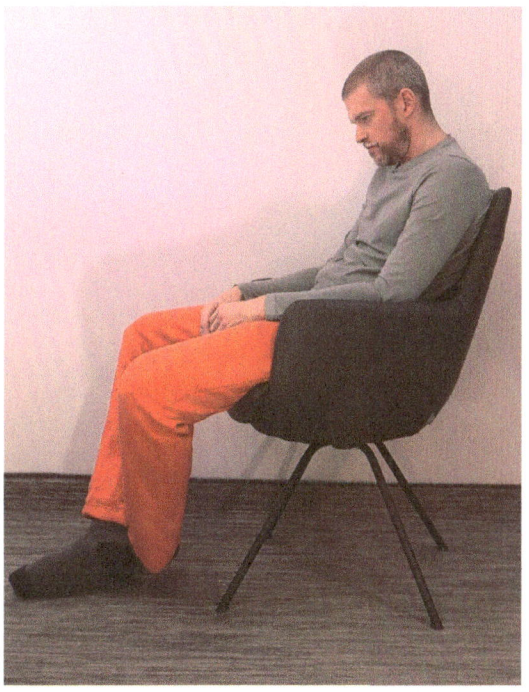

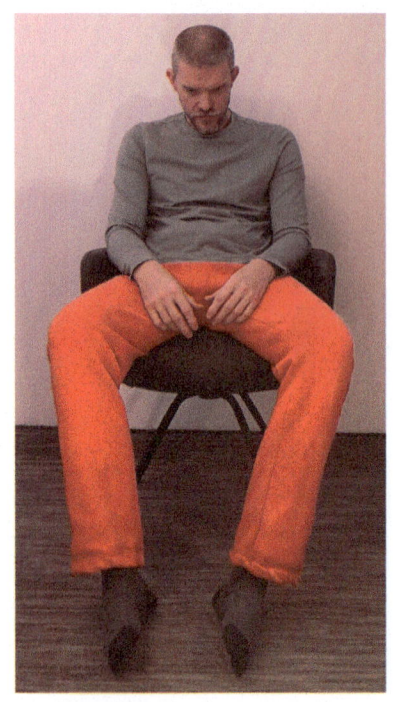

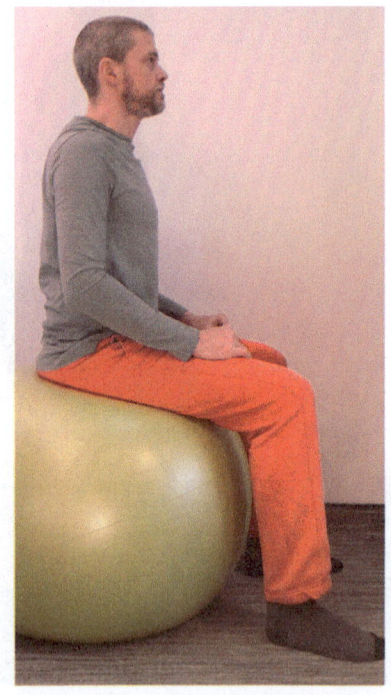

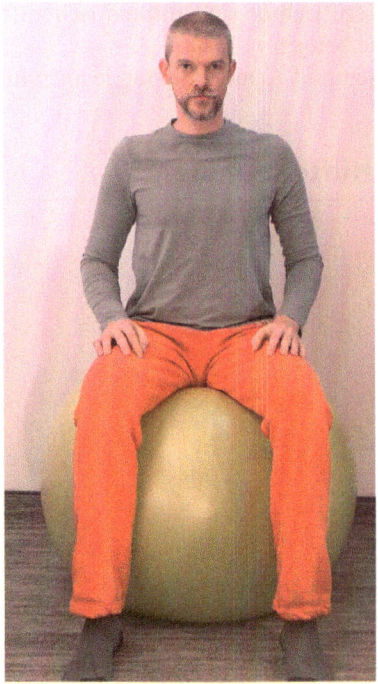

- Eine aufrechte Sitzhaltung einnehmen
- Mit beiden Füßen einen guten Kontakt zum Boden herstellen
- Beide Hände flach auf die Oberschenkel legen
- Bewusst den Kontakt zwischen Sessel und Gesäß herstellen,
- Anspannen und die Sitzhöcker spüren
- Die Spannung lösen
- Zuletzt eine lockere und bequeme Sitzhaltung einnehmen

23.4.2 Aktives Stehen

- Gewicht gleichmäßig verteilen
- Bewusst den Kontakt zum Boden herstellen
- Gewicht auf ein Bein verlagern und fest in den Boden drücken
- Das andere Bein wird leicht und hebt sich ein wenig
- Gewicht wieder auf beide Beine verlagern (Beinwechsel)

23.4.3 Aufrechter Stand

- Guten Kontakt zum Boden herstellen
- Im Stand die Arme frei schwingen, mit kleinen Schwingungen beginnen
- Steigern (kann in Gehen übergehen)

- Oberkörper und der Kopf richten sich automatisch auf (stimmungsaufhellend)
- Oberkörper nach vorne beugen
- Den Kopf hängen lassen und Arme und Hände ausschütteln

23.4.4 Hände in die Hüfte stemmen

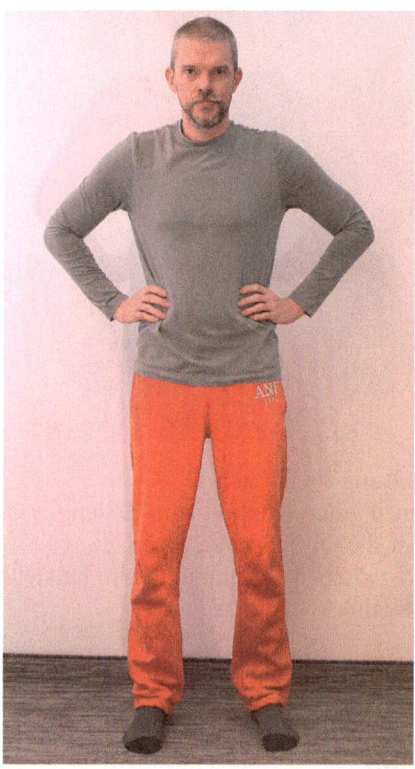

- Im aufrechten Stand oder in aufrechter Sitzhaltung die Hände in die Hüfte stemmen
- Den Kopf heben und mit festem, sicheren Blick nach vorne blicken

23.4.5 Zittern

- Wechsel zwischen Anspannung und Entspannung
- Den Boden spüren und Atmen (auch im Freien)
- Rhythmisch und bewusst ein- und ausatmen
- Aufmerksamkeit auf die Fußsohlen lenken
- Empfindungen beobachten (Beschaffenheit des Bodens, Temperatur der Haut…)

23.4.6 Die Erde spüren – Wie ein Berg stehen (Yoga-Übung)

- Hüftbreit, Füße parallel, mit der ganzen Fußsohle den Boden berühren, den Kontakt zum Boden spüren
- Die Arme liegen seitlich am Körper
- Die Handflächen zeigen nach innen und berühren leicht die Oberschenkel
- Ein paarmal bewusst ein- und ausatmen
- Sich vorstellen, mit der Erde verbunden sein und stark wie ein Berg zu sein

23.4.7 Baumübung (Selbstsicherheit)

Den Körper als Baum visualisieren, die Füße stehen fest auf dem Boden, die Wurzeln geben Halt und Nahrung, die Krone wiegt sich leicht hin und her. Man stellt sich den Baum vor, betrachtet ihn, nimmt wahr, was der Baum zum Leben braucht, wie er von Erde und Sonne genährt wird.

Koordination

Inhaltsverzeichnis

24

Alle koordinativen Übungen sind an die jeweiligen Erfordernisse und Bedürfnisse der teilnehmenden Personen anzupassen. Je nach Lebensphase oder Zielsetzungen kommen unterschiedliche Übungen zum Einsatz. Wichtig ist, dass sie anspruchsvoll sind, ohne zu überfordern und trotz der Herausforderung Spaß machen. Egal, ob im Einzel-, Paar- oder Gruppentraining, ob ohne oder mit Hilfsmaterialien, erfordern sie ein hohes Maß an Aufmerksamkeit und Konzentration in der Ausführung.

Die Abläufe werden zuerst langsam erarbeitet, um Sicherheit zu gewinnen. Die Übungen können, je nach Schwierigkeitsgrad, zuerst nur auf einer Seite, dann auf der anderen Seite, beidseitig, gleich oder gegengleich ausgeführt werden.

Zur Steigerung des Schwierigkeitsgrades sollte allmählich das Tempo gesteigert oder durch Kombinationen von Bewegungsabfolgen die Schwierigkeit erhöht werden.

Eine weitere Erhöhung des Schwierigkeitsgrades kann durch zusätzliche Druckbedingungen erreicht werden. Das sind z. B. vorgegebene Zeitlimits, ein Vor- oder Mitzählen oder die Ansage (Vorgabe) von Übungsabfolgen.

Als unterstützende Mittel können Bälle jeder Größe und aus jedem Material, (Jonglier-) Säckchen mit Kirschkern-, Reis- oder Linsenfüllung, Tücher, Schnüre/Seile, Stöcke, Reifen/Ringe oder je nach den räumlichen Gegebenheiten auch individuell verfügbare Materialien herangezogen werden.

> ❗ **Vorsicht**
> Stets auf die individuellen Voraussetzungen von Teilnehmenden Rücksicht nehmen und allenfalls Anpassungen bei der Übungsgestaltung vornehmen, z. B. wenn körperliche oder gesundheitliche Einschränkungen bestehen. Diese Anpassungen können auch die Hilfsmittel oder räumlichen Gegebenheiten betreffen.

24.1 Hände, Arme, Beine

24.1.1 Fingertippen

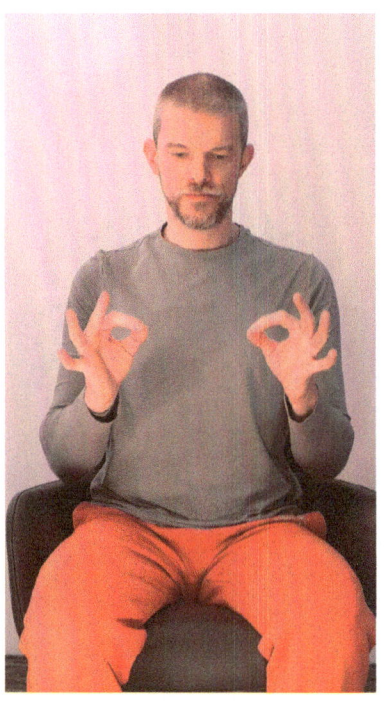

24

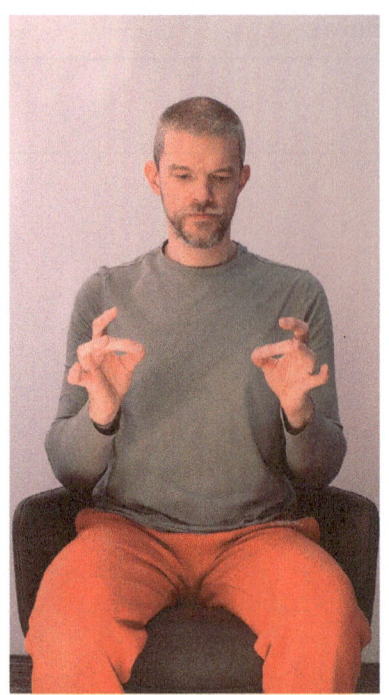

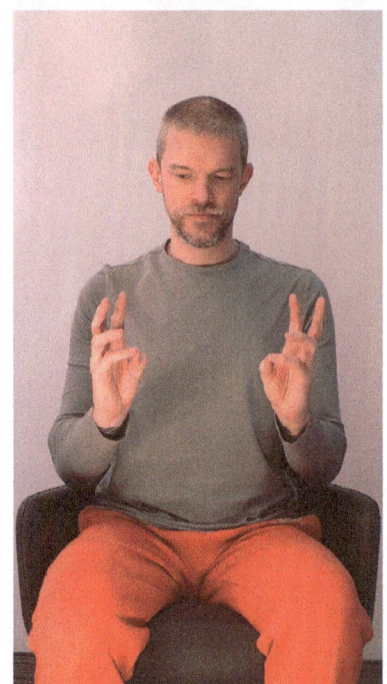

Man beginnt mit der nicht dominanten Hand. Der Daumen tippt der Reihe nach alle Finger an, wandert vom Zeigefinger bis zum kleinen Finger, zurück zum Ringfinger und vor bis zum Zeigefinger und wieder zurück, erst langsam, dann schneller. Dann mit der dominanten Hand und mit beiden Händen:

Zur Festigung sollte die Bewegung in der gleichen Richtung laufen gelassen werden, danach vor- und zurück und dann mit beiden Händen gleichzeitig. Eine weitere Verfeinerung wäre es, die Übung mit beiden Händen durchzuführen, jedoch gegengleich.

Als Variante kann statt mit dem Daumen auf den Zeigefinger mit einem anderen Finger begonnen werden, z. B. links den kleinen Finger zuerst antippen und rechts gleichzeitig mit dem Zeigefinger beginnen.

24.1.2 Hand-Augen-Koordination

Schreiben oder zeichnen: zuerst mit der dominanten Hand; Handwechsel/beidhändig Übungen mit geschlossenen Augen ausprobieren.

– Zeichnen einer imaginären, liegenden/stehenden Acht mit dem Daumen eines ausgestreckten Arms, der Kopf bleibt fixiert, nur die Augen folgen dem Daumen
– Luftzeichnen: Auf einem Stuhl aufrecht sitzen, die Beine hüftbreit auf den Boden stellen. Mit der rechten Hand ein Dreieck in die Luft zeichnen und zeitgleich mit der linken Hand senkrecht eine Linie, diese hinauf und hinunter bewegen.

24.1.3 X-Koordination im Stand (große Gelenksbewegung)

Ellenbogen und Knie bewegen sich zueinander
– in gleichseitiger Bewegung,
– in gekreuzter Bewegung.

24

24.1.4 Stäbchen-Dreh

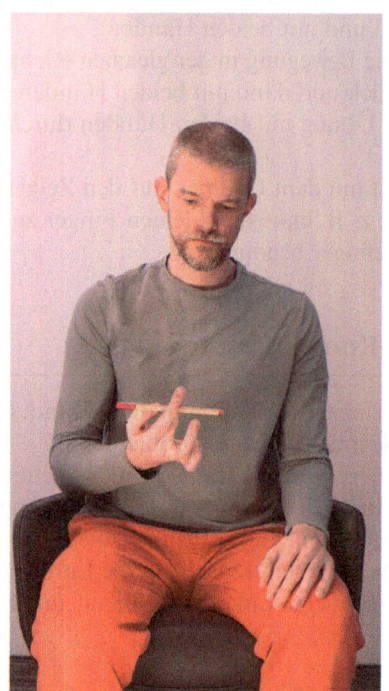

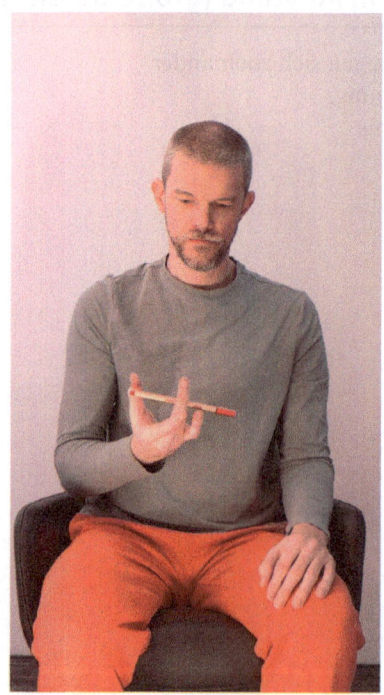

Ein Stift wird zwischen Daumen, Zeigefinger und Mittelfinger um die Längsachse gedreht
- Wechsel rechts/links/beidhändig
- Zum Körper/vom Körper

24.1.5 Armschwingen

Die Beine stehen hüftbreit auseinander, die Füße gerade nach vorne. Die Knie sind leicht gebeugt. Die gestreckten Arme werden abwechselnd von vorne und nach hinten bewegt, sie bilden jeweils mit den Schultern eine Linie. Sinnvoll ist, dass während der Armbewegung eine Spannung bis in die Fingerspitzen zu spüren ist und die Knie leicht federn.

Die Beine stehen hüftbreit auseinander, die Füße gerade nach vorne. Die Knie sind leicht gebeugt, jetzt mit den Armen über den Kopf hin- und herschwingen

Die Schwingvariationen können ausgeweitet werden in hin-her, vorwärts-rückwärts, gegenläufig den rechten Arm nach vorne zu rotieren und den linken Arm nach hinten zu drehen (Seitenwechsel)

Herausforderung: Augen schließen

24.1.6 Kreisen und Klopfen

Mit einer Hand leicht auf den Kopf klopfen, während die andere Hand kleine Kreise über den Bauch dreht (bekanntes Geschicklichkeitsspiel).

24.1.7 Fingerspiele

- Kleine Spinne (Fingerspiel für Kinder): Mit dem Daumen der linken Hand den Zeigefinger der rechten Hand berühren. Die Finger beisammen lassen und die linke Hand so drehen, dass nun auch der Zeigefinger der linken Hand den Daumen der rechten Hand berührt, sodass eine Raute entsteht. Dann die rechte Hand nach oben drehen, Zeigefinger und Daumen berühren sich wieder. Mit dieser Bewegungsfolge die Hände weiter nach oben oder unten wandern lassen.

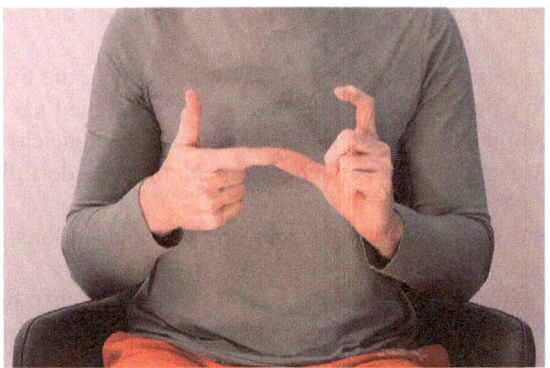

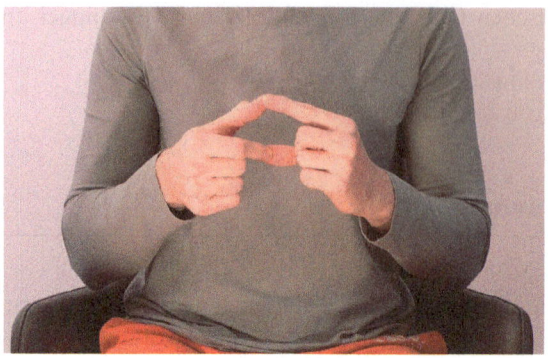

24

- **Variationen**

Bewegungsfolge ändert sich, indem der Daumen mit einem anderen Finger (Mittel-, Zeige- oder Kleinfinger) Kontakt aufnimmt.

— Hase und Jäger (Gehirntraining): Eine Hand bildet mit dem Zeige- und Mittelfinger ein V-Zeichen und bewegt die Finger wie Hasenohren (Hase), die andere formt mit dem Zeigefinger eine Pistole, die Handfläche zeigt zum Körper, der Daumen klappt nach oben und legt sich wieder flach nieder (Jäger). Die anderen Finger sind angelegt. Diese Bewegung gleichzeitig im Wechsel mit beiden Händen durchführen, zunehmend das Tempo steigern.

— Qi-Gong Kugeln; Größe und Gewicht an die individuellen Voraussetzungen anpassen.

— Jonglieren mit unterschiedlichen Gegenständen (Größe, Gewicht): Material: Tücher, Säckchen oder Bälle. „Je leichter das Material, desto einfacher" – beginnend mit Tüchern, Säckchen als Steigerung und Bälle, sobald der Ablauf besser funktioniert.

24.1.8 **Fußkoordination**

— Venenpumpe: Eine bequeme Position finden, die Füße haben Bodenkontakt, der Vorderfuß bleibt auf dem Boden, die Ferse heben und senken. Dann bleibt die Ferse auf dem Boden, nur den Vorderfuß heben und senken

— Zehenraupe: Zehen krallen sich in den Boden und ziehen den Fuß nach vorn (wie eine Raupe)

— Außenkante/Innenkante: Eine bequeme Position finden, die Füße haben Bodenkontakt, die Knie parallel zueinander halten, während die Füße abwechselnd auf die Außen und Innenkante gedreht werden (gleich/gegengleich)

— Fuß kreisen: Außenkante, Ferse heben, Innenkante, Vorderfuß heben (wechselseitig, gegengleich)

— Zehenheben und greifen: Zehen einzeln oder gemeinsam ansteuern, die Zehen heben und senken

— Gegenstände (Stifte, Tücher, Kleidungsstücke) mit den Zehen hochheben

— Mit den Füßen/Zehen Figuren (nach)zeichnen

24.1.9 Einfache Arm- und Beinkoordination

- (Erfordert Einbeinstand) Aufrechter Stand, Beine hüftbreit, das rechte Bein nach hinten abwinkeln, sodass sich der Fuß auf Höhe der Kniekehle befindet, zeitgleich den linken Arm gerade nach oben strecken. Seitenwechsel (eventuell an der Wand oder Sessel abstützen)
- (Erfordert Einbeinstand) Mit dem linken Arm eine Bewegung wie eine liegende Acht durchzuführen. Gleichzeitig wird mit dem rechten Fuß eine Kreisbewegung durchgeführt – zuerst einzeln, dann in Kombination (Gehirntraining)
- Tippen und Bewegen (Partnerübung) mit und ohne Hilfsmittel (z. B. Stab)
- A und B stehen einander ca. in Armlänge gegenüber
- A tippt (zeigt) auf einen eigenen Arm oder ein eigenes Bein, B hebt/bewegt das angezeigte Körperteil
- A zeigt mit der rechten Hand (oder einem Hilfsmittel) auf den rechten Fuß des Partners. B hebt diesen, dann linke Hand und linker Fuß (der Wechsel erfolgt unregelmäßig, z. B. mehrmals hintereinander auf dieselbe Seite zeigen)

24.2 Reaktionsübungen

24.2.1 Spiegelübung

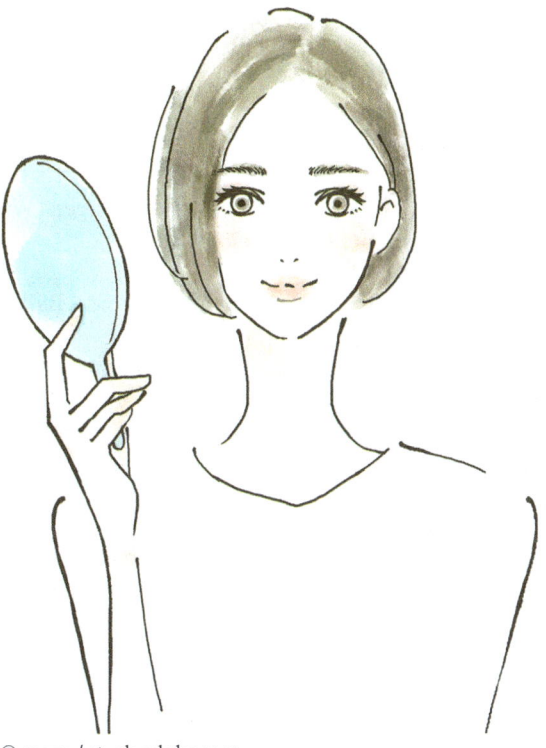

© mayu / stock.adobe.com

— A und B stehen einander gegenüber: A gibt die Bewegung vor und B ahmt sie möglichst schnell spiegelverkehrt nach
— A klopft (klatscht) zweimal hintereinander auf der rechten Seite auf den Boden, B hebt seitengleich den rechten Arm und das rechte Bein
— A klopft (klatscht) dreimal hintereinander auf der rechten Seite auf den Boden, B hebt gegengleich den linken Arm

24.2.2 Auf einer Linie (Seil) gehen

Ein Seil wird auf den Boden gelegt oder eine imaginäre Linie vorgestellt – entlang dieser Linie wird „balanciert".

▪ **Variationen**
— Zwei kleine Schritte auf der einen Seite, um dann auf die andere Seite zu wechseln, nach zwei Schritten wieder auf die andere Seite wechseln, dabei das Tempo steigern
— Zwei Schritte auf einer Seite und nur ein auf der anderen: ein Schritt rechts, aufschließen, dann mit beiden Beinen einen Sprung nach vorn (rückwärts), ein Schritt links aufschließen, mit beiden Beinen einen Sprung nach vorn (rückwärts)

24.2.3 Schattengehen (Partnerübung)

— A und B gehen gemeinsam durch den Raum
— A folgt B wie ein Schatten und ahmt alle Bewegungen wie Schatten nach

24.2.4 Werfen und Fangen

— Werfen mit der rechten oder linken Hand und wieder fangen (Wurfhöhe variieren)
— Werfen mit der linken Hand, fangen mit der rechten
— Klatschen zwischen Wurf und Fangen
— In die rechte und linke Hand einen Ball nehmen. Beide Bälle gleichzeitig nach oben werfen und wieder auffangen.
— Partnerübungen: Ball (Kirschkernsäckchen) hin- und herwerfen
— Für Partnerübungen mehrere Bälle verwenden
— Zusatzaufgaben: gleichzeitig werfen, auf ein Signal reagieren, z. B. klatschen, mit dem Rücken zueinanderstehen und auf ein Signal umdrehen, werfen, bzw. fangen

24.2.5 Welches Symbol gewinnt („Stein, Schere, Papier")

— Symbole
Stein: Faust
Schere: V- bzw. scherenförmig gespreizte Zeige- und Ringfinger
Papier: flache Hand

Feuer: schalenförmige Hand, Finger bewegen sich gleichzeitig wie züngelnde Flammen

Brunnen (Wasser): Daumen und Zeigefinger bilden einen Ring

- Regeln:
  Papier wickelt Stein ein: flache Hand, siegt über Faust
  Stein schleift Schere: Faust (Stein) siegt über Scherensymbol
  Schere schneidet Papier: Scherensymbol siegt über flache Hand (Papier)
  Flammen siegen über Papier
  Wasser besiegt Flammen
- Ablauf
  A und B stehen einander gegenüber
  Beide zählen: 1, 2, 3 und bei 3 formen beide ein Symbol
  Das stärkere Symbol gewinnt

24.2.6 Ball prellen

- Ball auf den Boden oder gegen eine Wand prellen und fangen
- Mit einem Tischtennisschläger immer wieder nach oben/unten prellen
- Gegen ein Ziel (Markierung, Fläche, …) prellen, das Ziel immer kleinerer wählen

24.3 Koordinationsübung für Gruppen

24.3.1 Kreisspiel mit mehreren Bällen

- Alle Teilnehmer stehen im Kreis und werfen zuerst einen Ball kreuz und quer, in einer bestimmten Reihenfolge, von Teilnehmer zu Teilnehmer, bis jeder den Ball einmal geworfen und einmal gefangen hat, dann zurück an den Start zu A
- A zu B, B zu C, C zu D, D zu E, E zurück A
- Jetzt kommt zusätzlich ein zweiter Ball ins Spiel, es geht los mit dem ersten Ball, wenig später mit dem zweiten Ball
- A zu B, B zu C, C zu D, D zu E, E zurück zu A
- Ein dritter Ball wird ergänzt usw.

24.3.2 Klatschspiel

- A und B stehen einander gegenüber
  Beide klatschen einmal in die eigenen Hände
  Dann mit beiden Händen auf beide Hände des Gegenübers
  Dann wieder zweimal in die eigenen Hände
  Einmal rechte Hand in die rechte Hand des Gegenübers
  Einmal in die eigenen Hände
  Einmal linke Hand in die linke des Gegenübers

24

— Zweimal in die eigenen Hände klatschen
  Mit beiden Händen auf beide Hände des Gegenübers
  STOPP

24.3.3 Stopp and Go

— In einem vorgegebenen oder individuellen Tempo durch den Raum gehen, auf Signal sofort abstoppen und stehen bleiben.

24.3.4 Ein Hut, ein Stock, ein Regenschirm

Die Teilnehmer gehen in Reihen und sprechen gleichzeitig im Rhythmus: Eins und zwei und drei und vier und fünf und sechs und sieben und acht – ein Hut*, ein Stock, ein Regenschirm* und vorwärts, rückwärts, seitwärts, halt* und Eins und zwei und drei und vier und … usw.

Bei dem Wort „Hut" lüftet jeder den imaginären Hut zum Gruß und bei „Regenschirm" wird dieser fiktiv aufgespannt. Bei den Worten: vorwärts, rückwärts, seitwärts, halt, wird angehalten und mit einem Bein der jeweilige Schritt durchgeführt.

24.3.5 Reaktionsübung und Denkaufgabe

Gehirntraining: Koordinationsübungen, Reaktionsübungen und Gleichgewichtsübungen werden mit Denkaufgaben kombiniert.

Die Teilnehmer stehen im Kreis und zählen fortlaufend: 1, 2, 3, … 7, … 21 … Sobald die Zahl eine Sieben enthält oder durch sie teilbar ist, muss eine vereinbarte Aufgabe (z. B. Fingerschnippen, das rechte Bein vorstrecken oder …) durchgeführt werden.

24.3.6 Seit-Zieh-Seit

Die Teilnehmer stehen im Kreis. Auf ein Signal machen alle einen Schritt nach rechts, ziehen das linke Bein nach und setzen es mit einem leichten Stampfer neben das rechte, dann folgt der Wechsel nach links, sodass eine rhythmische Abfolge entsteht.

Kombination mit verschiedenen Armbewegungen, z. B. bei rechts Stopp – rechten Arm vorstrecken (beugen, hochstrecken), bei links Stopp – mit linker Hand schnipsen.

24.4 Gleichgewicht

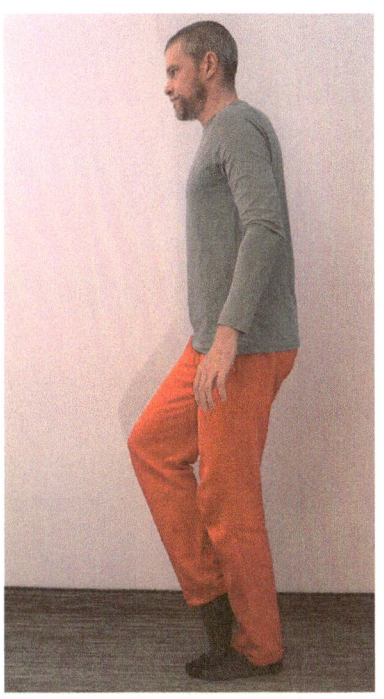

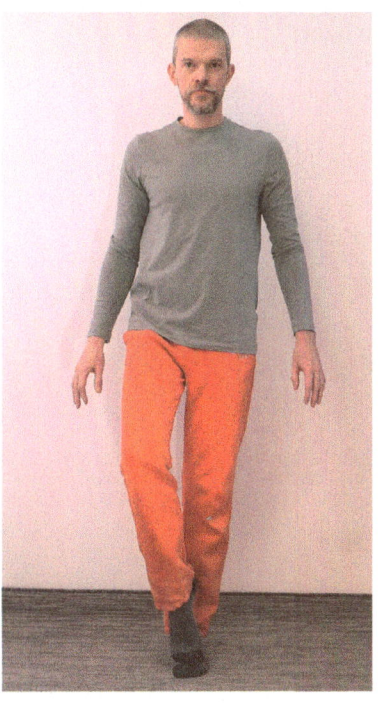

24

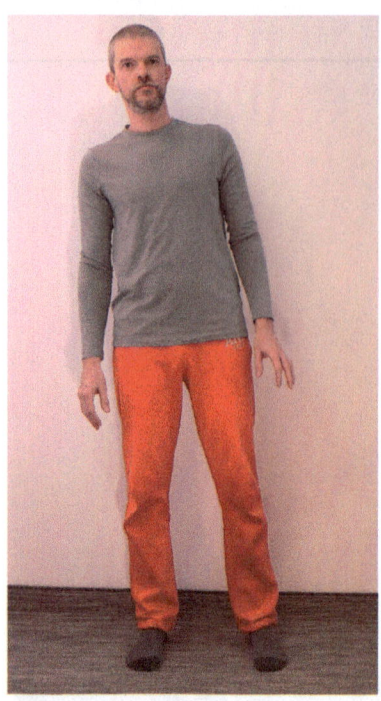

Gleichgewichtsübungen erfordern ein hohes Maß an Koordinations- und Reaktionsvermögen. Ziel ist einerseits, durch absichtliches Verlassen und Wiedererlangen des
Gleichgewichts Sicherheit zu gewinnen, andererseits durch den gezielten Einsatz der
Gleichgewichtsübungen Skills zur Durchbrechung von Dissoziation und Stressreaktionen zur Verfügung zu haben.

> ⚠ **Vorsicht**
> Sturzgefahr, Schwindel

24.4.1 Einbeinstand – Variationen

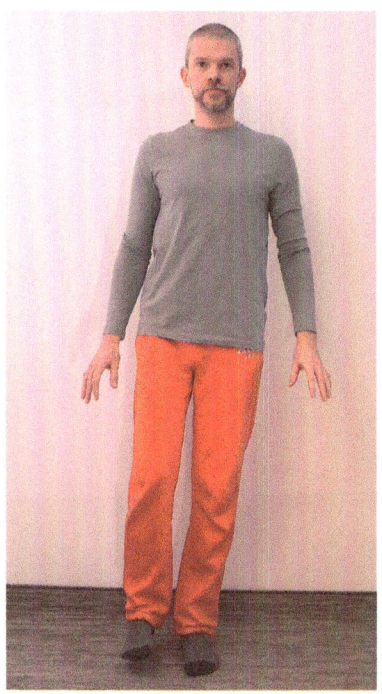

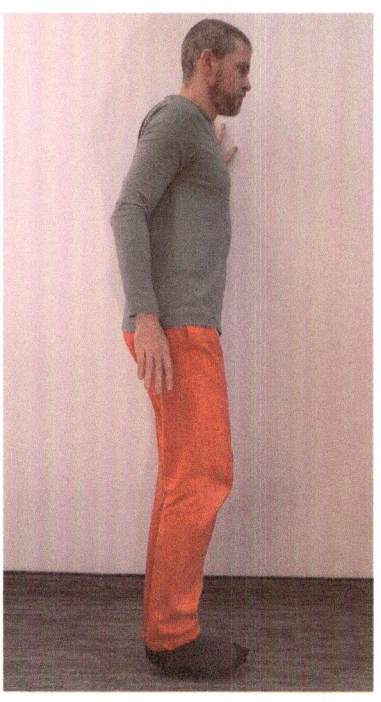

24

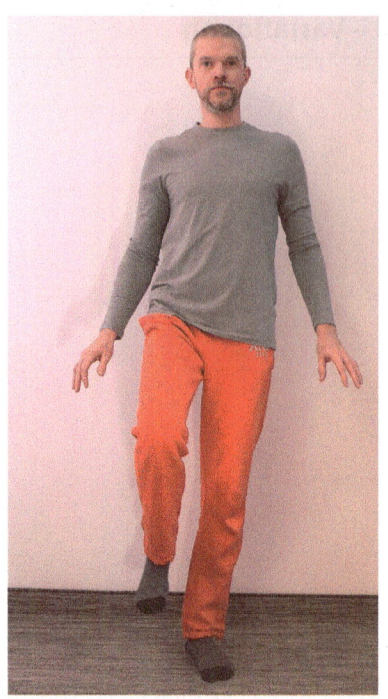

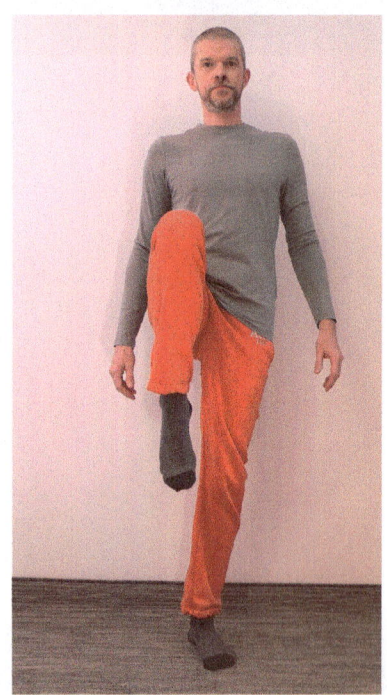

Sobald ein Fuß nur wenige Zentimeter vom Boden abgehoben wird, ist der Einbein-stand erreicht. Je höher das entlastete Bein gehoben wird, desto herausfordernder ist die Übung.

− Mit beiden Beinen aufrecht und breitbeinig hinstellen
− Beide Arme zur Seite strecken
− Gewicht auf das rechte Bein verlagern
− Die linke Hüfte etwas heben (nicht das Bein aktiv heben)
− Langsam absenken (Beine wechseln)

▪ **Herausforderungen**
− Auf einem Bein stehen und geradeaus schauen, beginnen, langsam den Kopf zu bewegen
− Auf einem Bein stehen, den Kopf nach rechts und links drehen
− Auf einem Bein stehen, den Blick nach oben richten
− Auf einem Bein stehen, einen Gegenstand z. B. einen Ball in die Hand nehmen, den Arm ausstrecken, und den gestreckten Arm langsam nach links, rechts, oben und unten bewegen. Dem Gegenstand mit dem Blick folgen.

24.4.2 Gleichgewicht: dynamische Variation

− Mit beiden Beinen aufrecht und breitbeinig hinstellen
  Beide Arme zur Seite strecken
  Gewicht auf das rechte Bein verlagern
  Das linke Bein aktiv anheben und vor- und zurückschwingen
  Das linke Bein wieder senken und hinstellen (Beine wechseln)
− Mit beiden Beinen aufrecht und breitbeinig hinstellen
  Beide Arme nach vorne strecken
  Mit den Füßen schnelle Trippelbewegungen durchführen
  Den Oberkörper mit den gestreckten Armen nach rechts und links drehen

24.4.3 Gleichgewicht: Kombination von statischen und dynamischen Aspekten

Zuerst stabiler, dann instabiler Untergrund
  Zuerst mit offenen, dann mit geschlossenen Augen
− Das Gewicht von einem Bein auf das andere verlagern
  Arme gleichzeitig oder gegengleich bewegen (langsam, schneller)
− Beim Gehen nach links und rechts über die Schulter drehen und mit der linken Hand zum rechten Ohr bzw. mit der rechten Hand zum linken Ohr greifen
− Wenige Schritte mit geschlossenen Augen gehen
− Während des Gehens zur Decke schauen, anschließend zum Boden (evtl. mit Drehbewegung kombinieren)

■ **Herausfordernde Variationen**

— Luftkissen, Wackelbrett oder instabile Unterlage (z. B. gerollte Gymnastikmatte)
Abwechselnd mit einem Fuß auf die instabile Unterlage steigen und das Gleichgewicht halten

— Aufrecht auf dem Wackelbrett stehen und gleichzeitig Fingertippen

— Auf einer Linie (Seil) gehen

— Ein Seil auf den Boden legen oder eine imaginäre Linie vorstellen und darauf balancieren

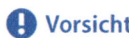

— Slackline, auf einem zwischen zwei Befestigungspunkten gespannten Schlauchband balancieren

— Pezziball (Gymnastikball), der Körper wird im Sitzen (evtl. auch auf dem Bauch oder Rücken liegend) in Bewegung und Gleichgewicht gehalten

  – Auf dem Ball sitzen, beide Beine stehen auf dem Boden, sich hin- und herbewegen, zuerst ein Bein, dann beide Beine anheben

— Korbschaukeln im Freien
Aktivierend und regulierend durch lineare Bewegung

24.5 Anti-Dissoziation–Übungen

Durch die rechtzeitige Anwendung der Übungen können Dissoziationen *vorher* unterbrochen werden.

❶ **Vorsicht**
Hier ist unbedingt die Abklärung erforderlich (Erfahrungen, Trigger)!

24.5.1 Antidissoziative Übungen

— Atemübungen

— Gleichgewichtsübungen

— Koordinationsübungen

— Kraftvolle Bewegungsübungen

  – Muskeln, die sich bewegen, erstarren nicht!

  – Auspowern (Tanzen zu lauter Musik, Laufen bis zum Schnaufen, Treppen rauf und runter laufen)

  – Stampfen, sich strecken, auf die Zehenspitzen. stellen. Fersen wieder fest auf den Boden stellen

  – Abklopfen
  Erst mit der rechten, dann mit der linken Hand den Körper von oben nach unten abklopfen. Oberhalb des Brustbeins beginnen, dann die Arme entlang, erst innen, dann außen, den unteren Rückend leicht massieren, dann Hüften und Beine abklopfen, außen nach unten und innen wieder zurück

— Aufgerichtet den Körper ausschütteln
Mit den Händen und Armen beginnen, zuerst rechts, dann links, weiter zum Nacken, Kopf, Schultern und Oberkörper, das Schütteln über die Wirbelsäule in Hüfte, Beine und Füße ausbreiten lassen

— Berühren kalter Gegenstände

- Fingerschnipsen neben dem Ohr
- Laut und kräftig Gähnen
- Mit dem Rücken zu Wand auf einen imaginären Stuhl setzen
- Prusten
- Schnauben

24.6 Sturzprophylaxe

Koordinative Übungen, Gleichgewichtsübungen und Bewegungstraining helfen, die Koordination im Alltag zu verbessern, Sicherheit zu gewinnen und die Konzentration zu erhöhen, um Stürze zu vermeiden. Gelenke und Muskeln, die nicht genutzt werden, bauen ab. Es gilt, die Funktionsfähigkeit des Körpers zu erhalten,

Mit den Übungen sollte konzentriert und langsam begonnen werden, allmählich dann die Unterstützungen und Hilfestellungen reduzieren und alltagstauglich gestalten.

Use it or lose it!

❶ Vorsicht
Sicherheit gewährleisten, körperliche oder gesundheitliche Einschränkungen beachten

24.6.1 Aufrecht vor einen Stuhl stellen

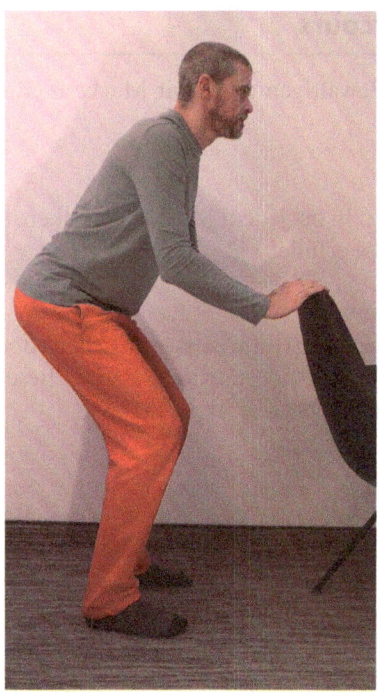

Die Fingerspitzen beider Hände locker auf die Lehne legen. Die Arme sind fast ausgestreckt, die Füße stehen hüftbreit auf dem Boden, beide Fußspitzen zeigen gerade nach vorne. Der Rücken bleibt ganz gerade. Nun in die Knie gehen und dabei das Gesäß weit nach hinten schieben, als wolle man sich hinsetzen. Tief nach unten gehen, dabei ist es wichtig, dass sich die Kniegelenke nicht vor den Fußspitzen befinden, sondern darüber oder dahinter.

▪ Variation

Gleicher Start wie oben. Beide Knie leicht beugen. Ein Bein langsam und ohne Schwung nach außen anheben und genauso langsam wieder zurück stellen, dabei die Fußspitze beim Anheben nicht nach außendrehen, sondern nach vorn richten.

24.6.2   Gehen über unterschiedliche Bodenbeschaffenheit

Die Beweglichkeit von Bein- und Hüftmuskeln wird hier durch Schrittkombinationen trainiert: zur Seite, nach hinten oder nach vorn.

24.6.3   Hüftwippe

Den rechten Fuß mit der Ferse vorn auf den Boden aufstellen und den Oberkörper gerade nach vorne beuge, das Gesäß nach hinten schieben. Nun ganz kleine, sanfte wippende Bewegungen in der Hüfte machen.

24.6.4   Hindernisparcours

Hierbei geht es um das Bewältigen einer mit Markern (Reifen, Kegeln, Symbolen) vorgegebenen Strecke:
- Slalom
- Richtungswechsel
- Bewegungsaufgaben (z. B. bei jedem Marker klatschen, sich bücken oder eine andere Bewegungsaufgabe erfüllen)

▪ Herausfordernde Variationen
- Unterschiedliche Unterlagen/Hindernisse: unsichere Böden (z. B. weiche Matte), wechselnde Höhenstufen, Änderung der Breite, Beschaffenheit des Parcours (Matten, Bälle, Reifen, eingerollter Teppich)
- Seilziehen
- leichtes Schubsen

24.7 Körperwahrnehmung

Ziel ist es, die Auseinandersetzung mit dem eigenen Körper zu fördern und das individuelle Empfinden wahrzunehmen. Wahrnehmungen sind Indikatoren, um zu erkennen:

- Was passt?
- Was passt nicht?
- Was kann ich verändern?
- Was muss ich akzeptieren?

❗ Vorsicht

Anpassung an die Voraussetzungen und Möglichkeiten (Ist Berührung möglich?).

24.8 Wahrnehmungsübungen

- Selbstberührung zur Sensibilisierung der Körperoberfläche – Körperbild und Grenzen
- Wahrnehmen des Körpers im Gehen, wahrnehmen von auftauchenden Empfindungen und Impulsen
- Wahrnehmung des Körpers im Stehen, guter Kontakt zum Boden, Position des Schwerpunktes, Zentrierung auf die eigene Mitte
- Wahrnehmung des Körpers im Liegen, Bodenkontakt, Beobachtung des Atems, Betrachtung des Körpers von außen und kräftiges Abstreifen, evtl. Zeichnen des *inneren Bildes*
- Wahrnehmung des Körpers im Bezug zum Raum und zu den Mitmenschen in der Gruppe (Blickkontakt, Rhythmus, gemeinsames Gehen)
- Wahrnehmung der Verschränkung von Körper, Seele und Geist- Spüren der inneren Bewegung, Einfluss von Körperhaltung- und Ausdruck auf Gefühle

24.8.1 Berührung und Körperkontakt

Körpersignale wahrnehmen bei
- Selbstberührung (streichen, klopfen, massieren…)
- Rücken spüren, strecken, anlehnen
- Anlehnen – Wegdrücken – Wand oder Partner
- Partnerübung
  Hände schütteln, Schulter klopfen, High Five/Give me Ten
  Stützen – Gestützt werden – Partnerübung

24

24.8.2 Igelballmassage (Eigenmassage)

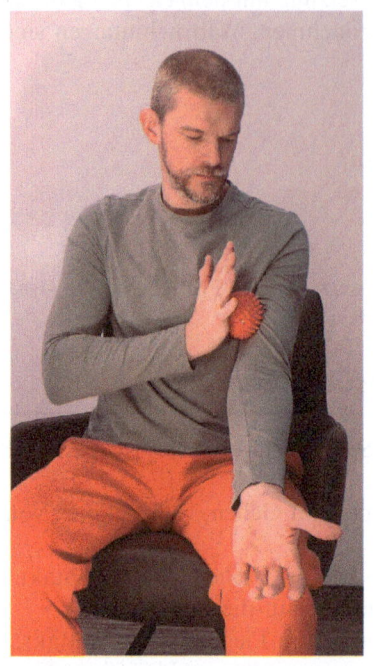

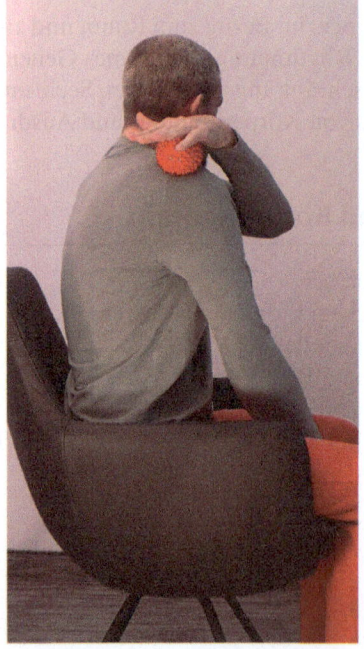

Den Körper mit dem Igelball mit festem Druck abrollen.

24.8.3 Igelballmassage (Fremdmassage)

Zuerst nur vom Partner den Rücken mit dem Igelball mit festem Druck abrollen lassen. Nach Abklärung auch andere Körperteile miteinbeziehen.

24.8.4 Hand-aufs-Herz-Übung

- Wahrnehmen, was gerade ist
- Akzeptanz der Wahrnehmung: Es ist, wie es ist!
- Eine Hand auf die Herzregion legen. Die Berührung und den Druck der Hand spüren, eventuell leicht massieren
- Tief in den Bauch atmen: Bauchatmung
- Die Aufmerksamkeit bewusst auf die Berührung, den Druck, die Wärme der Hand lenken und fokussieren
- Veränderungen wahrnehmen
- (Wenn möglich: Beruhigende Sätze sagen)

24.9 Verantwortung durch Berührung übernehmen

Ziel ist es, im geschützten Rahmen aufbauend die Verantwortung für eine andere Person zu übernehmen bzw. die Verantwortung der eigenen Person einem anderen anzuvertrauen.

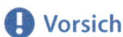 **Vorsicht**
Abklärung bei Umgang mit Berührung und Augen schließen!

24.9.1 Führen

A und B führen einander (voran, nebenher oder dahinter gehend) abwechselnd mittels Körperkontakt durch den Raum
- mit Rückmeldung,
- ohne zu sprechen, nur durch das Führen an der Hand oder leichter Berührung an Armen, Schultern, Rücken.

24.9.2 Blindenspaziergang

A schließt (verbindet sich) die Augen und wird von B durch den Raum geführt.
    B achtet darauf, dass A ohne sich zu stoßen vorwärtskommt.

24.9.3   **Frei bewegen**

— Frei im Raum bewegen (evtl. mit rhythmischer Musik) ohne einander zu berühren, eventuell mit Blickkontakt
— Frei im Raum bewegen einen oder mehrere Igelbälle weiterreichen
— Frei im Raum bewegen, bei Begegnung zunicken, anlächeln und eventuell Hände schütteln

24

24.10   **Körperausdruck**

❗ Vorsicht
  — Planung der Körperposition (stehen, sitzen, liegen, gehen)
  — Individuelle Voraussetzungen abklären, überdenken und – falls notwendig – anpassen

24.10.1   **Mit Körperhaltungen und -bewegungen experimentieren**

— Genau nachspüren, was sich in den Körperempfindungen verändert:
— Gehen, Stehen, Sitzen; eventuell vor einem Spiegel durchführen und sich dabei selbst beobachten
— Unterschiedliche Bewegungsaufgaben/-muster ausführen (wenn möglich: abwechselnd rechts, links, beidseitig):
  – Daumen hoch
  – Winken
  – Ellbogenkreisen
  – Arme hochheben
  – Hände falten, ein Daumen liegt oben (Daumen oben wechseln)
  – Konzentration auf die Hände: schütteln, ballen, klatschen, drehen…
  – Gehen durch den Raum in unterschiedlicher Körperhaltung (ohne und mit Musik)
    Ausdrücken von Emotionen wie Freude, Schüchternheit, Scham, Traurigkeit, Selbstbewusstsein, Aggressivität….

24.10.2   **Haltung zeigen**

Zuerst im Stehen den Kopf heben und das Brustbein bewusst aufrichten; sich stolz zeigen und wie ein „König" durch den Raum schreiten.

24.10.3   **Mut ausdrücken**

Beim Gehen den Kopf heben, Rücken und Brustbein aufrichten, die Schultern leicht nach hinten ziehen, Blick nach vorne richten, Fäuste locker ballen, die Fersen werden bei jedem Schritt fest und bewusst aufgesetzt.

24.10.4 Ziel sicher sein

Festen Schrittes auf ein Ziel zugehen, z. B. einen Gegenstand auswählen oder auf eine Person zugehen.

🛑 **Vorsicht**

Wenn eine Person das „Ziel" ist, vereinbaren, wo die Grenze ist und gestoppt wird.

24.10.5 Freundlichkeitsgasse

Teilnehmer stehen einander in zwei Reihen gegenüber. Ein Teilnehmer beginnt, durch die Gasse zu gehen (laufen). Alle lächeln ihm freundlich zu. (Siehe auch: Leichtes Lächeln)

24.10.6 Ja-Nein-Kreis

▪ **Gruppenübung**

(Materialien: Ball, Tuch, Stab oder Signale: klatschen, nicken,…)

- Die Teilnehmer bilden einen Kreis
- Rechtsherum gibt man mit offener Gebärde und Körpereinsatz ein stimmliches *JA* weiter
- Linksherum wird das stimmliche *NEIN* mit abweisender Geste und Körpereinsatz weitergegeben
- Auf ein vereinbartes Signal die Richtung wechseln.

24.11 Nähe und Distanz

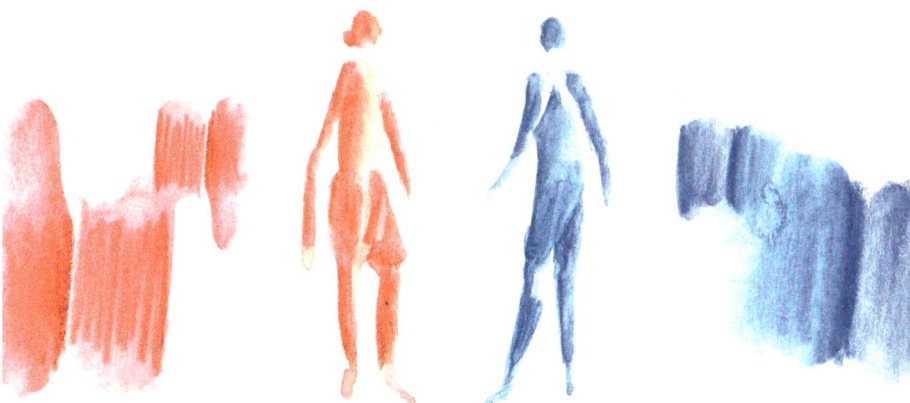

© Annett Seidler / stock.adobe.com

■ **Vorsicht**
Abklärung erforderlich, Möglichkeiten anbieten (ist Berührung möglich, wenn ja unter welchen Bedingungen).

— Eigene Grenzen erkennen (Körpersignale), die Grenze des anderen respektieren
— Frühwarnzeichen (individuelle vegetative Reaktionen wahrnehmen und benennen)
— Abgrenzen durch Körpersprache (Stoppzeichen) Hand heben, Schritt nach vorn, Blickkontakt, Brustbein heben
— Soziale Zonen erkennen (Intimzone, Persönlichkeitszone, sichere Zone…)

24.11.1 Körpergrenzen erfahren

— Abklopfen
— Körpergrenzen um die Person mit einem Seil (oder anderen Hilfsmittel wie einer Decke, Yogamatte, Reifen) sichtbar machen

24.11.2 Körpergrenze/Körpersignale wahrnehmen

— Der Hauptteil dieser Übung ist das sich Aufeinanderzubewegen
  A und B stehen einander gegenüber, sodass der Abstand für beide passt
— Beide Partner nehmen jeweils eigene Körpersignale bewusst wahr
— Augenkontakt aufnehmen
  A bleibt stehen, B kommt mit kleinen Schritten langsam näher,
  sobald eine Körperreaktion oder Veränderung der vorher wahrgenommenen Reaktion wahrnehmbar ist, signalisiert A ein Stopp. Danach erfolgt ein Rollentausch
— Körpersignale wahrnehmen/Grenzen signalisieren
— A und B stehen einander in großem Abstand (im Sinne von mehreren Schritten) gegenüber
— A bleibt stehen und B geht bis zu einer vorher klar bezeichneten und sichtbar markierten Grenze von ca. 1,5 m (evtl. Kreidestrich, Seil…) auf A zu
— A erhält den Auftrag, auf eigene Empfindungen und Körpersignale zu achten, die signalisieren, dass B nicht weitergehen soll
  A verbalisiert und signalisiert mit der ausgestreckten Hand STOPP. Dies möglichst entschlossen, mit lauter Stimme. Dabei tun, was möglich ist
— Als Variante die Übung ohne sichtbare Grenze durchführen

🛈 **Vorsicht**
Falls das Geben des Stopp-Signals noch nicht gelingt, zunächst die Grenze genau mittels Marker kennzeichnen. An der Grenze muss B auf jeden Fall stehen bleiben.

■ **Variationen/Experimentieren**
— Abstand zu Beginn vergrößern
— Abstand zu Beginn verkleinern

— A verändert seine Körperhaltung, macht sich groß und breit, stemmt die Arme in die Hüfte, kneift die Augen zusammen und blickt finster
— B macht sich abwechselnd kleiner und größer, nimmt unterschiedliche Körperhaltungen ein (neutral, offen, selbstbewusst, schamvoll, furchtsam, aggressiv)

▪ **Reflexion bei allen Varianten**
— Welche Körperreaktionen sind wahrnehmbar?
— Welche Körpersignale sind wahrnehmbar?
— Welche Körpersignale sind beobachtbar oder erkennbar?

❗ Vorsicht

Bei der Reflexion ist es wichtig, *sowohl A als auch B,* in beiden Rollen, nach den Empfindungen zu fragen!

24.12 Emotionsregulation

Ziel dieser Übungen ist das Aktivieren und Verändern von Körperreaktionen.

Die Körperwahrnehmung hilft, Gefühle in der Gegenwart wahrzunehmen. Die neutrale Wahrnehmungsebene unterstützt dabei, Gefühle zu identifizieren und Veränderungen zu beobachten.

❗ Vorsicht

Die Skills zur Emotionsregulation haben Einfluss auf die Art, die Intensität und/oder die Dauer von Emotionen und können eine aktivierende oder eine reduzierende Wirkung haben. Der Einsatz muss daher zuvor abgeklärt und an die jeweiligen Problembereiche und Ziele angepasst werden.

24.12.1 Emotionsaktivierung – Emotionsvermeidung überwinden

▪ **Wahrnehmen und Beschreiben**
Teilnehmer ahmen durch nonverbale Signale, wie Mimik, Gestik und Körperhaltung, bewusst angenehme und unangenehme Emotionen nach. Die Emotionen müssen dabei zunächst auch nicht notwendigerweise „real empfunden" werden, es geht um das individuelle Wahrnehmen, Erleben und Beschreiben der beobachteten Veränderungen.

24.12.2 Spiegelübung

Sich selbst im Spiegel betrachten
Variante: durch einen anderen Teilnehmer spiegeln lassen (Partnerübung)

24

24.12.3   Positive Emotionen aktivieren durch

– Pantomimische Darstellung des bewussten emotionalen Ausdrucks bei Freude, Fröhlichkeit, Liebe, Heiterkeit, Wohlwollen
– Aktivitäten und Bewegung

24.12.4   Körpermuster beeinflussen

Bestimmte Emotionen (wie Angst, Freude, Neugier, Verachtung, Zorn, …) pantomimisch, z. B. durch Veränderung des Atemrhythmus und nonverbale Signale, darstellen und durch achtsame Bewegungsaufgaben und/oder Atemübungen beeinflussen.

■ **Veränderungen wahrnehmen**
– Was kann ich selbst erkennen?
– Was können andere erkennen?

24.12.5   Emotionen beeinflussen – Strategien und Skills

Gefühle werden ohne situative Auslöser pantomimisch dargestellt und Steuerungsmöglichkeiten geübt:

❯❯ „Die Feuerwehr übt, wenn es nicht brennt!"

Ablauf
Gefühl auswählen
– Körperliche Signale und Reaktionsmuster zuordnen
– Überprüfen: Wo genau spüre ich das Gefühl

Ziele vereinbaren
– **Aktivierung:** Signale und Reaktionsmuster verstärken
– **Abschwächen:** Entgegenwirken durch gegensätzliche Signale und Reaktionsmuster

❶ **Vorsicht**
Das Erleben neuer Erfahrungen kann zu heftigen Reaktionen führen, auch zu Flashback und/oder Dissoziation.

24.12.6   Angst

■ **Körperliche Signale und Reaktionsmuster**
– Beschleunigte Atmung, Mundwinkel ziehen nach außen, die Augen sind aufgerissen, die Augenbrauen werden nach oben gezogen, die Stirn ist in Falten gezogen, die Arme schützend vor dem Körper gehalten

- Gegensteuerung: abschwächen
- Aufrechte Körperhaltung, Schultern zurücknehmen, Fäuste ballen, Blick nach vorne richten, Füße schulterbreit hinstellen, Fersen zueinander richten, Atemübung

24.12.7 Ärger, Wut, Zorn

- Körperliche Signale und Reaktionsmuster
- Lippen sind zusammengepresst, Mundwinkel nach unten gezogen, die Augenbrauen zusammengezogen, die Stirn gerunzelt, die Muskulatur verspannt

- Gegensteuerung: abschwächen
- Schultern senken, Handflächen öffnen und nach außen drehen, Körper entspannen, eventuell durchschütteln, bewegen, lächeln, tief einatmen, ausschnauben

- Aktivierung
- Knie leicht gebeugt, Fäuste ballen, Hände anheben, mit Schwung fallen lassen und mit einem Ton begleiten (Tempo variieren)

24.12.8 Ekel

- Körperliche Signale und Reaktionsmuster
- Die Nase ist gerümpft, die Oberlippe nach oben gezogen, die Unterlippe schräg nach unten, die Augen zusammengekniffen, die Arme sind vor dem Körper eng verschränkt, Gefühl von Übelkeit, Gänsehaut, der Körper schüttelt sich wie von alleine

- Gegensteuerung: abschwächen
- Gesichtsmuskulatur durch Grimassenschneiden entspannen, den ganzen Körper ausschütteln/auslockern, prusten, blubbern, ruhig und tief atmen, ausschnauben

24.12.9 Einsamkeit

- Körperliche Signale und Reaktionsmuster
- Lippen schmal, die Augenbrauen zusammengezogen, Kopf gesenkt, Mundwinkel nach unten, die Muskulatur verspannt, Unruhe, Getrieben sein

- Gegensteuerung: abschwächen
- Achtsamkeit, Selbstmitgefühl, Offenheit zeigen, Hand aufs-Herz-Übung, leichtes Lächeln

24.12.10 Freude

- **Körperliche Signale und Reaktionsmuster**
- Mundwinkel und Wangen gehen nach oben, die Augen sind offen und haben kleine Lachfältchen, die Stirne ist glatt, die Muskeln sind entspannt oder leicht und angenehm aktiviert/angespannt

- **Aktivierung**
- Springen, hüpfen, tanzen, Pantomime, Bewegung, Spiel, leichtes Lächeln, Hand-aufs-Herz-Übung

- **Gegensteuerung: abschwächen**
- Wenn erforderlich, weil überschießend, ruhige Atmung, Augen schließen (wenn möglich), den Atem zählen/dem Atem folgen

24.12.11 Scham

- **Körperliche Signale und Reaktionsmuster**
- Erröten, Schwitzen, gesenkter Kopf, Blickkontakt vermeiden, gekrümmter Körper, sich kleinmachen, in sich zusammenziehen

- **Gegensteuerung: abschwächen**
- Aufrechte Körperhaltung (vgl. Mut/sich zeigen), Kopf heben, Blickkontakt halten, Lächeln

24.12.12 Stolz

- **Körperliche Signale und Reaktionsmuster**
- Aufrechte Körperhaltung, vorgewölbte Brust, erhobener Kopf (Nase hoch), fester Schritt (Fersengang)

- **Aktivierung**
- Pantomime, Fersengang, Körperhaltung (vgl. Mut/sich zeigen)

- **Gegensteuerung: abschwächen**
- Entspannung, Muskelspannung lockern, Dankbarkeit zeigen, freundlich auf andere zugehen, leichtes Lächeln

24.12.13   Kränkung

- **Körperliche Signale und Reaktionsmuster**
- Unspezifisch, ähnelt Scham, Wut und Verachtung

- **Gegensteuerung: abschwächen**
- Atemübung, Lächeln, Bewegung/Auspowern (eventuell Rhythmen und/oder Tanz)

24.12.14   Überraschung

- **Körperliche Signale und Reaktionsmuster**
- Der Mund ist leicht offen, die Augen werden groß, die Augenbrauen sind hochgezogen, Irritation

- **Gegensteuerung: abschwächen**
- Achtsamkeit, einen stabilen Stand geben, sich Halt geben, Grounding, Blickkontakt halten, Atemübungen

24.12.15   Verachtung

- **Körperliche Signale und Reaktionsmuster**
- Ein Mundwinkel wird angehoben, die Augenlider leicht gesenkt, der Blick starr auf das Objekt der Verachtung gerichtet, Körper hoch aufgerichtet, Muskulatur verspannt, Kiefer/Zähne zusammengepresst

- **Gegensteuerung: abschwächen**
- Achtsamkeit, Muskulatur entspannen, Gesichtsmuskulatur durch Grimassenschneiden entspannen, prusten, blubbern, ruhig und tief atmen

24.12.16   Trauer

- **Körperliche Signale und Reaktionsmuster**
- Die Gesichtsmuskulatur ist schlaff, der Blick gesenkt, energielos, Muskelspannung fehlt, der Körper ist schlaff, Schultern hängend, gebückte Haltung, schleppender Gang

- **Gegensteuerung: abschwächen**
- Akzeptanz, achtsames Gehen und Atmen, Meditation, Körperspannung

Krisen- und Stressmanagement

Inhaltsverzeichnis

Mithilfe von Skills kann von Stress, Unruhe und Anspannung auf Achtsamkeit, Gelassenheit und Ruhe umgeschaltet werden. Das vegetative Nervensystem wird beeinflusst, um Handlungskompetenz zu erhalten oder wieder zu erlangen.

Ziel ist nicht nur, kurzfristige Lösungen einzusetzen, sondern das körperliche und seelische Befinden auch langfristig zu verbessern.

❶ Vorsicht
Abklärung relevanter personenbezogener anamnestischer und symptomatischer Kriterien und falls erforderlich individuelle Anpassung vornehmen

25.1 Strategien – Impulskontrolle

Sich selbst beruhigen durch Bauchatmung/Atemübungen und Achtsamkeit.

25.1.1 Bewegung und Bodenkontakt

- Bewegen zu lauter, rhythmischer Musik
- Koordinationsübungen, Reaktionsübungen
- Stampfen
- Trommeln

❶ Vorsicht
Keine Trance induzieren!

25.1.2 Übungen, die starke Körperempfindungen auslösen

- Abklopfen
  - den Körper erst mit der rechten, dann mit der linken Hand von oben nach unten,
  - dann oberhalb des Brustbeins beginnen und die Arme entlangwandern, erst innen, dann außen,
  - den unteren Rücken leicht massieren, dann Hüften und Beine abklopfen, außen nach unten und innen wieder zurück,
- Punchingball (Boxhandschuhe),
- Seilspringen,
- Stepper/Ergometer.

25.1.3 Schattenboxen

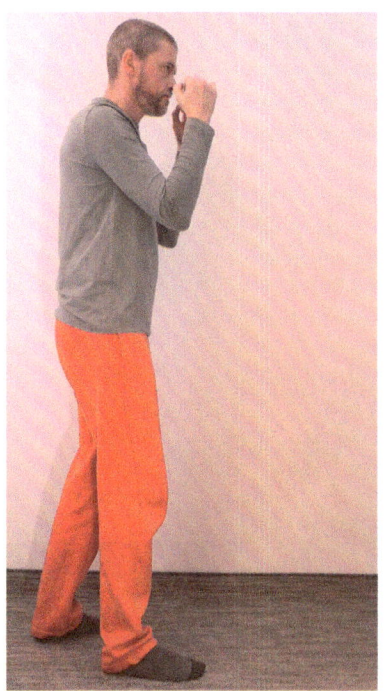

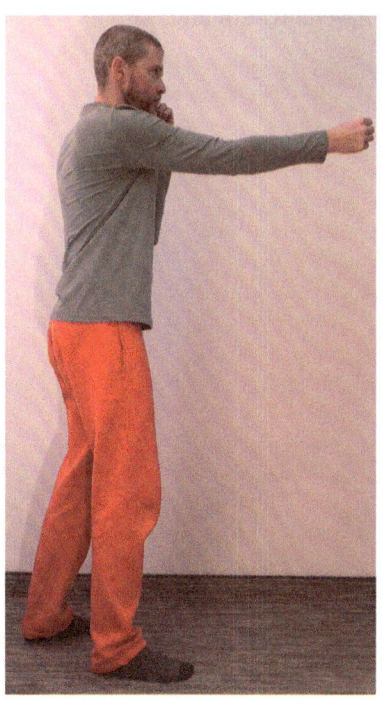

25

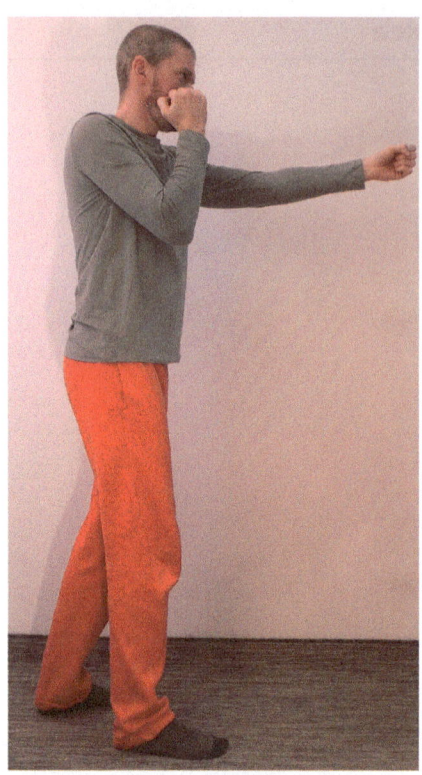

Möglichst rhythmisch – Rhythmus und Tempo werden vorgegeben, begleitet von Tönen zur Förderung der Zwerchfellatmung.

25.1.4 Stresshocke – der unsichtbare Stuhl

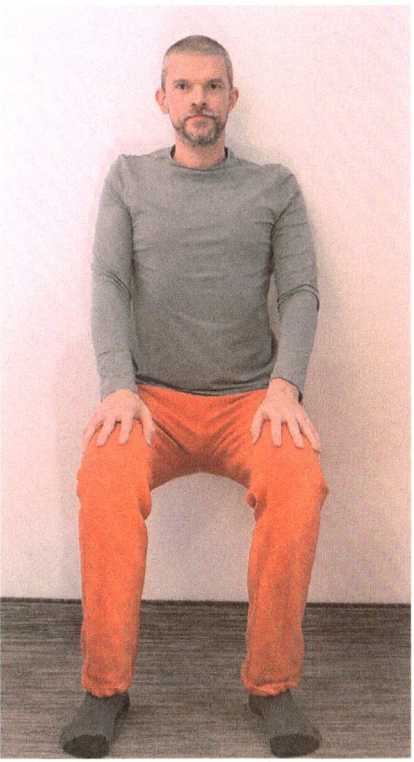

— Aktivierung der Gesäß- und gesamten Beinmuskulatur
— Mit dem gesamten Rücken an eine Wand lehnen
— Beine stehen hüftbreit und ca. zwei Fußbreiten von der Wand entfernt
— Langsam in die Hocke gehen, dabei mit dem Rücken an der Wand entlang nach unten gleiten, so als wollte man sich auf einen Stuhl setzen
— In dieser Stellung bleiben, bis das Ziehen und die Anstrengung in den Muskeln deutlich spürbar oder je nach gewünschter Intensität nahezu unerträglich werden

25.1.5 Wandliegestütz

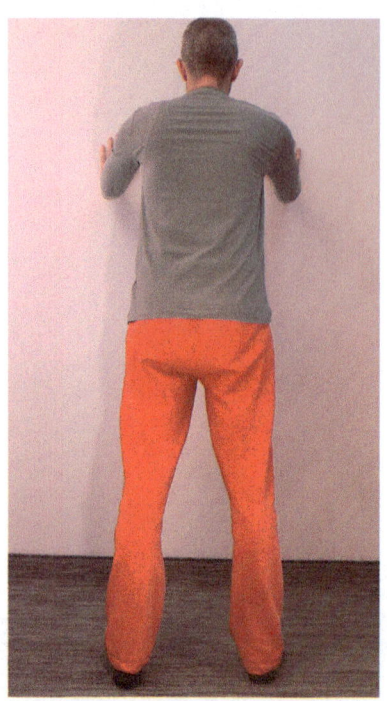

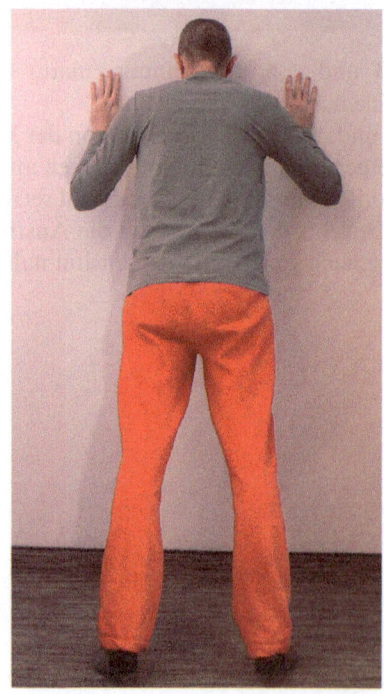

- Einsatz von Oberarmen und Brustmuskeln
- Frontal vor eine Wand stellen, zu Beginn etwa eine Armlänge entfernt (je weiter entfernt, desto schwerer, je näher, desto leichter)
  - mit beiden Händen an der Wand abstützen
  - die Arme beugen und wieder strecken
  - Bauchnabel bewusst nach innen ziehen und im Rücken gerade bleiben
- Liegestützbewegungen ausführen

■ **Variationen**

Hände weiter auseinander oder zusammen; mit den Fäusten abstützen; die Arme zu Beginn mehr oder weniger strecken, um den Abstand zu ändern; Füße näher zur Wand oder weiter entfernt stellen

25.1.6 Brokatübung (Qi Gong)

- Aufrechter hüftbreiter Stand
- Die zu Fäusten geballten Hände liegen seitlich neben dem Oberkörper
- Jetzt eine Hand nach vorne strecken, geballte Faust zeigt mit dem Handrücken nach oben. Zeitgleich die andere Hand nach hinten ziehen
- Tief ausatmen
- Beide zu Fäusten geballten Hände liegen wieder neben dem Oberkörper (Seitenwechsel)

Ressourcen stärken – nicht näher bezeichnete Skills

Inhaltsverzeichnis

A. Sendera, G. Sendera, *Körperorientiertes Skillstraining*, https://doi.org/10.1007/978-3-662-66245-8_26

Die Auswahl der Übungen unterliegt im Gegensatz zu den bisher beschriebenen Übungen keiner speziellen thematischen Zuordnung, sondern sie soll als Angebot zum Wahrnehmen und Spüren dienen.

26.1 Interventionen zum Krafttanken

Diese Übungen sind kurzfristig einsetzbar, brauchen wenig Zeit und helfen Energie zu tanken.

26.1.1 Energieball (Zentrierungsübung)

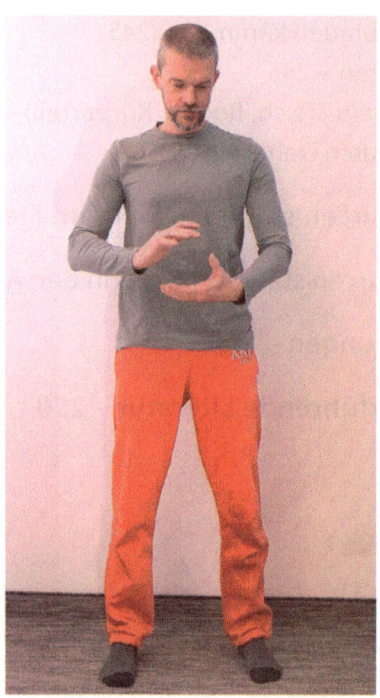

Imaginativ einen Ball zwischen den Händen halten. Den Abstand zwischen den Händen verändern, der Abstand (der „Ball") wird größer und kleiner. Die Energie (Wärme) zwischen den Händen spüren (aktivierend, energetisch).

- ■ **Variationen**

Energieball als Gruppenübung/Kreisspiel:
- ▬ Die Teilnehmer stehen im Kreis.
- ▬ Mit dem Signal WUSCH wird der imaginäre Energieball einem Teilnehmer zugeworfen.
- ▬ Wenn der Teilnehmer den Energieball nicht fangen möchte, dann kann mit dem Signal UPS abgeblockt werden, sodass der Ball zum Werfer zurückprallt.

26.1.2 Übungen zum Munter-Werden (Qi-Stärkung)

- Hände reiben, bis die Wärme in den Handflächen zu spüren ist.
- Dann die Hände nebeneinander mit den Handflächen nach unten auf den Körper legen und nach oben und nach unten streichen, um die Energie auf dem Körper zu verteilen.

26.1.3 Ohren massieren

- Der Daumen ist auf der oberen Ohrmuschel, die Finger dahinter.
- Die obere Hälfte der Ohren massieren.
- Die Ohrmuschel hinunter gehen und mit dem Daumen nach außen streichen.
- Die Ohrläppchen zwischen Daumen und Zeigefinger massieren.

26.1.4 Augenbrauen kämmen

Mit einem oder mehreren Fingerspitzen (dem ersten Fingerglied) mit leichtem Druck die Augenbrauen entlang von innen nach außen entlangstreichen.

26.1.5 Palmieren

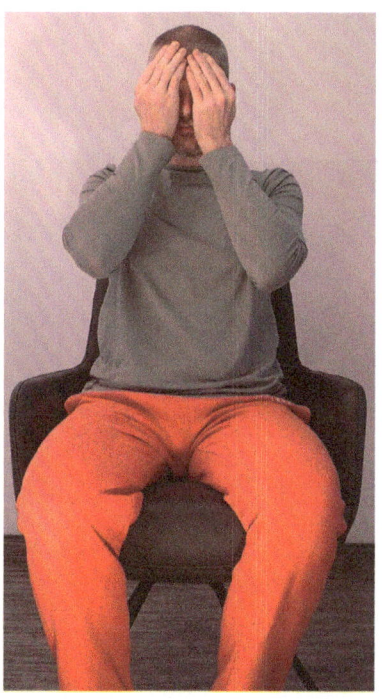

- Hände reiben, bis die Wärme in den Handflächen zu spüren ist.
- Beide Hände wie kleine Schalen über die Augen legen.

26.1.6   Trommeln (Tisch, Boden, Körperteil)

- Mit den Fingerspitzen einzeln oder der ganzen Hand auf die gewählte Unterlage trommeln/klopfen/tippen (rechts/links, langsam/schnell, rhythmisch/arhythmisch).
- Auf die Brust trommeln/klopfen (Selbstwert, Mut machen).

26.1.7   Kraft durch Dehnung

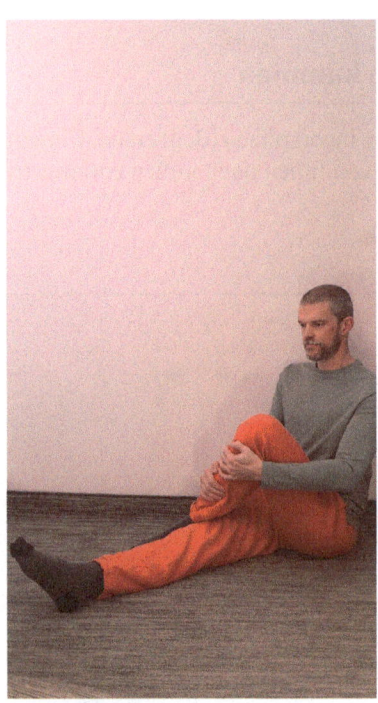

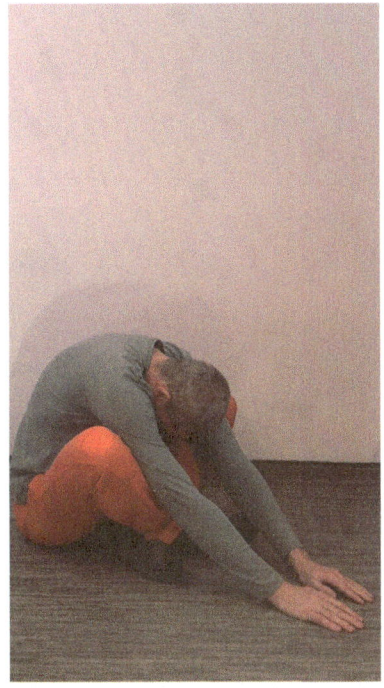

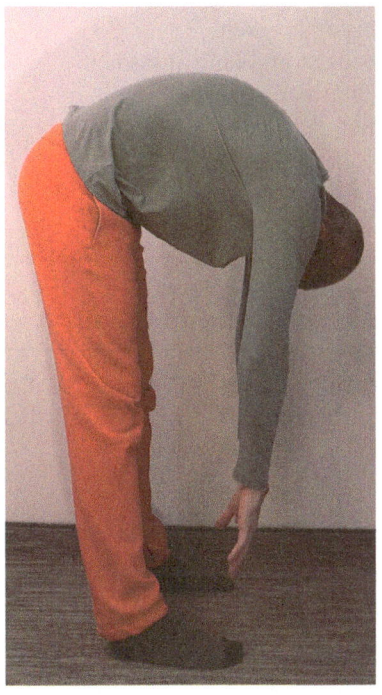

26

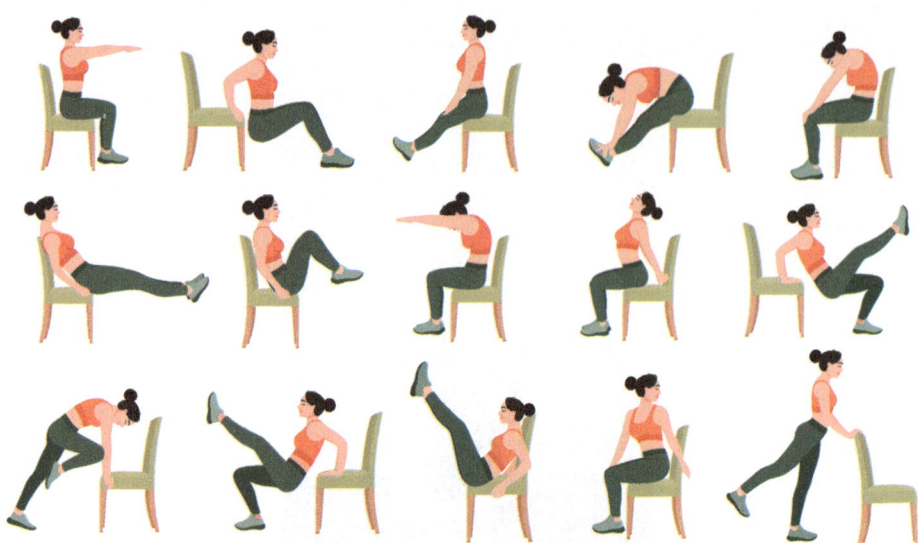

© Vipin / stock.adobe.com

- Mit ausgestreckten Beinen auf den Boden (Matte) setzen:
  - Der Rücken ist gerade aufgerichtet,
  - das linke Bein anwinkeln
  - und in Kniehöhe über das gestreckte rechte Bein stellen.
- Im Schneidersitz auf den Boden/Matte setzen:
  - Arme vor den Oberkörper strecken,
  - langsam nach vorne beugen und lang ausatmen,
  - wenn der Impuls zu Einatmen kommt,
  - aufrichten und einatmen.
- Hüftbreiter Stand:
  - Einatmen und langsam nach oben strecken,
  - ausatmen und langsam nach vorne sinken lassen.

26.2   Ressourcen stärken – Skills im Freien

Spiel- und Sportangebote zum Abbau überschüssiger Energien und Aufbau von Selbstbewusstsein, Respekt, Disziplin, Fairness und Höflichkeit durch klare Regeln und Absprachen
- Achtsamkeitsweg
- Klettern
  - Förderung der Achtsamkeit
  - Verbesserung koordinativer Fähigkeiten
  - Steigerung des Selbstvertrauens
- Kletterpfade oder Erlebnispfade

26.3 Ressourcen stärken – Skills in den Alltag integrieren

Hier sind die Grenzen fließend, die Zusammenstellung kann nur eine grobe Orientierung bieten. Die Komplexität und Vielfalt der Übungsmöglichkeiten und Interventionen erfordert stets eine individuelle Zieldefinition.

> ❗ **Vorsicht**
> Die richtige Intensität bei der Ausübung zu wählen, bedeutet: „Regelmäßig – nicht übermäßig"!

26.4 Anregungen

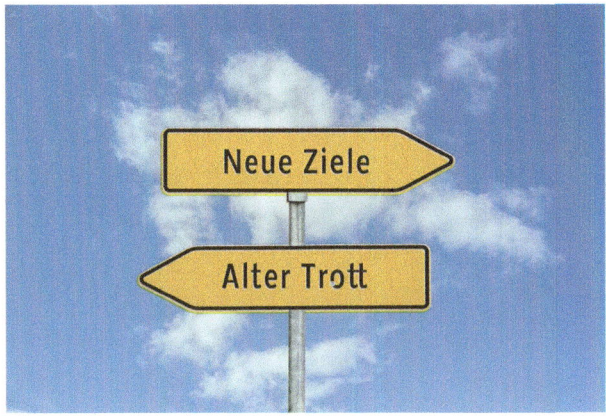

© Animaflora PicsStock / stock.adobe.com

- Leichtes Lächeln beim Erwachen am Morgen (in freien Augenblicken, beim In-den-Spiegel-Schauen),
- die Momente nutzen, sanft ein- und ausatmen und ein leichtes Lächeln aufsetzen.
- Koordinative Übungen einbauen durch:
  - mit der nicht dominanten Hand alltägliche Bewegungsabläufe durchführen (Zähne putzen, Haare kämmen, das Handy benutzen, beim Essen das Besteck in die jeweils andere als die gewohnte Hand nehmen…).
- Treppen steigen
- Kurze (oder längere/ungewohnte) Strecken zu Fuß bewältigen
- Alltagsaufgaben im Einbeinstand bewältigen
- Eine Stille-Minute einbauen – bewusst atmen
- Sport- und Bewegungsangeboten zur Resilienz Steigerung einen Platz geben (Spazieren im Freien, Walken, Wandern, Schwimmen, Rad fahren…)

Weiterführende Literatur

Brokuslaus I, Welke T, Edel A (2021) Bewegen statt Erstarren! Das Praxisbuch für DBT-Körperskills. Mit einem Geleitwort von Martin Bohus. Schattauer, Stuttgart
Croos-Müller C (2021) Ich schaf(f) das. Leichte Körperübungen für mehr Lebenspower. 50 Karten, 2. Aufl. Kösel, München
Gibran K (1996) Der Narr. Lebensweisheit in Parabeln, 15. Aufl. Walter, Zürich, Düsseldorf
Hanh TN (2007) Ich pflanze ein Lächeln. Goldmann, München
Krowatschek D, Theiling U (2019) Geschichten von der Fly. Entspannung für unruhige, unauffällige, übermütige und ängstliche Kinder. Borgmann Media, Dortmund
Langlotz-Weis M (2020) Körperorientierte Verhaltenstherapie, 2. Aufl. Reinhardt Verlag, München
Wolf B (2022) Körperpsychotherapie 75 Therapiekarten. Beltz, Weinheim

26

Serviceteil

Stichwortverzeichnis

The manufacturer's authorised representative in the EU is Springer
Nature Customer Service Centre GmbH, Europaplatz 3, 69115 Heidelberg,
Germany. If you have any concerns regarding our products, please
contact ProductSafety@springernature.com

Printed and bound by CPI Group (UK) Ltd, Croydon, CR0 4YY
24/04/2026
02096352-0007